妇产科
临床检验技术与护理

徐怀兰　郑立娜　徐建芳　韩学梅　包金莲　赵　玲　主编

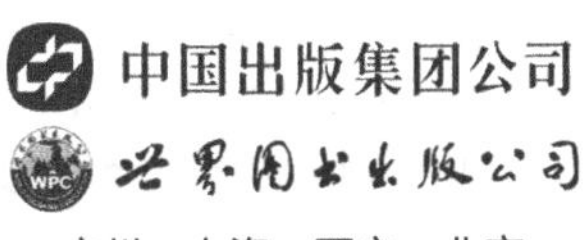

中国出版集团公司
世界图书出版公司
广州·上海·西安·北京

图书在版编目（CIP）数据

妇产科临床检验技术与护理 / 徐怀兰等主编. -- 广州 : 世界图书出版广东有限公司, 2022.7
ISBN 978-7-5192-9645-2

Ⅰ. ①妇… Ⅱ. ①徐… Ⅲ. ①妇产科病－医学检验②妇产科病－护理 Ⅳ. ①R710.4②R473.71

中国版本图书馆CIP数据核字(2022)第117008号

书　　名	妇产科临床检验技术与护理 FUCHANKE LINCHUANG JIANYAN JISHU YU HULI
主　　编	徐怀兰　郑立娜　徐建芳　韩学梅　包金莲　赵　玲
责任编辑	曹桔方
装帧设计	刘梦杳
责任技编	刘上锦
出版发行	世界图书出版有限公司　世界图书出版广东有限公司
地　　址	广州市新港西路大江冲25号
邮　　编	510300
电　　话	020-84460408
网　　址	http://www.gdst.com.cn
邮　　箱	gdstcjf@126.com
经　　销	各地新华书店
印　　刷	广州小明数码快印有限公司
开　　本	710 mm × 1000 mm　1/16
印　　张	19.5
字　　数	360千字
版　　次	2022年7月第1版　2022年7月第1次印刷
国际书号	ISBN 978-7-5192-9645-2
定　　价	68.00元

咨询、投稿：020-84460408　gdstcjf@126.com

编委会

前 言

preface

随着科学技术的飞速发展，临床医学的新理论和新技术也在不断更新，疾病的诊断、治疗技术及护理方法日新月异。面对这种情况，广大医护人员的综合能力也应日臻提高。作者结合自身多年的临床经验，借鉴国内外医疗、护理专家的有关文献，编写了《妇产科临床检验技术与护理》一书。

本书在借鉴国内外学科最新进展和动态的同时，总结了国内教学和临床实践的经验，吸取了理论和实践两方面的精华。本书从临床实用的角度出发，针对妇产科常见护理问题的护理措施和妇产科疾病检验进行了系统介绍，内容涵盖妇科感染性疾病检验诊断、妇科肿瘤检验诊断、产前诊断、胎儿成熟度检查、女性生殖系统炎症患者的护理、月经失调患者的护理、正常分娩的护理、异常孕产妇的护理、新生儿照护等。全书理论联系实际，基础联系临床，内容新颖、实用，重点突出，深入浅出，简明扼要，囊括很多国内外研究的新进展及先进技术，可以反映目前该领域的新面貌。

由于我们的学识水平有限，若书中存在不足之处，恳请同行专家及读者批评指正。

目　录

contents

上篇　妇产科临床检验技术

下篇　妇产科护理

上篇　妇产科临床检验技术

第一章　妇科感染性疾病检验诊断

第一节　非特异性外阴炎

一、疾病概述

外阴是指女性的外生殖器，即生殖器的外露部分，包括耻骨联合至会阴以及两股内侧之间的组织。外阴与尿道、肛门毗邻，局部潮湿，容易滋养细菌。外阴炎指外阴的皮肤或黏膜所发生的炎症病变，如红、肿、痛、痒、糜烂等。

（一）病因与发病机制

外阴炎有特异性感染和非特异性感染两种。特异性感染如白假丝酵母菌感染、滴虫感染等；非特异性感染比较多见，一般由化脓性细菌引起，多为葡萄球菌、链球菌、大肠埃希菌等混合感染，由于这种外阴炎不是由特异的病原体引起的，故称非特异性外阴炎。

诱发非特异性外阴炎的因素很多，如经血、糖尿病患者尿液的刺激，粪瘘、尿瘘患者粪便、尿液的长期浸渍，宫颈、阴道炎症，穿着不透气的尼龙内裤使阴道分泌物过多，使用不干净的卫生巾、手纸等均可引起非特异性外阴炎。

（二）临床表现

非特异性外阴炎的临床表现大体有以下几方面：

1. 急性炎症

外阴不适，皮肤瘙痒及疼痛、灼热感，检查可见阴蒂、大小阴唇及周围皮肤黏膜有不同程度的肿胀充血、糜烂、溃疡、湿疹等，常有抓痕，并于活动、性交、排尿、排便时加重；另外，外阴部位出现毛囊炎时，也可以因急性炎症的发生而使外阴高度肿胀及疼痛，进而形成疖肿。

2. 慢性炎症

慢性炎症若治疗不及时，可使外阴皮肤增厚、粗糙，甚至苔癣样变，也可以伴有排尿痛或性交痛。

（三）诊断和鉴别诊断

非特异性外阴炎的诊断并不困难，但需要进行如阴道分泌物、尿糖定性、大便虫卵等实验室检查，以排除白假丝酵母菌、阴道毛滴虫、淋病奈瑟菌、蛲虫等感染及糖尿病引起的继发感染等。且应注意与外阴部的其他病变相鉴别，如外阴贝赫切特综合征、外阴白色病变等。

二、检验诊断

引起外阴炎的病原菌常为葡萄球菌、大肠埃希菌、链球菌、滴虫、酵母菌等。阴道分泌物涂片镜检和病原体培养有利于该病的诊断。临床上单纯外阴炎较少见，多合并各种形式的阴道炎。因此，实验室检查方法同时适用于外阴炎和阴道炎的诊断。

（一）一般检验项目

尿瘘、粪瘘的粪便刺激，糖尿病患者尿液刺激等常引发外阴炎。因此，通过大便、尿糖常规检查，可以了解引起外阴炎的原因。

1. 粪便寄生虫常规检查

（1）检查方法：挑取新鲜粪便，混悬于有一滴生理盐水的洁净玻片上制成薄片，厚度以能透视纸上字迹为宜，显微镜下查找虫卵。

（2）诊断意义及评价：寄生虫感染可诱发外阴炎，多见于婴幼儿，常规检查可排除蛲虫等寄生虫感染诱发的外阴炎。

2. 尿糖检查

（1）检查方法

①尿液干式化学分析：采用葡萄糖氧化酶法。在有氧条件下，葡萄糖被葡萄糖氧化酶氧化成葡萄糖醛酸和过氧化氢，后者在过氧化物酶的催化下释放出初生态氧（O），使邻甲联苯胺（或碘化钾）呈现不同的颜色变化，其颜色深浅与尿中葡萄糖含量有关。多数利用自动尿液分析仪判读结果，也可通过目测并与标准比色条比较，判断尿糖是否阳性。

②快速尿糖试纸法

多采用商品化尿糖试纸，其测定方法如下：A. 先将尿糖试纸放入盛有小便的容器内，即刻取出，稍待片刻；B. 30秒以内与试纸包上的不同尿糖浓度比色条进行比色，判断尿糖是否阳性。

（2）临床诊断意义及评价：排除糖尿病患者尿液刺激导致的外阴炎。

（二）特殊检验项目

1. 阴道分泌物性状检查

（1）分泌物性状

①检查方法：观察分泌物的色泽、透明度、黏稠度及有无刺激性气味。

②结果判断：正常情况下阴道分泌物为清亮、透明、无味黏性液体，非特异性阴道炎时可见阴道分泌物为灰白色或灰黄色，甚至血性、稀薄均质状或泡沫状，有鱼腥臭味。

③临床诊断意义及评价：通过分泌物性状可初步判断是否为非特异性阴道炎。

（2）分泌物pH检测

①检查方法：将阴道分泌物样本在适量生理盐水中混匀后滴加至精密pH试纸上，对比pH试纸标准读取分泌物pH。

②结果判断：正常情况下，阴道分泌物pH≤4.5，多在3.8～4.4，炎症时pH升高，通常为4.7～5.7，多为5.0～5.5。

③临床诊断意义及评价：测定阴道分泌物pH可初步判断是否存在阴道

炎症。

（3）胺试验

①检查方法：取阴道分泌物少许放在玻片上，加入2.5 mol/L氢氧化钾溶液1～2滴，观察分泌物是否释放鱼腥味刺激性气体。

②结果判断：正常情况下阴道分泌物胺试验阴性，即经处理后的分泌物不释放刺激性气体，非特异性阴道炎时胺试验阳性。

③临床诊断意义及评价：胺试验阳性可确定非特异性阴道炎。

2. 阴道分泌物显微镜检查

（1）阴道清洁度检查

①检查方法：将阴道分泌物用生理盐水涂片，高倍镜检查，多视野观察白细胞（或脓细胞）、上皮细胞以及阴道内球菌、杆菌和杂菌的多少，检查阴道清洁程度，同时检查阴道分泌物中有无滴虫、真菌。

②结果判断：阴道清洁度分级见表1–1。

表1–1　阴道清洁度分级表

清洁度	上皮细胞	白细胞或脓细胞	阴道球菌	阴道杆菌	杂菌
Ⅰ	3+	0～5/HP	无	3+	无或少许
Ⅱ	2+	6～15/HP	+	2+	+
Ⅲ	+	16～30/HP	2+	+	2+
Ⅳ	少许	＞30/HP	3+	无或少许	3+

③临床诊断意义及评价：阴道清洁度正常为Ⅰ～Ⅱ度，Ⅲ～Ⅳ度者多数为阴道炎。如涂片中同时发现真菌、滴虫等病原体，为特异性阴道炎；如为单一的清洁度异常，提示非特异性阴道炎。

（2）阴道分泌物涂片检查病原体

①检查方法：A. 湿片法，即取阴道分泌物涂于载玻片上，加1滴生理盐水混匀，盖上盖玻片，高倍镜下检查细菌、真菌、滴虫等病原体；B. 革兰染色法，即阴道分泌物涂片革兰染色后，油镜下检查细菌（特别是阴道加德纳菌）、真菌和滴虫等病原体。

②临床诊断意义及评价：A. 非特异性阴道炎患者阴道分泌物中可找到非特异性化脓菌，但没有真菌、滴虫等病原体，阴道加德纳菌和线索细胞是非特异性

阴道炎的重要诊断标志；B. 阴道分泌物涂片检查法快速、简便，是非特异性阴道炎的主要辅助诊断方法。

3. 阴道分泌物化学检查

（1）检查方法：阴道中寄生的乳酸杆菌会产生过氧化氢，同时病原菌可产生大量唾液酸苷酶，阴道损伤时可产生大量白细胞酯酶，因而测定过氧化氢、唾液酸苷酶和白细胞酯酶可以反映炎症情况，目前临床上已采用商品化试剂盒进行检测。

（2）结果判断

①正常情况下阴道内过氧化氢含量≥2.0 μmol/L，非特异性阴道炎时阴道内过氧化氢含量<2.0 μmol/L。

②正常情况下阴道分泌物中唾液酸苷酶活性较低，当存在非特异性阴道炎时唾液酸苷酶的活性可高出10～1000倍。

③白细胞酯酶主要在中性粒细胞中存在，当非特异性阴道炎致白细胞增多时可产生大量白细胞酯酶。

（3）临床诊断意义及评价：通过对过氧化氢浓度含量、唾液酸苷酶活性和白细胞酯酶的测定，可辅助诊断非特异性阴道炎。

4. 阴道脱落细胞学检测

（1）检查方法

①样本取材：A. 传统制片法，患者24小时内未曾有过性交、坐浴和阴道冲洗等活动，由医护人员使用无菌清洁刮板或吸管刮取或吸取患者阴道内脱落细胞并立即制片和固定；B. 基液制片法，类似传统制片法，通过特殊采集器采取患者脱落细胞，并直接将脱落细胞放入含有细胞保养液的容器内，经过梯度离心和自动制片获得细胞涂片。

②细胞染色：目前临床应用最广泛且效果最佳的是巴氏染色法，获得细胞涂片后，将湿片置于乙醚和95%乙醇等量混合液中固定30分钟以上，再依次在70%、50%乙醇和蒸馏水中各浸泡30秒；浸泡后涂片置于苏木精染色液中，染色4～6分钟；染色后浸于蒸馏水中洗涤30秒，再浸于70%乙醇脱色30秒；脱色后涂片浸于1%盐酸（或70%乙醇）溶液15秒，再浸于70%乙醇30秒；浸于3%氨（或70%乙醇）溶液30秒，依次在70%、80%和90%乙醇中脱水30秒后通过橘黄G^6染色液染色2分钟；染色后涂片再用95%乙醇浸泡2次，每次30秒；浸泡后使用EA-50或EA-65染液染色3分钟，染色后通过95%乙醇浸泡3次，每次30秒；最后

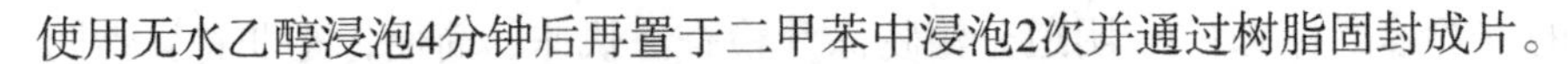

使用无水乙醇浸泡4分钟后再置于二甲苯中浸泡2次并通过树脂固封成片。

③镜检观察：获得染色涂片后油镜观察涂片情况。

（2）临床诊断意义及评价

①淋球菌感染：淋球菌感染时在中层和外底层细胞中可见淋球菌，同时慢性期可见宫颈鳞状上皮化生。

②外阴阴道假丝酵母菌病：在涂片中可见大量假菌丝和芽生孢子，并能找到白假丝酵母菌，上皮细胞可见核周晕和细胞质空泡。

③滴虫性阴道炎：青年女性常伴有阴道溃疡，可见多底层细胞，老年妇女可见较多的表层细胞，且根据感染程度可见数量不等的炎症细胞和滴虫。

5. 阴道分泌物细菌培养

（1）检查方法

①细菌的分离培养及鉴定：用灭菌拭子取阴道或宫颈管1～2 cm处分泌物分区划线接种于血琼脂平板，置35 ℃孵箱培养18～24小时后，观察细菌生长情况。如为单一细菌，直接进行鉴定试验；如为两种或以上细菌，经分离纯化后，再经系统生化鉴定确定菌种。

②病原菌药物敏感性试验：A. 纸片扩散法，无菌方法挑取单个菌落接种于肉汤或生理盐水中，校正菌悬液浓度为0.5麦氏浓度，用无菌棉签蘸取菌液，均匀涂布于M-H平板表面，按美国临床和实验室标准协会（CLSI）规定要求选择抗菌药物，贴于已涂布菌液的M-H平板表面，置35 ℃孵箱孵育16～18小时，准确量取抑菌环直径。按CLSI标准判断结果，报告敏感（S）、中介（I）和耐药（R）；B. 稀释法，用肉汤或冷却至45～55 ℃琼脂培养液倍比稀释抗菌药物（如256、128、64……0.125……）。稀释药物后的琼脂培养基应立即按要求倾注无菌平皿。在每一浓度梯度的肉汤中加入0.5麦氏浓度的菌悬液，使其终浓度为10^5 CFU/mL，琼脂稀释法为每点菌数10^4 CFU。置35 ℃孵箱孵育18～24小时后观察结果。以抑制细菌生长的最低药物浓度，为该抗菌药物的最低抑菌浓度（MIC）。按CLSI标准判断结果，可将MIC值及其相应的S、I、R结果报告临床。

（2）临床诊断意义及评价

①非特异性阴道炎患者阴道分泌物通常能分离培养到葡萄球菌、大肠埃希菌、链球菌等化脓性细菌。

②病原菌药敏试验结果可指导临床选择抗菌药物。

第二节　前庭大腺炎及囊肿

一、疾病概述

前庭大腺位于两侧大阴唇后部，腺管开口于处女膜与小阴唇之间。前庭大腺炎多发生于生育期年龄，婴幼儿及绝经后少见。

（一）病因与发病机制

因解剖部位的特点，在性交、分娩及其他情况污染外阴时，病原体容易侵入而引起前庭大腺炎。主要病原体为葡萄球菌、大肠埃希菌、链球菌、肠球菌、淋病奈瑟菌及沙眼衣原体。如前庭大腺管开口部阻塞，分泌物积聚于腺腔可形成前庭大腺囊肿，继发感染形成前庭大腺脓肿。

（二）临床表现

急性炎症发作时多侵犯一侧，首先侵犯腺管，导致前庭大腺导管炎，局部皮肤红肿、疼痛、灼热感，检查可见患侧前庭大腺开口处有白色小点，触痛明显。腺管开口阻塞可形成脓肿，疼痛加剧，局部有波动感，称前庭大腺脓肿，可伴体温升高，腹股沟淋巴结肿大。若脓肿内压力增大，表面皮肤变薄，脓肿可自行破溃，若破口大，可自行引流，疼痛迅速减轻；若破口小则引流不畅，炎症持续不消退，并可反复发作。当急性炎症消退后，腺管口阻塞而形成囊肿，称前庭大腺囊肿，若囊肿小且无感染，患者可无自觉症状，若囊肿大，患者可感到外阴有坠胀感或有性交不适，检查可见囊肿多为单侧，也可为双侧，囊肿呈椭圆形，大小不等，可持续数年不变。

（三）诊断和鉴别诊断

依据病史、症状可初步诊断前庭大腺炎。前庭大腺部位有红、肿、压痛的肿块，或有波动感者，一般都可确诊前庭大腺囊肿或脓肿。必要时可穿刺诊断，脓肿者可抽出脓液，囊肿则可抽出黏液。

二、检验诊断

前庭大腺炎及前庭大腺脓肿，其病原体主要为葡萄球菌、链球菌、大肠埃希菌、铜绿假单胞菌、淋病奈瑟菌及衣原体等，并常为多种病原体混合感染。对该病的诊断主要根据临床症状，必要时可结合以下实验室检查。

（一）一般检验项目——白细胞计数

（1）检测方法：大多采用自动化血液学分析仪检测。

（2）标本：EDTA-K_2抗凝全血。

（3）参考范围：（3.5 ~ 9.5）× 10^9/L。

（4）临床诊断意义及评价：白细胞数升高不是前庭大腺炎及前庭大腺脓肿特异指标，但此类患者血液白细胞总数可明显升高。

（二）特殊检验项目

1. 分泌物或穿刺液显微镜检查

（1）标本采集：前庭大腺炎一般在前庭大腺开口处及尿道口、尿道旁腺采集分泌物标本，前庭大腺脓肿或囊肿可抽取穿刺液。

（2）检查方法：分泌物或穿刺液涂片，革兰染色后，油镜下检查有无细菌，并观察细菌的形态、染色特性。

（3）临床诊断意义及评价

①脓肿抽出来的是脓液，而囊肿抽出来的是黏液。

②前庭大腺炎的分泌物或脓液涂片革兰染色后，通常可在显微镜下找到细菌。

2. 分泌物或穿刺液细菌培养

（1）检查方法

①普通细菌的分离培养：无菌采集前庭大腺炎的分泌物或前庭大腺脓肿或囊肿穿刺液，分区划线接种于血琼脂平板，置35 ℃孵箱中培养18 ~ 24小时后，观察细菌生长情况，如为单一细菌，直接进行鉴定试验，如为两种或以上细菌，经分离纯化后，再经系统生化鉴定确定菌种。

②淋球菌的分离培养：无菌采集前庭大腺炎的分泌物或前庭大腺脓肿或囊肿穿刺液接种于淋球菌平板（T-M培养基），置含5% CO_2的35 ℃孵箱中培养24～72小时后，观察细菌生长情况。如有菌生长，经涂片染色镜检、氧化酶试验及其他生化鉴定确定菌种。

③病原菌药物敏感性试验：采用纸片扩散法或稀释法检测，按CLSI标准判断结果，以S、I、R结果报告临床，稀释法测定者同时报告MIC值。

（2）临床诊断意义及评价

①前庭大腺炎及前庭大腺脓肿标本通常能分离培养到病原菌，如葡萄球菌、链球菌、大肠埃希菌、铜绿假单胞菌、淋病奈瑟菌等。

②病原菌药敏试验结果可指导临床选择抗菌药物。

第三节 细菌性阴道病

一、疾病概述

细菌性阴道病（BV）为阴道内正常菌群失调所致的一种混合感染，但临床及病理特征无炎症改变。在性活跃的妇女中发病率远远高于正常人群。对于具有阴道菌群失调而无症状者，称为无症状细菌性阴道病。

（一）病因与发病机制

BV是正常寄生在阴道内的细菌生态平衡（菌群）失调所致的一种混合感染。生理情况下，阴道内有各种厌氧菌及需氧菌，其中以产生过氧化氢的乳杆菌占优势。BV时，阴道内乳杆菌减少而其他细菌大量繁殖，主要有加德纳菌、厌氧菌（普雷沃菌属、动弯杆菌、紫单胞菌、类杆菌、消化链球菌等），部分患者可合并人型支原体感染，其中以厌氧菌居多，其数量可增加100～1000倍。厌氧菌繁殖的同时可产生胺类物质，碱化阴道环境，使阴道分泌物增多并有特殊臭味。BV相关病原体还可使阴道分泌物中唾液酸酶、胶原酶等物质活性增高。促使阴道菌群发生变化的原因仍不清楚，可能与频繁性交、性伴侣数目、阴道灌洗或妇科手术有关。

（二）临床表现

10%～40%患者无临床症状，有症状者的主要表现为阴道分泌物增多，有鱼腥臭味，可伴有轻度外阴瘙痒或烧灼感。分泌物呈灰白色，均匀一致，稀薄，分泌物容易从阴道壁拭去，阴道黏膜无充血等炎症表现。

BV不仅引起阴道感染，还与盆腔炎、流产、早产、胎膜早破、不孕、不育、妇产科手术后感染、新生儿感染和产褥感染等的发生有关。

（三）诊断与鉴别诊断

1983年，Amsel等提出BV诊断的4项标准：

（1）匀质、稀薄、白色阴道分泌物，常黏附于阴道壁。

（3）阴道分泌物pH>4.5。

（3）胺臭味试验（Whiff Test）阳性。

（4）线索细胞阳性。

以上有3项符合即可诊断BV。

该病应与滴虫性阴道炎、外阴阴道假丝酵母菌病相鉴别，通过典型的白带及相应的病原体检测，多能确诊。

二、检验诊断

目前对BV的实验室诊断，主要采用阴道分泌物的细菌学检验、免疫学试验、现代分子生物学技术和细菌代谢产物测定等方法。

（一）阴道分泌物检查

1. 检查方法

（1）阴道菌群检查：取阴道分泌物涂片做革兰染色，在显微镜下观察革兰阳性杆菌和革兰阴性菌的比例。

①直接判断：阴道分泌物中只有乳杆菌，每视野在6～30个，阴道加德纳菌未见或仅见少许，为BV阴性；阴道分泌物中混合有多种菌群，包括阴道加德纳

菌和其他革兰阴性或阳性杆菌，而乳杆菌无或每视野少于5个，属BV阳性。

②评分后判断：1983 年 Spiehel 等根据显微镜下细菌形态的不同，制定了一个评分标准，判断标准以每个油镜视野平均的乳杆菌的数量而定。每油镜视野乳杆菌的菌数≤ 1 个为 1 +、1 ~ 5 个为 2 +、6 ~ 30 个为 3 +、> 30 个为 4 +。正常阴道分泌物乳杆菌为 3 + ~ 4 +，无或少许阴道加德纳菌；BV 患者阴道分泌物乳杆菌为 1 + ~ 2 +，含有大量阴道加德纳菌和其他革兰阴性或阳性杆菌。

（2）线索细胞检查：BV患者阴道分泌物中阴道加德纳菌、类杆菌和革兰阳性球菌等一种或几种细菌大量增多，黏附在上皮细胞表面，使细胞溶解，边缘呈锯齿状模糊不清，形成BV所特有的线索细胞。其检查方法为在洁净玻片加一滴生理盐水，将阴道分泌物与生理盐水混匀，加上盖玻片后，用显微镜检查，在高倍镜下观察到阴道鳞状上皮细胞表面覆许多球杆菌和球菌，使上皮细胞表面毛糙或有细小的颗粒，好像撒上了一层面粉，即为线索细胞阳性。

（3）阴道分泌物16S rDNA序列分析：提取阴道分泌物标本中的总DNA，针对细菌16S rDNA保守区设计通用引物进行聚合链酶反应（PCR）扩增、克隆、测序，将获得的16S rDNA序列与美国国家生物技术信息中心（NCBI）数据库中的发表序列进行比对，分析克隆群中细菌种类和比例。比对结果显示>98%的同源性表明分泌物中存在BV感染相关病原菌。

（4）基因芯片技术：将BV感染相关病原菌的特征性基因片段（靶基因）或寡核苷酸作为检测探针固定于载体上制成芯片，将从患者阴道分泌物中提取的总DNA或RNA经扩增、标记荧光后与芯片进行杂交，杂交信号由扫描仪扫描，再经计算机分析，判断结果。

2. 临床诊断意义及评价

（1）正常阴道菌群以乳杆菌占优势，为革兰阳性大杆菌，末端钝圆或平齐，单个、链状或栅状排列，BV时乳杆菌减少或消失，以阴道加德纳菌和类杆菌为主的革兰阴性或染色不定的小杆菌、球杆菌或弯曲杆菌增多。阴道分泌物涂片检查可为BV的诊断提供参考。

（2）线索细胞是BV的必然产物，是诊断BV的主要指标。

（3）健康妇女和BV患者阴道分泌物菌群种类有较大区别，BV患者在治疗前用16S rDNA序列分析进行阴道分泌物菌群检测可避免盲目用药，有较大的临床意义。

（4）基因芯片技术具有高度平行性、多样性、微型性和自动化的特点。虽然基因芯片检测技术还有许多问题亟待解决，如提高芯片的特异性、简化样品制备和标记程序、增加信号检测的灵敏度等，但基因芯片作为一种先进的、大规模的、高通量的检测技术，在早期诊断和个性化诊断方面有巨大的应用前景。

（二）BV患者优势菌群检查

1. 检查方法

（1）阴道加德纳菌分离鉴定

①分离培养：阴道加德纳菌在普通培养基上不生长，将阴道分泌物分区划线接种于血平板或巧克力琼脂上生长，在37 ℃需氧环境中培养24～48小时，观察细菌生长情况。

②阴道加德纳菌的鉴定：阴道加德纳菌在血平板或巧克力琼脂上为灰白色、细小半透明的菌落；在羊血琼脂培养基上不溶血，在人或兔血琼脂培养基上出现溶血环；氧化酶及过氧化氢酶阴性；葡萄糖、麦芽糖、糊精阳性；甘露醇、山梨醇阴性。

（2）阴道加德纳菌免疫荧光检测：吖啶橙染色免疫荧光检测法是一种较为理想的检测手段，吖啶橙是一种具有异染性染料，根据病原体DNA或RNA对吖啶橙染料的吸附方式不同所放射的荧光也不同来检测，阴道加德纳菌侵袭的靶目标为上皮细胞聚集，当吖啶橙染色后在荧光照射下，发射出桔红色荧光，能清晰地检测出加德纳菌在上皮细胞上的聚集现象。利用荧光显微镜观察结果，在上皮细胞中发现成堆桔黄色细小杆菌为阳性。

（3）荧光定量PCR检测

①绘制荧光定量PCR标准曲线：提取阴道加德纳菌标准菌株的基因组DNA，与质粒载体进行连接反应，筛选后提取重组质粒测序鉴定，紫外分光光度计测定核酸浓度，确定拷贝数，连续稀释后检测得到的CT（Cycle Threshold）值与样品浓度绘制荧光定量PCR标准曲线。

②荧光定量PCR分析：配制荧光定量PCR反应体系，设置合适的循环参数进行PCR扩增、检测溶解曲线。

③荧光定量PCR结果计算：调节基线至适宜处，各荧光曲线与基线的交叉点即

CT值，根据标准曲线上的浓度和CT值的对应关系，可求出各待测标本的初始浓度。

2. 临床诊断意义及评价

（1）BV由阴道中乳杆菌与其他多种菌群间的平衡失调所致，因此对单一种类细菌的分离培养在BV诊断中的价值受到限制。因为阴道加德纳菌可在95%的BV妇女中被分离到，所以曾一度认为该菌就是BV的病原菌，但后来的研究发现，在无BV症状的正常妇女中，该菌培养阳性率可达36%～55%。因此，单独检测阴道加德纳菌不再是诊断BV的指标，但阴道加德纳菌协同纤毛菌属、普氏菌属特别是阴道阿托波菌的出现更能反映阴道微生态的异常状况。此外，阴道分泌物中未检出阴道加德纳菌也有助于排除BV的诊断。

（2）荧光定量PCR协同检测阴道加德纳菌和阴道阿托波氏菌对BV的诊断有较高的价值，当诊断标准定为阴道加德纳菌DNA水平≥10^9拷贝/毫升、阴道阿托波氏菌DNA水平≥10^8拷贝/毫升时，诊断BV的敏感性为95%，特异性为99%，阴性预测值为99%，阳性预测值为95%。目前，一些机构已经将此检测方法列为BV诊断的金标准。

（三）微生物代谢产物测定

1. 阴道pH测定

BV患者阴道生态系统紊乱，造成厌氧菌大量繁殖，将产生丁二胺、三甲胺等氨类物质，使pH升高，碱化阴道环境。

（1）检测方法：用无菌棉拭子取出阴道分泌物，与pH范围为3.8～6.0的精密pH试纸直接接触，与标准pH比色带比较得出阴道分泌物的pH。

（2）结果评价：正常成人阴道分泌物pH为4.0左右，BV时pH>4.5，通常为4.7～5.7，多为5.0～5.5。

2. 胺试验

阴道加德纳菌能产生高浓度的丙酮酸和氨基酸，被阴道厌氧菌脱羧生成胺，在碱性环境中形成挥发性氨而逸出。

（1）检查方法：将阴道分泌物滴于玻片上，加1～2滴10%KOH，闻到氨味或鱼腥样气味，为胺试验阳性。

（2）临床诊断意义及评价：胺试验阳性为诊断BV的主要指标之一，但该试验要求大量的阴道分泌物，检测敏感性较低。

3. 气–液相色谱法检测酸碱代谢产物

1980年，Spiegel等用气–液相色谱法分析阴道分泌物中不易挥发的脂肪酸。此法需要特殊仪器装置，尚未在临床广泛应用。

4. 唾液酸酶检测

研究证实，阴道分泌物中唾液酸酶活性与BV之间存在一定的量的关系。BV患者阴道中的优势菌，如普雷沃菌、类杆菌等能产生大量的唾液酸酶。BV患者阴道分泌物中唾液酸酶的含量明显高于其他妇女。

BV蓝（BVBLUE™）是一种临床使用较为广泛的唾液酸酶活性检测试剂，主要含有细菌唾液酸酶专性可生色底物IBX4041，当含有IBX4041的溶液和细菌唾液酸酶接触时，会产生化学反应，依据加足量酶后底物出现颜色不同而判断。此外，还有多种市售的试剂盒用于唾液酸苷酶快速检测。

（1）检查方法：将阴道分泌物浸入测试管溶液中，于37 ℃保温10分钟，加入1～2滴显色液，3分钟观察结果，黄色为阴性，绿色至蓝色为阳性。

（2）临床诊断意义及评价：唾液酸酶法与Amsel标准具有很高的一致性，而且具有简单、快速、结果易判读、特异性强、设备简单、可批量操作等优点，适用于门诊患者BV筛查和治疗效果的监测，为临床医生对相关疾病进行诊断和治疗提供了快速、准确的实验室检查结果。

5. 脯氨酸氨肽酶法

BV患者阴道中的优势菌，如阴道加德纳菌和弯杆菌能产生脯氨酸氨肽酶，检测阴道分泌物中此酶含量可以辅助诊断细菌性阴道病。

（1）检查方法：用酶联免疫吸附试验（ELISA）方法检测，检测产物为β–萘胺，通过显色剂判断结果，以黄色为阳性结果，无色为阴性。

（2）临床诊断意义及评价

①BV患者阴道分泌物中脯氨酸氨肽酶活性高于正常妇女。

②体外试验证实多种细菌、真菌和阴道毛滴虫也能产生脯氨酸氨肽酶，故该法特异性较差。

6. BV联合测定试剂盒

BV三联法（过氧化氢–唾液酸苷酶NAcase–白细胞酯酶LE三联法）。

（1）过氧化氢（H_2O_2，阴道乳酸杆菌的标志物）：阴道液中过氧化氢经过氧化物酶作用，释放出新生态氧，后者在4–氨基安替比林存在下，使3，5–二氯二羟基苯磺酸氧化呈红色或紫色。反应结果显示蓝色为异常，H_2O_2浓度<2 μmol/L，显示红色或紫色为正常，H_2O_2浓度>2 μmol/L。

（2）唾液酸苷酶NAcase（加德纳菌、动弯杆菌等BV致病菌的标志物）：唾液酸苷酶水解5–溴–4–氯–3–吲哚神经氨酸，释放出溴吲哚基遇重氮盐起反应呈红色或紫色为阳性，不显色为阴性。

（3）白细胞脂酶LE（炎性细胞的标志物）：白细胞脂酶水解5–溴–4–氯–3–吲哚乙酸盐，释放出溴吲哚基，后者在氧的条件下显示蓝色或绿色为阳性，不显色为正常。

①检查方法：用0.5 mL专用稀释液稀释取得的阴道分泌物，在BV三项反应装置中的3个反应孔中各加1滴稀释后的阴道分泌物，再在唾液酸苷酶反应孔内加1滴唾液酸苷酶显色液，置35 ℃水浴箱上反应15分钟后观察结果。

②临床诊断意义及评价：BV三联法具有符合率较高，敏感性高，检测速度快、操作简便，受主观因素影响少，可尝试替代传统方法，适用于门诊患者BV快速检测，是检测BV的一个较好方法。另外，还有在三联检测法基础上发展而来的四联、五联快速检测试剂盒，均和其他诊断标准有较高的一致性，可以互补或替代阴道分泌物检查中的部分旧指标，有较好的临床应用价值，可在各级医疗保健机构推广使用。

第四节　萎缩性阴道炎

一、疾病概述

萎缩性阴道炎，是一种非特异性阴道炎。多发生在绝经后的妇女，双侧卵巢切除术后、卵巢功能早衰或哺乳期妇女也可出现。

（一）病因与发病机制

萎缩性阴道炎主要原因是卵巢功能衰退，体内雌激素水平低落或缺乏，阴道上皮细胞糖原减少，乳酸杆菌酵解糖原产生的乳酸随之减少，阴道内pH升高，杀灭病原菌能力降低。同时，由于阴道黏膜萎缩，上皮菲薄，血运不足，阴道抵抗力降低，致病菌易于侵入繁殖而引起炎症病变。

（二）临床表现

主要症状为阴道分泌物增多，呈稀薄淡黄色，严重者呈血样脓性白带，有臭味。严重感染时，可出现点滴状阴道流血，并有下坠痛，外阴瘙痒或灼热感。如累及阴道前庭或尿道口周围黏膜，常出现尿频、尿痛。由于阴道黏膜萎缩，可有性交疼痛。检查见外阴潮红，阴道壁充血，黏膜萎缩，皱襞消失，上皮变平滑、菲薄，有散在的出血点，有时见浅表溃疡。严重时溃疡可发生瘢痕挛缩或与对侧粘连，造成阴道狭窄甚至闭锁，炎症分泌物引流不畅形成阴道或宫腔积脓。

（三）诊断和鉴别诊断

依据发病年龄、病史及临床表现，一般不难诊断，但需排除其他疾病。鉴别诊断应注意与特异性阴道炎鉴别，取阴道分泌物检查，显微镜下见大量基底层细胞及白细胞而无滴虫及假丝酵母菌病原体。对于有血性白带者，应与阴道癌或子宫恶性肿瘤等鉴别，妇科检查时应注意出血来源，子宫大小及质地，常规做宫颈脱落细胞学检查，必要时行阴道活体组织检查、宫颈活检或分段诊刮术等。

二、检验诊断

根据患者年龄和临床表现不难诊断萎缩性阴道炎，同时可利用实验室检查辅助诊断并排除其他疾病。

（一）一般检验项目

1. 阴道清洁度检查

（1）检查方法：将阴道分泌物用生理盐水涂片，在高倍镜下检查细胞分布及病原体存在情况，判断阴道分泌物清洁度。

（2）临床诊断意义及评价

①阴道分泌物涂片检查法简便易行，结果可靠，是诊断萎缩性阴道炎最直观的检查方法。

②阴道分泌物中可见大量白细胞、脓细胞及阴道脱落上皮细胞，无滴虫和假丝酵母菌。

③阴道清洁度正常为Ⅰ～Ⅱ度，萎缩性阴道炎常为Ⅲ～Ⅳ度。

2. 血清雌二醇（E_2）水平测定

萎缩性阴道炎是由于雌激素缺乏，阴道黏膜萎缩，阴道上皮细胞糖原含量降低而不能产生足够的乳酸，使阴道的酸度随之降低，易受细菌等病原微生物的感染而引发炎症。血中E_2水平的测定，可作为萎缩性阴道炎的辅助诊断方法。

（1）测定方法：放射免疫测定法、发光免疫分析法。

（2）参考范围：放射免疫测定法，卵泡期为37～330 pmol/L，排卵期为367～1835 pmol/L，黄体期为184～881 pmol/L；发光免疫分析法，卵泡期为88.08～418.4 pmol/L，排卵期为227.5～1959.8 pmol/L，黄体期为293.6～1001.9 pmol/L，绝经期为73.4～323.0 pmol/L。

（3）临床诊断意义及评价：萎缩性阴道炎患者E_2水平降低。

（4）方法学评价及问题

①血清E_2水平在女性一生中不同的时期及每个月经周期中，含量明显不同；每天也有一定波动，通常清晨高于下午，为便于比较，一般要求取血时间标准化。

②各实验室的正常值可有很大差异，最好用国际参考制剂作为参考标准。

（二）特殊检验项目

1. 阴道分泌物涂片检查病原体

（1）检查方法

①湿片法：取阴道分泌物涂于载玻片上，加1滴生理盐水混匀，盖上盖玻片，在高倍镜下检查细菌、真菌、滴虫等病原体。

②染色法：阴道分泌物涂片，革兰染色后，油镜下检查细菌、真菌、滴虫等病原体。

（2）诊断意义及评价：萎缩性阴道炎患者阴道分泌物中可找到非特异性病原菌，但无真菌、滴虫等病原体。

2. 阴道分泌物细菌培养

对久治不愈的萎缩性阴道炎患者可做阴道分泌物细菌培养，对分离菌进行药

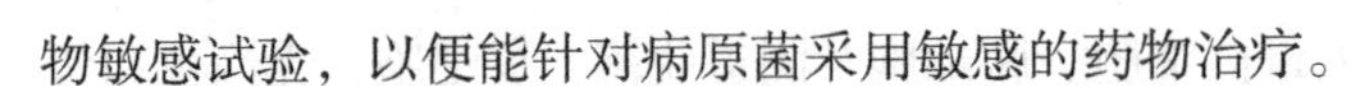

物敏感试验，以便能针对病原菌采用敏感的药物治疗。

（1）检查方法

①病原菌的分离培养：用灭菌拭子取阴道或宫颈管1～2 cm处分泌物分区划线接种于血琼脂平板，置35 ℃孵箱培养18～24小时后，观察细菌生长情况，如为单一细菌，直接进行鉴定试验，如为两种或以上细菌，经分离纯化后，再经系统生化鉴定确定菌种。

②病原菌药物敏感性试验：采用纸片扩散法或稀释法检测，按CLSI标准判断结果，以S、I、R结果报告临床，稀释法测定者同时报告MIC值。

（2）临床诊断意义及评价

①萎缩性阴道炎患者阴道分泌物通常能分离培养到葡萄球菌、大肠埃希菌、链球菌等化脓性细菌。

②病原菌药敏试验结果可指导临床选择抗菌药物。

③怀疑厌氧菌感染，常选用甲硝唑治疗，必要时采用稀释法进行药物敏感试验。

3. 阴道分泌物的酶学和H_2O_2浓度分析

过氧化氢（H_2O_2，阴道乳酸杆菌的标志物）：阴道液中过氧化氢经过氧化物酶作用，释放出新生态氧，后者在4–氨基安替比林存在下，使3，5二氯二羟基苯磺酸氧化呈红色或紫色。反应结果呈蓝色为异常，H_2O_2浓度<2 μmol/L，显示红色或紫色为正常，H_2O_2浓度>2 μmol/L；唾液酸苷酶NAcase（加德纳菌、动弯杆菌等致病菌的标志物）：唾液酸苷酶水解5–溴–4–氯–3–吲哚神经氨酸，释放出溴吲哚基遇重氮盐起反应呈红色或紫色为阳性，不显色为阴性；白细胞脂酶LE（炎性细胞的标志物）：白细胞脂酶水解5–溴–4–氯–3–吲哚乙酸盐，释放出溴吲哚基，后者在氧的条件下呈蓝色或绿色为阳性；不显色为正常。

（1）检查方法：联合测定试剂盒法。用0.5 mL专用稀释液稀释取得的阴道分泌物，在反应装置中的3个反应孔中各加1滴稀释后的阴道分泌物，再在唾液酸苷酶反应孔内加1滴唾液酸苷酶显色液，置35 ℃水浴箱上反应15分钟后观察结果。

（2）临床诊断意义及评价：萎缩性阴道炎患者在进行阴道分泌物常规镜检的同时，应该进行H_2O_2浓度、NAase、LE的检测，对明确病因、对症治疗、防止漏检有重要意义。

第五节　盆腔炎

一、疾病概述

盆腔炎（PID）是女性上生殖道及其周围组织的炎症，主要包括子宫内膜炎、输卵管炎、输卵管卵巢脓肿、盆腔腹膜炎等。盆腔炎有急性和慢性之分，急性盆腔炎发展可引起弥漫性腹膜炎、败血症、感染性休克，严重者可危及生命；若在急性期未能得到彻底治愈，则转为慢性盆腔炎，常经久不愈，并可反复发作。由于医疗条件及保健水平的提高，严重危及生命的急性盆腔炎及久治不愈的慢性盆腔炎，临床已不多见。

（一）病因与发病机制

女性生殖道在解剖、生理上有比较完善的自然防御功能，增强了对感染的防御能力，除外阴、阴道、宫颈固有的自然防御功能外，孕龄妇女子宫内膜的周期性剥脱，输卵管黏膜上皮细胞的纤毛向子宫腔方向摆动以及输卵管的蠕动，均有利于阻止病原体的侵入。

但当机体存在急性盆腔炎发生的高危因素时，如年轻、不良性行为、宫腔手术操作后感染、下生殖道感染、邻近器官炎症直接蔓延、既往有盆腔炎史等，致病菌可通过淋巴系统、生殖道黏膜上行、血液循环侵入及直接蔓延，导致急性盆腔炎症的发生。引起盆腔炎病原体的来源：

（1）寄居于阴道内的菌群，包括需氧菌及厌氧菌。

（2）来自外界的病原体，多为性传播疾病的病原体，如沙眼衣原体、淋病奈瑟菌，其他有支原体、铜绿假单胞菌、结核分枝杆菌等。

急性盆腔炎若未能得到彻底治愈，病程迁延，则易转为慢性盆腔炎，但沙眼衣原体所致的慢性输卵管炎，可无急性盆腔炎病史。慢性盆腔炎常经久不愈，并可反复发作。

（二）临床表现

急性盆腔炎可因炎症轻重及范围大小而有不同的临床表现，通常发病时下腹痛伴发热，月经期发病可出现经量增多、经期延长，非月经期发病可有白带增多；若有弥漫性腹膜炎，则出现消化系统症状，如恶心、呕吐、腹胀、腹泻等；若有脓肿形成，可有下腹包块及局部压迫刺激症状。轻者可无明显体征，重者呈急性病容，体温升高，心率加快，下腹部压痛、反跳痛及肌紧张。妇科检查可见宫颈内大量脓性分泌物，穹窿触痛明显，宫颈充血、水肿，举痛明显；宫体有压痛，活动受限；附件区压痛明显。感染的病原体不同，临床表现也有差异，淋病奈瑟菌感染起病急，多在48小时内出现高热、腹膜刺激征及阴道脓性分泌物。若为厌氧菌感染，则易复发，常伴有脓肿形成。衣原体感染病程较长，长期持续低热，主要表现为轻微下腹痛，久治不愈。

慢性盆腔炎主要表现为慢性盆腔疼痛，下腹坠胀不适，腰骶酸痛；另外，还可能伴月经异常、不孕及异位妊娠等。

（三）诊断和鉴别诊断

盆腔炎性疾病的诊断标准【2006年美国疾病控制中心（CDC）诊断标准】：

最低标准：宫颈举痛或子宫压痛或附件区压痛。

附加标准：体温超过38.3 ℃（口表）；宫颈或阴道异常黏液脓性分泌物；阴道分泌物0.9%氯化钠溶液涂片见到大量白细胞；红细胞沉降率升高；血C反应蛋白升高；实验室证实的宫颈淋病奈瑟菌或衣原体阳性。

下列检查可增加诊断的特异性：子宫内膜活检组织学证实子宫内膜炎；阴道超声或磁共振检查显示输卵管增粗、输卵管积液，伴或不伴有盆腔积液、输卵管卵巢肿块，以及腹腔镜检查发现盆腔炎性疾病征象。

依据病史、症状和体征及实验室检查可做出明确诊断，在做出急性盆腔炎的诊断后，尚需进一步明确病原体。急性盆腔炎应还与急性阑尾炎、输卵管妊娠流产或破裂、卵巢囊肿蒂扭转或破裂等急腹症相鉴别。

慢性盆腔炎的诊断并不困难，根据病史、症状和体征，一般即可做出诊断。对主诉症状较多，但无明显盆腔炎病史及体征者，不可轻易做出慢性盆腔炎的诊断，有时需与盆腔静脉淤血症、子宫内膜异位症、盆腔结核、异位妊娠及卵巢肿瘤等相鉴别。诊断困难时，需行腹腔镜检查。

二、检验诊断

盆腔炎的诊断主要根据临床表现和腹腔镜、实验室、组织病理学等检查，其中腹腔镜是盆腔炎最有价值的诊断手段。在做出急性盆腔炎的诊断后，尚需进一步明确病原体，以利于盆腔炎的个性化治疗。

（一）一般检验项目

1. 白细胞计数与分类

（1）检测方法、标本：参见本章第二节。

（2）参考范围：白细胞计数，女（3.5～9.5）$\times 10^9$/L，其中中性粒细胞百分比为40%～75%。

（3）临床诊断意义及评价：白细胞检查不是诊断盆腔炎的特异性指标，但急性盆腔炎患者血常规检查中，白细胞总数和中性粒细胞百分比可有不同程度的增多。

2. 红细胞沉降率

（1）检测方法：魏氏法、动态红细胞沉降率分析仪法、光学毛细管停流动力学法。嘱患者抽血前空腹，抽取静脉血。

①魏氏法：将含109 mmol/L枸橼酸钠的抗凝血置于魏氏红细胞沉降率管内，垂直立于室温，60分钟测量管内血浆高度即为红细胞沉降率，结果以mm/h报告。

②动态红细胞沉降率分析仪法：将含109 mmol/L枸橼酸钠的抗凝血加入特制的小试管内，垂直放置于仪器内部固定的孔位，按照设定，仪器的光电检测部件会定时上下扫描每根小试管，根据玻璃管、血浆、全血的透光度不同，仪器自动扫描并记录每个标本的血浆高度。

③光学毛细管停流动力学法：该方法可以用血液常规分析的EDTA-K_2抗凝血（真空采血管）直接上机检测，仪器自动混匀、动态扫描红细胞的变化，自动记录检测结果。此法的结果可以换算成魏氏法结果报告。

（2）魏氏法红细胞沉降率参考范围：女性为0～20 mm/h。

（3）临床诊断意义和评价：红细胞沉降率不是诊断盆腔炎的特异性指标，

但急性盆腔炎患者，红细胞沉降率往往增快。

（4）方法学评价及问题

①影响红细胞沉降率测定结果的因素较多：生理因素如饮食、剧烈运动、妊娠等；标本因素如血液标本的采集和抗凝剂比例不当，研究显示静脉血细胞检验准确性高、重复性稳定；测定时各种物理因素如温度等。

②为了报告单位的统一，动态红细胞沉降率分析仪法和光学毛细管停流动力学法均换算成魏氏法报告。

3. C反应蛋白（CRP）含量测定

（1）检测方法：可采用免疫比浊、酶联免疫吸附试验及胶乳凝集等方法，目前主要采用免疫散射比浊法。

（2）参考范围：不同的厂家试剂所测定参考值有所不同。一般正常人血清CRP含量为0 ~ 8 mg/L。

（3）临床诊断意义和评价

①CRP不是诊断盆腔炎的特异性指标，但急性盆腔炎患者CRP往往增高。

②CRP在发病后数小时迅速升高，病变好转时又迅速降至正常，可作为病情监测的指标。

（二）特殊检验项目

盆腔炎的病原体种类复杂，包括大肠埃希菌、阴道加德纳菌、链球菌、金黄色葡萄球菌、克雷伯菌属和流感嗜血杆菌等需氧菌及厌氧菌，且往往是需氧菌及厌氧菌的混合感染。淋病奈瑟菌、衣原体也是盆腔炎常见的病原体。因此，病原体的确定在盆腔炎的诊断和治疗中起着比较重要的作用。

1. 阴道分泌物、宫颈管分泌物或后穹窿穿刺液显微镜检查

分泌物或穿刺液直接涂片，干燥、固定，革兰染色后显微镜检查。观察白细胞的量和细菌的存在情况。

2. 普通细菌分离培养及鉴定

用灭菌的接种环取宫颈分泌物或后穹窿穿刺液分区划线接种于血琼脂平板，置35 ℃孵箱培养18 ~ 24小时后，观察细菌生长情况。如为单一细菌，直接进行鉴定试验，如为两种或以上细菌，经分离纯化后，再经系统生化鉴定确定菌种。

3. 厌氧菌分离培养及鉴定

盆腔炎患者要考虑厌氧菌感染，尤其是临床症状符合盆腔炎普通细菌培养阴性的患者，可能由于厌氧菌造成感染。怀疑厌氧菌感染者，一般用甲硝唑治疗，对于治疗无效或慢性感染者，可根据需要进行厌氧菌培养。

（1）标本采集和处理：无菌抽取后穹窿穿刺液，立即用橡皮塞塞住注射器针头以隔绝空气，立即送实验室。

（2）标本的接种：在选择性厌氧培养基和血琼脂平板上各接种2～3滴，分区划线。接种后立即放入厌氧装置中进行培养。

（3）厌氧菌鉴定：生长的细菌需经耐氧试验证实为厌氧菌，再根据厌氧菌的菌体形态、染色反应、菌落形态以及对某些抗菌药物的敏感性等做出初步鉴定，最后鉴定则要进行生化反应及终末代谢产物检查。

4. 淋病奈瑟菌的检查

（1）涂片检查：由于女性宫颈分泌物中杂菌多，宫颈分泌物涂片检查淋病奈瑟菌敏感性和特异性较差，阳性率仅为50%～60%，且有假阳性，因此世界卫生组织推荐用培养法检查。

（2）培养检查：淋球菌培养是淋病诊断的金标准。实验室大多采用巧克力琼脂或改良的Thayer-Martin（TM）培养基，均含有抗生素，可选择地抑制许多其他细菌生长。在35～37 ℃，5%～10%CO_2环境中培养24～72小时观察结果。培养后根据菌落形态、革兰染色、氧化酶试验和糖发酵试验等鉴定。

5. 宫颈分泌物衣原体检查

目前大多试验室采用Clear-view-Chlamydia试剂盒（简称C-C法）或PCR法。

（1）C-C法：该法通过含有抗衣原体脂多糖单克隆抗体的带色乳胶，与衣原体脂多糖结合出现色带的原理进行检测。

①标本采集与处理：先用一支棉拭或棉球去除外宫颈处多余的黏液，然后丢弃。另用一支棉拭伸入子宫颈内膜，滚动10～30秒。取出棉拭时应避免使其与阴道表面接触。

②检测方法：在提取试管中加入提取试剂（1号试剂）至标线（0.6 mL），将棉拭标本浸没在提取试剂中并进行搅动。将带有棉拭的提取试管放入加热器，让其加热10～12分钟后取出。在提取试管中转动并挤压棉拭以去除其上的液体，然后轻轻地将棉拭从试管中取出，丢弃棉拭，从箔片袋内取出一个检测块，并将

其水平放置。将滴管附件盖在提取试管上，然后向检测块的标本窗滴上5滴提取液，滴加提取液15分钟后应读取检测结果。

③结果判读：控制窗内有一条线出现，即表示检测过程中操作正确无误，在结果窗内有一条线出现，即表示检测结果为阳性。

④方法学问题及评价：金标快速法不需要特殊设备，快速简便，与细胞培养法相比，其灵敏度为93.9%、特异性为99.8%，是目前诊断衣原体较为理想的方法之一。

（2）PCR法：敏感性、特异性均较高，但对实验室设备、人员素质要求也相对较高。

6. 病原菌药物敏感试验

采用纸片扩散法或稀释法进行病原菌药物敏感性试验，以S、I、R形式报告，稀释法同时报告MIC值。

7. 临床诊断意义和评价

（1）分泌物和穿刺液涂片检查是盆腔炎的辅助诊断方法之一，镜检可发现白细胞，但非盆腔炎诊断的特异性指标。

（2）涂片镜检如发现细菌，应根据需要进一步进行细菌培养和药敏试验，以确认病原菌种类并选择治疗药物；如在中性粒细胞内找到革兰阴性双球菌，必须进行淋球菌培养，以确定病原菌。

（3）病原菌药物敏感试验结果可指导临床选择抗菌药物。

第六节　盆腔结核

一、疾病概述

结核病至今仍然为我国常见疾病之一，由结核分枝杆菌引起的女性生殖器炎症称为盆腔结核，又称结核性盆腔炎，包括卵巢、输卵管、子宫内膜、宫颈、盆腔腹膜结核。多见于20～40岁妇女，也可见于绝经后的老年妇女。病程缓慢、隐蔽，结核菌可随月经血排出，成为周围环境中的传染源。近年来由于免疫力低下的人群和耐药结核病患者增加，加上人类免疫缺陷病毒（HIV）在一定程度上的流行，盆腔结核的发病率有升高趋势。

（一）病因与发病机制

盆腔结核是全身结核的一个表现，常继发于身体其他部位结核如肺结核、肠结核、腹膜结核、肠系膜淋巴结的结核病灶，也可继发于淋巴结核、骨结核或泌尿系统结核，约10%的肺结核患者伴有盆腔结核。主要传播途径有血行传播、直接蔓延、淋巴传播及性交传播，其中血行传播为最主要的传播途径。

（二）临床表现

盆腔结核潜伏期很长，临床表现依病情轻重、病程长短而异，不少患者可无症状，有的患者症状较重。

1. 不孕

输卵管黏膜破坏、粘连，使宫腔阻塞；或输卵管周围粘连，黏膜纤毛破坏，使输卵管蠕动受限；也可因子宫内膜受到结核病灶的破坏导致不孕，青春期患者的隐匿性感染常造成婚后不孕。

2. 月经失调

早期因子宫内膜充血及溃疡，可有经量过多，但多数患者就诊时患病已久，子宫内膜已遭受不同程度破坏，而表现为月经稀少或闭经。

3. 下腹坠痛

由于盆腔炎症和粘连，可有不同程度的下腹坠痛，经期加重。

4. 全身症状

若为活动期，可有结核病的一般症状，如低热、盗汗、乏力、食欲缺乏、体重减轻等。轻者全身症状不明显，偶有经期发热，重者可有高热等全身中毒症状。

5. 妇科检查

因病变的程度及范围的大小不同而有较大差异，较多患者缺乏自觉症状，甚至无明显体征，仅在因不孕而做诊断性刮宫、腹腔镜检查或子宫输卵管碘油造影时，才发现患有盆腔结核。若较严重病例如有腹膜结核，检查时腹部有柔韧感或腹水征象，有时可触及囊性肿块。青春期结核感染的患者，子宫常发育不全，有时周围有粘连。附件受累时，在子宫两侧偶可触及大小不等及形状不规则的肿块，或可触及钙化结节。

（三）诊断和鉴别诊断

多数患者缺乏明显症状，阳性体征不多，故诊断时必须详细询问病史，有以下病史者应考虑有盆腔结核的可能：

（1）原发不孕、月经稀少或闭经。

（2）未婚女性有低热、盗汗、盆腔炎或腹水。

（3）慢性盆腔炎久治不愈。

（4）既往有结核病接触史或本人曾患肺结核、胸膜炎、肠结核等。

结合子宫内膜病理检查、胸部及盆腔X线检查、子宫输卵管碘油造影、腹腔镜检查、检验诊断等辅助检查方法，可协助诊断。

盆腔结核应与非特异性慢性盆腔炎、子宫内膜异位症、卵巢肿瘤、宫颈癌等相鉴别。

二、检验诊断

结核病诊断应以找到结核分枝杆菌或通过活检发现典型的病理改变为依据，但由于结核分枝杆菌涂片检查和培养的阳性率不高，临床一般根据患者的临床表现、影像学特点再结合病理改变和实验室检查结果诊断盆腔结核。

（一）一般检验项目

1. 白细胞计数与分类

（1）检测方法、标本要求参见本章第二节。

（2）参考范围：白细胞计数，（3.5～9.5）$\times 10^9$/L，其中淋巴细胞百分比为20%～50%。

（3）临床诊断意义及评价：盆腔结核患者外周血中白细胞计数常不高，淋巴细胞可增高。

2. 红细胞沉降率

（1）检测方法：魏氏法、动态红细胞沉降率分析仪法、光学毛细管停流动力学法。嘱患者抽血前空腹，抽取静脉血。

①魏氏法：将含109 mmol/L枸橼酸钠的抗凝血置于魏氏红细胞沉降率管内，垂直立于室温，60分钟测量管内血浆高度即为红细胞沉降率，结果以mm/h报告。

②动态红细胞沉降率分析仪法：将含109 mmol/L枸橼酸钠的抗凝血加入特制的小试管内，垂直放置于仪器内部固定的孔位，按照设定，仪器的光电检测部件会定时上下扫描每根小试管，根据玻璃管、血浆、全血的透光度不同，仪器自动扫描并记录每个标本的血浆高度。

③光学毛细管停流动力学法：该方法可以用血液常规分析的EDTA-K_2抗凝血（真空采血管）直接上机检测，仪器自动混匀、动态扫描红细胞的变化，自动记录检测结果。此法的结果可以换算成魏氏法结果报告。

（2）魏氏法红细胞沉降率参考范围：0 ~ 20 mm/h。

（3）临床诊断意义和评价：红细胞沉降率不是诊断生殖器结核的特异性指标，但红细胞沉降率加快常提示处于活动期，且增快程度与结核病变活动程度平行，可作为结核病诊断与治疗的参考。

（4）方法学评价及问题：①影响红细胞沉降率测定结果的因素较多，生理因素如饮食、剧烈运动、妊娠等；标本因素如血液标本的采集和抗凝剂比例不当，研究显示静脉血细胞检验准确性高、重复性稳定；测定时各种物理因素如温度等。②为了报告单位的统一，动态红细胞沉降率分析仪法和光学毛细管停流动力学法均换算成魏氏法报告。

3. 结核菌素试验（OT试验）

（1）检测方法：取结核菌素5个单位注射于前臂皮内，48 ~ 72小时观察结果。

（2）结果判断：无反应为阴性；局部出现红肿硬结且＞5 mm者为阳性反应，具体标准是5 ~ 10 mm为阳性（＋），11 ~ 20 mm为一般阳性（＋＋），＞20 mm为中度阳性（＋＋＋），水疱或溃烂为（＋＋＋＋）为强阳性。

（3）临床诊断意义和评价

①OT试验阳性表明受试者曾感染过结核分枝杆菌，或接种过卡介苗，但不一定患有结核病。

②OT试验强阳性者可能患有活动性结核，但不能说明病灶部位，应进一步检查。

③对于年轻女性，如患有输卵管炎，而OT试验强阳性，提示该患者可能有盆腔结核。

④OT试验阴性不能完全排除结核病，可能有几种情况：A. 未感染过结核杆菌或感染初期；B. 细胞免疫功能低下的老年人或肿瘤患者；C. 严重的结核病患者或使用免疫抑制剂致免疫功能下降者。

（二）特殊检验项目

1. 生殖道标本涂片检查

（1）标本的采集与处理：取盆腔穿刺液、子宫内膜、经血、宫腔或宫颈分泌物等标本涂于洁净玻片上。

（2）检查方法

①经瑞氏染色后显微镜检查，可发现有大量白细胞，以淋巴细胞或单核细胞为主。

②抗酸杆菌检查：A. 涂片自然干燥、火焰固定；B. 抗酸染色，在涂有标本的玻片上覆盖石炭酸复红溶液，徐徐加热至有蒸气出现，不可沸腾，染5分钟，水洗，加3%的盐酸-酒精脱色，不时摇动玻片至无红色脱落为止，水洗，加吕氏甲烯蓝复染1分钟，水洗；C.涂片干燥后镜检，抗酸杆菌呈红色，非抗酸杆菌为蓝色。

（3）临床诊断意义和评价

①上述标本中出现白细胞不是结核病的特异性指标，但白细胞中淋巴细胞或单核细胞比例增高对结核诊断有一定价值。

②上述标本涂片中找到抗酸杆菌对盆腔结核的诊断具有很大意义。

③直接涂片找到抗酸杆菌阳性率低，阴性不能排除结核。

2. 结核分枝杆菌培养

（1）标本类型：子宫内膜、月经血、宫腔或宫颈分泌物。

（2）培养方法：将标本接种于罗氏培养基或专用结核分枝杆菌培养基中。如有生长，一般用抗酸染色即可确定，必要时结合一定的生化鉴定试验。

（3）临床诊断意义和评价

①结核分枝杆菌培养阳性可以确诊结核病，但结核分枝杆菌培养阳性率不高，仅在急性活动期稍高。培养阴性不能排除结核。

②结核分枝杆菌培养技术要求较高，培养时间长，一般需要6~8周，且所需条件较高，在一般基层单位无法进行。不利于尽快对盆腔结核作出诊断，难以推广应用。

3. 结核菌DNA的检测

对于临床怀疑盆腔结核但培养阴性的患者，可取宫腔分泌物、腹水或静脉血，采用PCR或LCR检测结核分枝杆菌DNA，此法检测敏感性高，在早期诊断中也有良好的敏感性，且不受抗结核药物的影响。

4. 血清学检查

在结核病诊断中有一定意义，如应用结核分枝杆菌纯化蛋白抗原酶联免疫吸附试验，检测血清中抗纯蛋白衍化物（PPD）的特异性抗体IgG和IgA；间接免疫荧光试验检测患者血清中特异抗体。

5. 噬菌体生物扩增法

选用从试剂公司购置的试剂盒。

（1）培养液化后的白带标本用液体培养基离心洗涤2次，在沉淀中加入1 mL液体培养基，37 ℃温育24小时。

（2）噬菌体浸染：在上述处理过的样本中加入100 μL结核分枝杆菌噬菌体，混匀后放37 ℃温育1小时。

（3）终止浸染：在每个反应管中加入100 μL杀菌剂，充分混匀，室温作用5分钟。

（4）终止杀菌剂作用：于各反应管中加入5 mL液体培养基，充分摇匀，然后每管加入1 mL指示细胞，混匀。

（5）浇注平皿：将上述液倒入无菌平皿中，随即加入5 mL熔化的琼脂（55 ℃左右）旋转混合，静置成形后，放37 ℃培养18~24小时。

（6）结果观察：对照结果正确的条件下观察测试样品结果。阳性结果可见有大小和数量不等的噬菌斑，或许多噬菌斑相互融合成透亮状；阴性结果可见指示细胞在琼脂平板中均匀生长，使整个平板呈毛玻璃状，无噬菌斑出现。

（7）结果判定：0~19个菌斑，表明阴性结果，说明标本中无活的结核分枝杆菌；20个或更多菌斑，表明阳性结果，说明标本中有活的结核分枝杆菌。

第二章　妇科肿瘤检验诊断

第一节　宫颈上皮内瘤变和宫颈癌

一、宫颈上皮内瘤变概述

宫颈上皮内瘤变（CIN）是与宫颈浸润癌密切相关的一组癌前病变，它反映宫颈癌发生发展中的连续过程，包括子宫颈轻度、中度、重度不典型增生及原位癌。CIN具有两种不同结局：一是病变自然消退，很少发展为浸润癌；二是病变具有癌变潜能，可能发展为浸润癌。

（一）病因与发病机制

近二十余年的研究表明，人乳头瘤病毒（HPV）感染是CIN发生、发展中最重要的危险因素。流行病学调查发现CIN与性生活、吸烟、性生活过早（<16岁）、性传播疾病、经济状况低下、口服避孕药和免疫抑制剂相关。

1. 人乳头瘤病毒（HPV）

90%以上CIN有HPV感染，而正常宫颈组织中仅4%。HPV感染多不能持久，常自然被抑制或消失。许多HPV感染妇女并无临床症状。当HPV感染持久存在时，吸烟、使用避孕药、性传播疾病等因素作用可诱发CIN。目前已知HPV6、11、42、43、44属低危型，一般不诱发癌变；而HPV16、18、31、33、35、39、45、51、52、56或58属高危型。

2. 宫颈组织学特性

宫颈上皮是由宫颈阴道部鳞状上皮和宫颈管柱状上皮组成。宫颈组织学的特殊性是宫颈上皮内瘤样变的病理学基础。

（1）宫颈阴道部鳞状上皮：由深至浅可分为基底带、中间带及浅表带3个带。基底带由基底细胞和旁基底细胞组成。中间带与浅表带为完全不增生的分化细胞，细胞渐趋死亡。

（2）宫颈管柱状上皮：柱状上皮为分化良好细胞，而柱状上皮下细胞的储备细胞，具有分化或增生能力，通常在病理切片中见不到。

（3）移行带及其形成：宫颈鳞状上皮与柱状上皮交接部，称为鳞-柱状交接部或鳞-柱交接。根据其形态学发生变化，鳞-柱状交接部又分为原始鳞-柱状交接部和生理鳞-柱状交接部。

（二）临床表现

CIN大多无特殊症状，偶有阴道分泌物增多，伴或不伴臭味，也可在性生活或妇科检查后发生接触性出血。检查宫颈可光滑，或仅见局部红斑、白色上皮，或宫颈柱状上皮异位表现，未见明显病灶。

（三）诊断与鉴别诊断

CIN诊断应遵循“三阶梯式”诊断程序——细胞学、阴道镜及组织病理学检查。

1. 宫颈细胞学检查

为最简单的CIN辅助检查方法，可发现早期病变，但存在一定的漏诊及误诊率。炎症可导致宫颈鳞状上皮不典型改变，故应按炎症治疗3～6个月后再重复检查。目前，国内宫颈细胞学检查的报告形式采用两种分类法：传统的巴氏Ⅴ级分类与The Bethesda System分类（简称TBS分类）。若发现异常细胞（巴氏分类Ⅱ级及Ⅱ级以上或TBS中异常上皮细胞）应做阴道镜检查，进一步明确诊断。

2. HPV检测

高危型HPV-DNA筛查可作为宫颈细胞学检查异常分流及宫颈病变治疗后病灶残留、复发判定、疗效评估与随诊的方法。

3. 阴道镜检查

可了解病变区血管情况。注意宫颈移行带区内醋酸白色上皮、毛细血管形成的极细红点、异形血管；由血管网围绕的镶嵌白色或黄色的上皮块。

4. 宫颈活组织检查

为诊断CIN的最可靠方法。

二、宫颈癌概述

鉴别诊断：注意与宫颈糜烂、宫颈息肉、宫颈内膜异位、宫颈腺上皮外翻和宫颈结核性溃疡等宫颈良性病变鉴别。

宫颈癌是最常见的妇科恶性肿瘤，以鳞状细胞癌为主，高发年龄为50～55岁。我国每年新增宫颈癌病例约13.5万，占全球发病数量的1/3。近40年由于宫颈细胞筛查的普遍应用，宫颈癌和癌前病变得以早期发现和治疗，宫颈癌的发病率和死亡率已有明显下降。但是，近年来发病趋于年轻化。

（一）病因与发病机制

目前认为HPV感染，特别是高危型的持续性感染，是引起子宫颈癌前病变和宫颈癌的基本原因。近年研究发现HPV与宫颈癌的发生关系密切，90%以上的宫颈癌患者合并HPV感染。其他的如单纯疱疹病毒Ⅱ型（HSV-Ⅱ）、人巨细胞病毒（HCMV）和衣原体等各种微生物的感染，可能与宫颈癌发病也有一定关系。

另有研究认为，宫颈癌的发生与性生活紊乱、过早性生活、早婚多育、经济状况差、种族和地理环境等因素有关。高危男子在宫颈癌的发病风险中已被重视，凡患有阴茎癌、前列腺癌或妻子患宫颈癌者均为高危男子，与高危男子有性接触的妇女，易患宫颈癌。

多数宫颈癌起源于移行带，成熟的化生鳞状上皮对致癌物的刺激相对不敏感，但未成熟的化生鳞状上皮代谢活跃，在HPV等的刺激下，可发生细胞分化不良、排列紊乱、细胞核异常、有丝分裂增加，形成CIN。当宫颈上皮化生过度活跃，伴某些外来致癌物质刺激，或随着CIN的继续发展，异形细胞突破上皮下基底膜，浸润间质，则形成宫颈浸润癌。

（二）病理

1. 宫颈鳞状细胞浸润癌

占宫颈癌80%～85%。

（1）大体检查：镜下早期浸润癌及极早期宫颈浸润癌肉眼观察常类似宫颈

糜烂，随病变发展，可形成4种类型。

①外生型：最常见，癌灶向外生长，呈乳头状或菜花状，组织脆，易出血，常累及阴道。

②内生型：癌灶向宫颈深部组织浸润，宫颈表面光滑或仅有轻度糜烂，宫颈肥大变硬，常累及宫旁组织。

③溃疡型：上两型癌组织继续发展合并感染坏死，脱落后形成溃疡或空洞，似火山口状。

④颈管型：癌灶发生于宫颈管内，常侵入宫颈及子宫下段供血层或转移至盆腔淋巴结。

（2）显微镜检

①镜下早期浸润癌：在原位癌基础上镜检发现小滴状、锯齿状癌细胞团突破基底膜，浸润间质。

②宫颈浸润癌：癌灶浸润间质范围已超出镜下早期浸润癌，多呈网状或团块状浸润间质。

2. 宫颈腺癌

占宫颈癌15%～20%。

（1）大体检查：大体形态与宫颈鳞癌相同。

（2）显微镜检：主要组织学类型有3种。

①黏液腺癌：最常见，来源于宫颈管柱状黏液细胞，镜下见腺体结构，腺上皮细胞增生呈多层，异型性明显，可见核分裂象，腺癌细胞可呈乳突状突入腺腔。可分为高、中、低分化腺癌。

②宫颈恶性腺癌：又称微偏腺癌（MDC），属高分化宫颈内膜腺癌。腺上皮细胞无异型性，但癌性腺体多，大小不一，形态多变，呈点状突起伸入宫颈间质深层，常伴有淋巴结转移。

③宫颈腺鳞癌：较少见，占宫颈癌3%～5%，由储备细胞同时向腺细胞和鳞状细胞分化发展而形成。癌组织中含有腺癌和鳞癌两种成分。

（三）临床表现

早期宫颈癌常无典型的症状及体征，难与宫颈柱状上皮异位有明显区别，有时甚至见宫颈光滑。有些宫颈管癌患者（病灶位于宫颈管内），因宫颈阴道部外

观正常，易被忽略而漏诊或误诊。宫颈癌的症状和体征主要如下：

1. 症状

阴道流血，常表现为性生活后或妇科检查后的接触性出血；患者常诉阴道排液增多，白色或血性，晚期因癌组织坏死，继发感染有大量脓性或米汤样恶臭白带；当晚期宫颈癌病灶波及宫旁组织、骨盆壁，侵犯输尿管或直肠、坐骨神经时，患者诉尿频、尿急、肛门坠胀、大便秘结、里急后重、下肢肿痛等，严重时导致输尿管梗阻、肾盂积水，最后引起尿毒症，终末期患者出现恶病质。

2. 体征

镜下早期浸润癌，局部可无明显病灶，宫颈光滑或轻度糜烂如一般宫颈炎表现。随着宫颈浸润癌的生长发展，局部体征亦不同。外生型见宫颈病灶呈菜花状突起，常合并感染而出血；内生型则见宫颈管膨大如桶状，宫颈表面光滑或有浅表溃疡；晚期由于癌组织坏死脱落，形成火山口状溃疡；癌灶浸润阴道壁可见阴道穹窿变硬、消失，向两侧宫旁浸润，妇科检查可及两侧宫旁结节状增厚，如浸润达盆壁，形成冰冻骨盆。

（四）诊断和鉴别诊断

根据病史和临床表现，尤其有接触性阴道流血者，应想到宫颈癌的可能，需做详细妇科检查，并结合宫颈细胞学检查、阴道镜检查宫颈和宫颈管活组织检查等辅助检查。

鉴别诊断：应与有临床类似症状或体征的各种宫颈病变相鉴别，宫颈糜烂或宫颈息肉均可引起接触性出血，肉眼难与ⅠA期宫颈癌相区别。此外，宫颈结核、宫颈乳头状瘤、宫颈子宫内膜异位症及子宫内膜癌转移宫颈等均可引起宫颈接触性出血，需与宫颈癌相鉴别，确诊依靠病理活组织检查。

三、检验诊断

宫颈癌是最常见的妇科恶性肿瘤之一，CIN和宫颈癌作为同一类疾病的不同疾病阶段，在检验诊断方法上基本类似。

（一）一般检验项目

血常规

1. 检测方法

大多采用自动化血液学分析仪检测法。

2. 标本

EDTA-K_2抗凝全血。

3. 参考区间（成年女性）

白细胞数（3.5～9.5）×10^9/L，红细胞数（3.8～5.1）×10^{12}/L，血红蛋白（115～150）g/L，血小板（125～350）×10^{12}/L，中性粒细胞百分比为40%～75%，淋巴细胞百分比为20%～50%。

4. 临床诊断意义及评价

血常规检查不是CIN和宫颈癌的特异性检测指标，有阴道流血表现患者可出现贫血，主要是血红蛋白、红细胞数量降低，特别是晚期病灶侵袭大血管可能引起致命性大出血；接受放疗、化疗的患者可出现白细胞数量下降，中性粒细胞数下降。

（二）肿瘤标志物及其联合检测

肿瘤标志物检测在宫颈癌的辅助诊断、疗效判断、随访监测等方面具有重要意义，在早期病变的CIN中也有一定意义。

1. 鳞状上皮细胞癌相关抗原（SCCA）

SCCA是1977年从宫颈鳞状细胞分离出的抗原TA-4的亚成分，是一种分子量为42～48 kD的糖蛋白，它包括两个基因SCC1和SCC2，是一种特异性较好且较早用于诊断鳞状细胞癌的肿瘤标志物。

（1）检测方法：放射免疫分析、酶联免疫吸附试验、化学发光分析。

（2）标本：血清。

（3）参考区间：0～1.5 μg/L。

（4）临床诊断意义及评价

①宫颈癌中以鳞状细胞癌为多见，约占85%。宫颈鳞状细胞癌患者血清SCCA含量常增高，其诊断敏感性约为73%，特异性为96%。

②血清SCCA水平与肿瘤发展、侵犯程度及有否转移相关，常用于治疗监测和预后判断。若肿瘤明显侵及淋巴结，SCCA水平常明显升高。宫颈癌根治术后SCCA浓度显著下降，一旦升高往往预示病情恶化。50%患者的SCCA浓度升高先于临床诊断。

③SCCA在其他鳞状细胞癌如肺鳞状细胞癌、食管鳞状细胞癌也可增高；若患肝炎、肝硬化、肺炎、肾功能衰竭、结核等疾病，SCCA也可有一定程度的升高。

2. 癌胚抗原（CEA）

CEA是一种富含多糖、结构复杂的可溶性糖蛋白，其编码基因位于19号染色体，分子量150～300 kD。最初发现于结肠癌和胎儿肠组织中，故名癌胚抗原。

（1）检测方法：放射免疫分析、酶联免疫吸附试验、化学发光分析。

（2）标本：血清。

（3）参考区间：CEA＜5.0 mg/L。

（4）临床诊断意义及评价

①CEA为非器官特异性肿瘤相关抗原，在多种肿瘤中均可升高。资料显示有23%～38%的宫颈癌患者的CEA升高。

②CEA水平与肿瘤的病程有一定关系，对治疗效果评价有一定价值，如手术彻底，术后2周内CEA水平可下降，如手术不彻底或有复发，CEA升高或持续高水平；若化疗有效，则CEA迅速下降至正常，反之则无变化或再次升高。

3. 糖蛋白抗原125（CA_{125}）测定

CA_{125}是一种分子量为200～1000 kD的糖蛋白。

（1）检测方法：放射免疫分析、酶联免疫吸附试验、化学发光分析。

（2）标本：血清。

（3）参考区间：＜35 U/mL。

（4）临床诊断意义及评价

①CA_{125}是临床上应用最广泛的卵巢上皮性肿瘤标志物。

②CA_{125}对宫颈腺癌诊断有一定价值，其对原发性腺癌的诊断敏感性约为60%，对腺癌的复发诊断敏感性可达60%～80%。

4. 其他肿瘤标志物及联合检测

其他肿瘤标志物如糖链抗原19-9（CA19-9）、细胞角蛋白19片段（CYFRA21-1）等在宫颈癌的诊断、疗效观察、预后判断中有一定作用，但其灵敏度和特异性均有限。联合多种肿瘤标志物检测可以提高诊断的灵敏度和特异性。

（三）特殊检验

1. 脱落细胞学检查

（1）检测方法：传统巴氏涂片检查方法；液基薄层细胞学诊断技术。

（2）标本：于宫颈外口鳞-柱上皮交接处用木制刮板刮取一周，制成均匀薄涂片后固定、染色。

（3）结果判定：巴氏分类法结果判定如下。

①巴氏Ⅰ级：正常。为正常宫颈细胞涂片。

②巴氏Ⅱ级：一般属良性改变或炎症。临床分为ⅡA及ⅡB。ⅡB是指个别细胞核异质明显，但又不同于恶性病变，其余为ⅡA。

③巴氏Ⅲ级：可疑癌。

④巴氏Ⅳ级：高度可疑癌。

⑤巴氏Ⅴ级：癌。

TBS描述性诊断，最早由多位细胞病理学家在美国马里兰州的贝塞斯达（Bethesda）城召开会议讨论的宫颈/阴道细胞学诊断报告方式：

①良性细胞学改变：A. 感染；B. 反应性细胞学改变。

②鳞状上皮细胞异常：A. 不典型鳞状细胞；B. 低度鳞状上皮细胞内病变；C.高度鳞状上皮细胞内病变；D. 鳞状细胞癌。

③腺上皮细胞改变：A. 不典型腺上皮细胞；B. 腺原位癌；C.腺癌。

（4）临床诊断意义及评价：宫颈脱落细胞学检查是发现CIN和早期宫颈癌的最常用的筛查方法，作为筛查手段可提高宫颈癌的早期诊断率。

（5）方法学评价及问题

①传统的巴氏涂片检查方法由于取材制片等因素，其诊断的准确性有所影响，有较高的假阴性率（2%～50%）及假阳性率（约5%）。基于液基薄层细胞学检测系统的宫颈细胞学新技术通过技术处理去掉涂片上的杂质，直接制成清晰的薄层涂片，使阅片者更容易观察，其诊断准确性比传统法高。

②宫颈细胞学诊断的报告形式主要为分级诊断及描述性诊断两种，我国目前多数医院仍采用改良巴氏分级诊断。由于巴氏分类法主观因素较多，各级之间无严格的客观标准，故逐渐推广TBS分类法及其描述性诊断，TBS描述性诊断的细

胞病理学诊断报告中包括为临床医师提供有关标本（涂片）质量的信息、病变的描述、细胞病理学诊断及对症处理的意见。

③为了提高涂片诊断的准确率，需特别注意取材部位及取材方法。

2. HPV核酸检测及分型

（1）检测方法：核酸杂交；荧光PCR；核酸序列测定等。

（2）标本：宫颈脱落细胞、宫颈病变组织等。

（3）参考区间：阴性。

（4）临床诊断意义及评价

①CIN和宫颈癌的发生与HPV感染密切相关。因此，对宫颈病变标本常规检测HPV，特别是高危型如16、18型非常必要。

②HPV-DNA与细胞学检查联合筛查宫颈癌，其筛查效率高于单独使用细胞学检查。HPV-DNA检查可与宫颈涂片细胞学检查结合，或作为宫颈涂片细胞学检查的补充项目用于宫颈癌普查，并可作为细胞学检查结果为轻度宫颈异常的妇女随诊及宫颈病灶治疗后是否治愈的依据。

③HPV-DNA是否阳性及其HPV类型还与宫颈癌盆腔淋巴结转移相关，HPV阳性及HPV18型者更多见盆腔淋巴结转移。

（5）方法学评价及问题

①目前已知的HPV型别有100多种，其中30余种可以从受感染的生殖道组织中分离出来，根据病毒致癌性的大小分为两大类，即低危型（非癌性相关型）及高危型（癌相关型），给检测和分型带来一定困难。

②核酸杂交检测有较好的特异性和敏感度，包括核酸印迹原位杂交、斑点印迹、原位杂交、杂交捕获法等，各有一定的优缺点。其中杂交捕获法HC-Ⅱ检测系统是唯一获得美国食品药品管理局（FDA）许可的HPV检测方法。荧光PCR方法有非常高的灵敏度和较好的特异性，但多分型的原因使其检测上需进行多管检测。核酸序列分析较少用于常规检测。

③HPV的阳性检出率和标本取材非常相关。

（四）应用建议

（1）宫颈脱落细胞学检查以其简单、有效的特点成为宫颈癌最常用筛查方法，可作为普查及临床疑似患者的首选筛查手段。目前，宫颈脱落细胞学检查-

阴道镜检查–活组织检查，已成为宫颈癌的三阶梯诊断法。

（2）宫颈癌在某种意义上可称为一种感染性疾病，其与HPV特别是其高危型密切相关，通过分子生物学方法检测HPV核酸及其分型对宫颈癌诊断十分必要。其联合细胞学检查可有效提高宫颈癌筛查率。

（3）肿瘤标志物在宫颈癌诊断、疗效观察、随访监测等方面具有一定价值，但缺乏高特异性和敏感性。相对而言，SCCA在宫颈鳞癌诊断上有较高价值，其他肿瘤标志物则诊断价值较低，但在疗效观察及随访监测方面有一定意义。

（4）血常规检查主要用于判断患者有无贫血及作为患者接受放疗、化疗治疗的指标。

第二节　子宫内膜癌

一、疾病概述

子宫内膜癌又称子宫体癌，是指发生于子宫内膜的一组上皮性恶性肿瘤，绝大多数为腺癌。为女性生殖器常见三大恶性肿瘤之一，占女性全身恶性肿瘤7%，占女性生殖道恶性肿瘤20%～30%。近年发病率在世界范围内有上升趋势，高发年龄为58～61岁。

（一）病因与发病机制

确切病因尚不清楚，可能与下列因素有关：

1. 雌激素对子宫内膜的长期持续刺激

与无排卵性功能失调性子宫出血、多囊卵巢综合征、功能性卵巢肿瘤、绝经后长期服用雌激素而无孕酮拮抗有关。

2. 与子宫内膜增生过长有关

子宫内膜增生过长分为单纯型、复杂型与不典型增生过长。单纯型增生过长发展为子宫内膜癌约为1%，复杂型增生过长约为3%，而不典型增生过长发展为子宫内膜癌约为30%。

3.体质因素

子宫内膜癌易发生在肥胖、高血压、糖尿病、未婚、少产的妇女。

4.遗传因素

约20%子宫内膜癌患者有家族史，内膜癌患者近亲有家族肿瘤史者比宫颈癌患者高2倍。

5.绝经后延

危险性增加4倍。

（二）临床表现

1. 症状

阴道流血，主要表现绝经后阴道流血，尚未绝经者可表现为经量增多、经期延长或经间期出血；部分患者表现为阴道异常排液，可为浆液性、浆液血性或脓血性排液，并有恶臭；晚期癌灶浸润周围组织或压迫神经引起下腹及腰骶部疼痛，并向下肢及足部放射，且常伴全身症状，如贫血、消瘦、恶病质、发热及全身衰竭等。

2. 体征

早期时妇科检查可无明显异常。当病情逐渐发展，可表现为子宫增大，质软，晚期偶见癌组织自宫颈外口脱出，质脆，触之易出血。若合并宫腔积脓，子宫明显增大，极软。癌灶向周围浸润时，子宫固定或在宫旁或盆腔内扪及不规则结节状物。

（三）诊断与鉴别诊断

除根据病史、症状和体征外，最后确诊须根据分段刮宫病理检查结果。

1. 病史

有月经不调史，特别是子宫内膜增生过长史、长期服用雌激素类药物史、卵巢肿瘤史等；合并肥胖、高血压病、糖尿病及不孕症。

2. 临床表现

对于围绝经期妇女月经紊乱或绝经后出现不规则阴道流血，均应先排除子宫内膜癌后，再按良性疾病处理。

3. 分段刮宫和子宫内膜活检

是确诊子宫内膜癌最常用、最有价值的方法。

4. 其他辅助诊断方法

可结合细胞学、B型超声、宫腔镜、磁共振成像（MRI）、计算机体层成像（CT）、淋巴造影及血清CA_{125}等检查以辅助诊断。

5. 鉴别诊断

注意与绝经过渡期功能失调性子宫出血、老年性阴道炎、子宫黏膜下肌瘤或内膜息肉、原发性输卵管癌、老年性子宫内膜炎合并宫腔积脓、宫颈管癌、子宫肉瘤等疾病相鉴别。

二、检验诊断

子宫内膜的组织学诊断是子宫内膜癌最直接的证据，检验诊断项目在子宫内膜癌辅助诊断上有一定价值。

（一）一般检验项目

1. 血常规

（1）检查方法、标本及参考区间参见本章第一节。

（2）临床诊断意义及评价：血常规检查不是子宫内膜癌的特异性检测指标，晚期患者可有贫血表现，血红蛋白、红细胞数量均降低；接受放疗、化疗治疗的患者可出现白细胞数量下降、中性粒细胞百分比及绝对值下降。

2. 雌二醇（E_2）

E_2是雌激素中活性最强、最主要的激素，在肝脏灭活后成为雌酮和雌三醇。

（1）测定方法：放射免疫测定法、发光免疫分析法。

（2）参考范围

放射免疫法：卵泡期为37 ~ 330 pmol/L，排卵期为367 ~ 1835 pmol/L，黄体期为184 ~ 881 pmol/L；发光分析法：卵泡期为88.08 ~ 418.4 pmol/L，排卵期为227.5 ~ 1959.8 pmol/L，黄体期为293.6 ~ 1001.9 pmol/L，绝经期为73.4 ~ 323.0 pmol/L。

（3）临床诊断意义及评价：①测定体内E_2水平可用于评估患者体内的雌激素水平。②长期、持续的雌激素刺激与子宫内膜癌的发生有相关性，体内高雌激素水平为子宫内膜癌发生的高危因素。

（4）方法学评价及问题：①血清E_2水平在女性一生中不同的时期及每个月经周期中，含量明显不同；每天中也有一定波动，通常清晨高于下午，为便于比较，一般要求取血时间标准化。②各实验室的正常值可有很大差异，最好用国际参考制剂作为参考标准。

3. 葡萄糖（GLU）测定

（1）检测方法：葡萄糖氧化酶–过氧化物酶法（GOD–POD法）；己糖激酶法（HK法）。

（2）标本：血清或血浆。

（3）参考区间（空腹血糖）：3.89 ~ 6.11 mmol/L。

（4）临床诊断意义及评价：因子宫内膜癌的发生与体质因素如糖尿病等相关。血葡萄糖测定可用于筛查患者是否患有糖尿病。

（二）肿瘤标志物及其联合检测

1. 糖蛋白抗原125（CA_{125}）测定

（1）检测方法、标本、参考区间参见本章第一节。

（2）临床诊断意义及评价

①CA_{125}临床上主要作为卵巢癌的肿瘤标志物，另外正常情况下子宫内膜、输卵管及腹膜都可以有微量CA_{125}生成。

②目前认为CA_{125}与子宫内膜癌也有一定相关性。子宫内膜癌患者血清CA_{125}水平与临床分期、病理类型及病灶转移相关。有资料显示若血清CA_{125}处于正常水平，约90%的子宫内膜癌患者为临床早期，可以考虑尽量手术治疗；若血清CA_{125}>100 U/mL，约90%的患者有宫外转移。

2. 其他肿瘤标志物及其联合检测

其他肿瘤标志物如CA19–9、CEA、铁蛋白（SF）等在子宫内膜癌的诊断、疗效观察、预后判断中有一定作用，但其灵敏度和特异性均有限。联合多种肿瘤标志物检测可以提高诊断的灵敏度和特异性。

（三）特殊检验项目

脱落细胞学检查

（1）检测方法、方法学评价等参见本章第一节。

（2）标本：从阴道后穹窿或宫颈管吸取分泌物或用特制宫腔吸管或宫腔刷放入宫腔吸取分泌物。

（3）临床诊断意义及评价

①子宫内膜癌患者脱落细胞检查阳性率为60%～70%，利用此法诊断子宫内膜癌的价值不如宫颈癌，阴性结果不能除外子宫内膜癌。

②可作为普查的手段，起到辅助诊断的作用，最后诊断仍需子宫内膜病理组织学检查证实。

③宫腔分泌物涂片阳性率高于阴道后穹窿或宫颈管分泌物涂片。

（三）应用建议

在子宫内膜癌的检验诊断上，脱落细胞学检查有一定价值，肿瘤标志物的应用价值有限，其最后确诊需子宫内膜病理组织学检查证实。血常规检查在判断患者有无贫血及在监测治疗上有一定价值。另外，检验诊断在筛查一些子宫内膜癌的高危因素如高雌激素水平、糖尿病等方面有一定的应用价值。

第三节　卵巢肿瘤

一、疾病概述

卵巢肿瘤种类繁多，分类复杂，有良性与恶性之分，其中上皮性卵巢肿瘤尚有交界性肿瘤这一特殊病理类型，是女性生殖器常见肿瘤。幸运的是，80%的卵巢肿瘤属于良性肿瘤。卵巢恶性肿瘤是女性生殖器三大恶性肿瘤之一，由于卵巢位于盆腔深部，不易早期诊断，一经发现，多已晚期。因此卵巢恶性肿瘤五年存活率仍徘徊在25%～30%，已成为严重威胁与女生命的疾病。

（一）病因与发病机制

1. 遗传和家族因素

20%～25%卵巢恶性肿瘤患者有家族史。所谓家族聚集性卵巢瘤是指一家数代均发病，主要是上皮性癌。波伊茨-耶格综合征妇女有5%～14%发生卵巢肿瘤，BRCA1和BRCA2基因突变的患者，罹患卵巢癌的概率分别达30%～50%和25%。

2. 环境因素

工业发达国家卵巢癌发病率高，可能与饮食中胆固醇含量高有关。还有研究提示，滑石粉、石棉也可能是引起卵巢癌的原因。

3. 内分泌因素

卵巢癌患者平均妊娠次数低，未孕妇女发病多，说明妊娠可能起保护作用，因为妊娠期停止排卵，减少卵巢上皮排卵损伤，不患或少患卵巢癌。乳腺癌或子宫内膜癌合并功能性卵巢癌的机会较一般妇女高2倍，可能与三者都是激素依赖性肿瘤相关。

（二）临床表现

1. 卵巢良性肿瘤

发展缓慢，早期肿瘤较小，多无症状，常在妇科检查时偶然发现。肿瘤增至中等大时，常感腹胀或腹部扪及肿块。若肿瘤大至占满盆、腹腔可出现压迫症状，如尿频、便秘、气急、心悸等。腹部隆起，块物活动度差，叩诊呈实音，无移动性浊音。

2. 卵巢恶性肿瘤

早期常无症状，仅因其他原因做妇科检查时偶然发现。一旦出现症状常表现为腹胀、腹部肿块及腹水等。三合诊检查在阴道后穹窿触及盆腔内散在质硬结节，肿块多为双侧，实性或半实性，表面高低不平，固定不动，常伴有腹水。有时可在腹股沟、腋下或锁骨上触及肿大的淋巴结。

（三）诊断和鉴别诊断

卵巢肿瘤虽无特异性症状，但根据患者年龄、病史特点及局部体征可初步确定是否为卵巢肿瘤，并对良、恶性做出估计。诊断困难时可结合B型超声、肿瘤标记物、细胞学、放射学、腹腔镜检查等以辅助诊断。

卵巢良性肿瘤需注意与卵巢瘤样变、输卵管卵巢囊肿、子宫肌瘤、妊娠、腹水等相鉴别。卵巢恶性肿瘤需注意与子宫内膜异位症、盆腔结缔组织炎、结核性腹膜炎、转移性卵巢肿瘤，以及生殖器以外的肿瘤如腹膜后肿瘤、直肠癌、乙状结肠癌等相鉴别。

二、检验诊断

盆腔检查是诊断卵巢肿瘤的重要方法，近年来随着现代医学技术、生物化学、细胞学和免疫学等的深入研究，早期诊断方法有所发展，检验诊断项目在卵巢肿瘤的诊断中有辅助诊断意义。

（一）一般检验项目

1. 乳酸脱氢酶（LD）测定

（1）检测方法：终点法、连续监测法（LD-L法、LD-P法）。

（2）标本：血清。

（3）参考区间：LD-L法，109～245 U/L，LD-P法，200～380 U/L；终点法，190～437金氏单位。

（4）临床诊断意义及评价

①LD能还原丙酮酸为乳酸，是参与细胞糖酵解的重要酶之一，广泛存在于体内各种细胞和体液中。卵巢癌患者因糖酵解活力增强，血中LD水平可升高。

②血清LD检测对卵巢恶性肿瘤中的上皮类和生殖细胞类较敏感，其血清LD活性的高低与病情变化有一定相关性。当卵巢癌经治疗后病情好转时，其LD活性可下降，故可作为疗效衡量的标准之一。

③LD在卵巢肿瘤的诊断中无特异性。任何伴有组织坏死的情况和临床某些疾病如心肌梗死、巨幼细胞贫血、白血病等均可导致LD的升高。

（5）方法学评价及问题

①终点法检测LD活性由于测定步骤多、准确性低，已逐渐被连续监测法替代。

②由于红细胞和白细胞内LD含量较高，故溶血标本会有干扰。

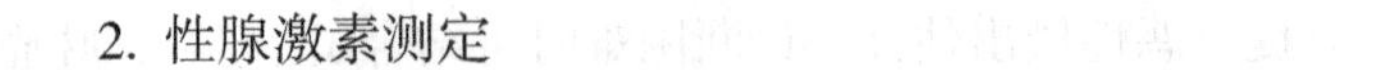

2. 性腺激素测定

主要测定睾酮（T）、雌二醇（E_2）、孕酮（P）等。

（1）检测方法：放射免疫分析、化学发光分析。

（2）标本：血清。

（3）参考区间（成年女性）：①睾酮，0.67 ~ 3.20 nmol/L，②雌二醇，卵泡期88.08 ~ 418.38 pmol/L，排卵期227.5 ~ 1959.8 pmol/L，黄体期293.6 ~ 1001.93 pmol/L，绝经期73.4 ~ 322.96 pmol/L；③孕酮，卵泡期0.33 ~ 1.91 nmol/L，排卵期1.67 ~ 5.03 nmol/L，黄体期23.84 ~ 61.50 nmol/L。

（4）临床诊断意义及评价：部分卵巢肿瘤具有产生激素功能，因而检查各种激素在体内的水平，可辅助鉴别卵巢肿瘤的组织学类型。如卵巢性索间质肿瘤中的颗粒细胞瘤可分泌雌孕激素致血中雌二醇、孕酮水平升高，卵巢支持细胞-间质细胞肿瘤可分泌雄激素致血中的睾酮升高。这些分泌性腺激素的肿瘤，在手术切除后，血中激素水平随之下降，当病情复发时，激素水平又上升，故也可作为病情监测的标志物。

（二）肿瘤标志物

1. 糖蛋白抗原125（CA_{125}）测定

（1）检测方法、标本、参考区间参见本章第一节。

（2）临床诊断意义及评价

①CA_{125}为一种糖蛋白性肿瘤相关抗原，存在于卵巢肿瘤的上皮细胞内。作为临床上卵巢肿瘤最主要的肿瘤标志物，约50% Ⅰ期和90%的Ⅱ期以上的卵巢癌患者血清CA_{125}可升高，且其含量与肿瘤大小、肿瘤分期相关。

②CA_{125}在鉴别卵巢肿块的良恶性上较有价值，其敏感性为78%，特异性为95%。

③血清中CA_{125}水平可协助卵巢肿瘤患者病程监测及疗效和预后判断。越是病程晚期，CA_{125}含量异常检出率越高。血清CA_{125}持续高水平常预示治疗无效或不佳，持续下降则说明治疗有效。血清CA_{125}含量还与肿瘤的负荷和预后相关，如CA_{125}含量增高，常提示可能有肿瘤残留。在检测肿瘤复发、转移时，CA_{125}的诊断准确性约为75%。

④非卵巢性恶性肿瘤如胰腺肿瘤、肝癌、乳腺癌症及子宫内膜异位、肝硬化、肝炎等其他疾病患者血清CA_{125}含量也可增高，特别是子宫内膜异位症患者

CA_{125}可高达300 U/mL以上，在诊断上应注意鉴别。

2. 甲胎蛋白（AFP）

AFP是由胚胎的卵黄囊及不成熟的肝细胞产生的一种特异性蛋白质。

（1）检测方法：放射免疫分析、化学发光分析、酶联免疫吸附试验。

（2）标本：血清。

（3）参考区间：<20 μg/L。

（4）临床诊断意义及评价

①AFP临床上主要作为原发性肝细胞癌的较特异的肿瘤标志物，在一些肝外肿瘤如卵巢肿瘤、睾丸癌、恶性畸胎瘤、胰腺癌等也可升高。

②各种生殖细胞瘤成分向卵黄囊分化者均可有AFP阳性表达，含有卵黄囊成分的卵巢生殖细胞源的恶性肿瘤，如内胚窦瘤和胚胎性癌均可出现阳性。卵巢内胚窦瘤的组织来源是卵黄囊，其血清内的AFP含量极高，可作为此类肿瘤的特异性标志物。

③血清AFP水平的动态变化与肿瘤病情的好转或恶化相符合，在肿瘤治疗监测中有较好价值。

④孕妇不同孕周的血清AFP值不同，妊娠中期含量可达90 ~ 500 μg/L，需注意鉴别。

3. 癌胚抗原（CEA）测定

（1）检测方法、标本及参考区间参见本章第一节。

（2）临床诊断意义及评价

①血清CEA不是卵巢肿瘤的特异性标志，在结直肠癌、肺癌、乳腺癌、胰腺癌、卵巢癌、子宫癌、肝癌、膀胱癌等恶性肿瘤患者血清中均可升高，且常在肿瘤晚期才升高，故仅作为肿瘤过筛试验，在诊断上只有辅助价值。

②CEA在卵巢腺癌中的阳性率为42% ~ 48%。

③CEA值与肿瘤的病程有一定关系，对治疗效果评价有一定价值。

4. 神经元特异性烯醇化酶（NSE）

是神经元和神经内分泌细胞所特有的一种酸性蛋白酶，是烯醇化酶的一种同工酶。

（1）检测方法：放射免疫分析、酶联免疫吸附试验、化学发光分析。

（2）标本：血清。

（3）参考区间：＜20 μg/L。

（4）临床诊断意义及评价：NSE可大量存在于正常神经组织及神经细胞肿瘤中，是小细胞肺癌敏感、特异的肿瘤标志物。在卵巢未成熟畸胎瘤及无性细胞瘤患者中血清NSE值也可升高。

（三）特殊检验项目

1. 脱落细胞检查

（1）检测方法和方法学评价参见本章第一节。

（2）标本类型：宫颈分泌物、腹水或腹腔冲洗液。

（3）临床诊断意义及评价

①脱落细胞涂片找癌细胞用以诊断卵巢恶性肿瘤，阳性率不高，即使中晚期的病例阳性率也仅有15%～25%，故诊断价值有限。

②腹水及腹腔冲洗液检查癌细胞，对肿瘤的临床分期和处理有重要意义。因恶性肿瘤常穿破包膜，癌细胞脱落于腹腔，在局限性包膜完整的卵巢癌，腹腔冲洗液中也有50%可找到癌细胞。腹水或腹腔冲洗液找癌细胞对确定肿瘤分期及治疗有重要意义。

2. 人绒毛膜促性腺激素（HCG）

HCG是滋养层细胞分泌的糖蛋白激素。

（1）测定方法：放射免疫分析、酶联免疫吸附试验、化学发光分析、斑点金免疫渗滤试验。

（2）标本：血清、尿液。

（3）参考区间：尿液阴性；血清非孕妇女（血HCG）＜10 U/L，妊娠期间血清HCG水平见表2-1。

表2-1　正常妊娠各孕周血清HCG水平（U/L）

孕周	HCG浓度	孕周	HCG浓度
0.2～1	5～50	4～5	1000～50 000
1～2	50～500	1～6	10 000～100 000
2～3	100～5000	6～8	15 000～200 000
3～4	500～10 000	8～12	10 000～100 000

（4）临床诊断意义及评价：HCG检查临床上主要可用来判断女性是否怀孕，在妊娠妇女的体内HCG水平有明显的变化过程。另外，在原发性非妊娠性绒毛膜癌患者中HCG可明显升高，卵巢胚胎癌和无性细胞瘤患者也可增高。

（5）方法学评价及问题

①HCG测定方法很多，斑点金免疫渗滤试验主要用于定性筛查特别是用于尿液标本，定量方法中较常用酶联免疫吸附试验和化学发光分析法。

②HCG由α、β两个亚单位构成。临床上大多测定的是β-HCG。α亚单位由92个氨基酸组成，分子量16kD，β亚单位由145个氨基酸组成，分子量23kD。HCGβ亚单位（β-HCG）由人体胎盘滋养层细胞产生，其抗原特异性强，能将与α-HCG链相类似的促黄体生成素（LH）、促卵泡激素（FSH）、促甲状腺激素（TSH）等区分开来，因此采用抗β-HCG抗体测出的HCG含量，能更精确地反映血、尿中HCG的浓度。

3. BRCA基因突变分析

（1）检测方法：DNA序列测定、高分辨率熔点曲线分析、变性高效液相色谱法。

（2）标本：新鲜肿瘤组织、石蜡包埋组织。

（3）参考区间：无突变。

（4）临床诊断意义及评价

①肿瘤易感基因BRCA是与乳腺癌和卵巢癌的发生密切相关的抑癌基因，包括BRCA1和BRCA2，其主要功能是参与DNA的修补机制，在细胞增殖周期的整个环节对细胞分裂和生长进行适当抑制，使细胞按照正常程序周期性分裂、生长和死亡，防止细胞周期失控，变成无限制扩增、分裂、生长，最终向肿瘤发展和转化。BRCA基因产生突变将缺乏BRCA活性使DNA修复不完善，从而导致染色体的过度损伤，且可导致其他致癌基因的改变。

②不同资料显示，带有BRCA1或BRCA2基因突变的患者一生中罹患乳癌的概率为40%～85%，卵巢癌的概率为25%～50%。且目前普遍认为大部分遗传性卵巢癌为BRCA突变所致，因此对有乳腺癌或卵巢癌家族史的妇女进行BRCA基因检测是必要的。

③BRCA基因突变多样，目前已报道的BRCA1基因的突变形式有150多种，

大部分是小的缺失或插入，这些改变会导致蛋白合成提前终止，产生截切蛋白。另外还有小部分是错义突变，主要集中于进化过程中的保守区域。BRCA2的突变谱系特征性不那么强，目前有关突变的报道较少，其碱基的缺失较常见，而点突变较少见。

（5）方法学评价及问题：在对BRCA基因突变的检测中，DNA序列测定一直被视为有效检测的金标准而广泛运用。另外，其他的方法和技术也有应用，如高分辨率熔点曲线分析、变性高效液相色谱法等。

（四）应用建议

（1）卵巢肿瘤因组织学来源复杂多样，不同检验诊断项目在不同组织来源的卵巢肿瘤中的应用价值不尽相同。总的来说，肿瘤标志物有着较好的应用价值，其中，CA_{125}作为卵巢上皮性肿瘤最主要和较特异的肿瘤标志物，AFP、NSE分别为卵巢内胚窦瘤、卵巢未成熟畸胎瘤及无性细胞瘤较特异的肿瘤标志物，HCG作为原发性非妊娠性绒毛膜癌较为特异的标志物在临床上有较重要应用。

（2）个体化基因诊断项目BRCA基因突变分析在对家族遗传性卵巢癌的检测和预测上有重要意义。

（3）脱落细胞学检查诊断价值有限，腹水或腹腔冲洗液找癌细胞对确定临床分期、选择治疗方法、随访观察疗效有一定意义。

（4）性激素及LD测定对卵巢肿瘤的诊断特异性不强，对疗效观察及病情转归判断有一定价值。

第四节　子宫肌瘤

一、疾病概述

子宫肌瘤是女性生殖器最常见的良性肿瘤，主要由平滑肌细胞增生而成，其间有少量纤维结缔组织。20岁以下少见，多见于30～50岁妇女，以40～50岁最多见。

（一）病因与发病机制

迄今为止，子宫肌瘤的病因尚不明了，是一个多因素多步骤的过程，是雌、孕激素与局部生长因子之间复杂相互作用的结果。细胞遗传学研究显示40%～50%子宫肌瘤存在细胞遗传学的异常，畸变的染色体涉及6、7、10、12、14号及X染色体，畸变类型多样，如7号染色体部分长臂缺失，12、14号染色体异位，6号染色体缺失、倒位和插入以及染色体三体等。分子生物学研究结果提示：子宫肌瘤是由单克隆平滑肌细胞增生而成，多发性子宫肌瘤则由不同克隆细胞系形成。子宫肌瘤细胞中雌激素受体和雌二醇含量常较正常子宫肌组织高。肌瘤多见于育龄期妇女，雌激素可促进子宫肌瘤增大，而绝经后肌瘤停止生长，甚至萎缩。孕激素可刺激子宫肌瘤细胞核分裂，促进肌瘤生长。肌瘤患者又常伴卵巢充血、胀大、子宫内膜增生过长，揭示这与过多雌激素刺激有关。另外，子宫肌瘤的增长可能与生长因子有关，雌、孕激素可能通过影响肌瘤局部的生长因子浓度水平发挥促进肌瘤生长作用。

（二）临床分型

子宫肌瘤可分为宫颈肌瘤和宫体肌瘤，而临床绝大部分子宫肌瘤为宫体肌瘤。

宫体子宫肌瘤又可分为浆膜下肌瘤（20%～30%）、肌壁间肌瘤（60%～70%）及黏膜下肌瘤（10%～20%）。

其他特殊类型的肌瘤还有阔韧带肌瘤（生长于阔韧带前后两叶之间），游离肌瘤（肌瘤游离于盆腔，有或无细长的蒂连于宫体之上）等。

（三）临床表现

1. 症状

多无明显症状，仅于妇科检查时偶被发现。症状与肌瘤部位、生长速度及肌瘤变性关系密切，而与肌瘤大小，数目多少关系不大。

（1）月经改变：子宫肌瘤最常见的症状为月经改变，表现为经量增多、周期缩短、经期延长、不规则阴道流血等。长期月经过多可继发贫血，上述症状黏膜下肌瘤出现最早，肌壁间肌瘤较大时可出现，而浆膜下肌瘤较少出现。

（2）腹块：患者自诉腹部增大，下腹正中扪及无痛、质硬肿物。

（3）阴道分泌物增多：由于肌壁间或黏膜下肌瘤使宫腔面积增大，内膜腺体分泌增多，并伴有盆腔充血致使白带增多；悬吊于阴道内的黏膜下肌瘤，其表面易感染、坏死，产生大量脓血性排液及腐肉样组织排出，伴臭味。

（4）腹痛：浆膜下肌瘤蒂扭转时出现急性腹痛，肌瘤红色变时腹痛剧烈且伴发热。常见症状是下腹坠胀、腰酸背痛等，经期加重。有尿频、排尿障碍、肾盂积水，排便困难等。

（5）不孕：25%～40%的患者可致不孕，可能是肌瘤压迫输卵管使之扭曲，或使宫腔变形，妨碍受精卵着床。

（6）压迫症状：肌瘤较大时，可压迫膀胱，早期出现尿频，随肌瘤继续长大，可出现尿急、尿失禁等排尿习惯改变，可同时伴有便秘等消化道症状。

2. 体征

与肌瘤大小、位置、数目以及有无变性有关。较大时，于腹部可扪及质硬、不规则、结节块状物。妇科检查时，子宫增大，表面不规则或均匀增大，黏膜下肌瘤可脱出于宫口或阴道内，红色，实质，表面光滑。

（三）诊断和鉴别诊断

根据病史、症状和体征，诊断多无困难。但对症状不明或变性的肌瘤，有时诊断困难，可借助B型超声、宫腔探针探测深度及方向、宫腔镜、腹腔镜、子宫输卵管造影等协助确诊。需与妊娠子宫、卵巢肿瘤、子宫腺肌病、盆腔炎性块物、子宫畸形等相鉴别。

二、检验诊断

大多数子宫肌瘤根据临床表现即可做出诊断，B型超声检查是目前诊断子宫肌瘤最常用的辅助诊断方法。检验诊断在子宫肌瘤的诊断上缺少有效手段，仅有一般辅助诊断价值。

（一）一般检验项目

1. 血常规

（1）检测方法、标本参见本章第一节。

（2）参考区间（成年女性）：血红蛋白（Hb）（115～150）g/L，红细胞（RBC）（3.8～5.1）$\times 10^{12}$/L；血细胞比容（Hct）0.35～0.45；红细胞平均容积（MCV）82～100 fl；红细胞平均血红蛋白含量（MCH）27～34 pg；红细胞平均血红蛋白浓度（MCHC）316～354 g/L；红细胞分布宽度（RDW）11.0%～14.5%；白细胞计数（WBC）（3.5～9.5）$\times 10^{9}$/L。

（3）临床诊断意义及评价：血常规不是子宫肌瘤的特异性检测指标，子宫肌瘤患者可由于长期月经过多，出血未及时治疗导致继发贫血，致血红蛋白降低、红细胞数量减少、红细胞比容降低，贫血形态学分类上表现为小细胞低色素贫血，MCV、MCH、MCHC下降，RDW值增大。子宫肌瘤红色变性患者可见白细胞增高。

2. 雌、孕激素测定

主要测定雌二醇、孕酮。子宫肌瘤的发生发展与雌、孕激素相关。子宫肌瘤多发生于生育年龄妇女，雌激素可促进子宫肌瘤增大，绝经后肌瘤停止生长甚至萎缩，孕激素可刺激肌瘤细胞核分裂，促进肌瘤生长。测定体内的雌、孕激素水平在一定程度上有助于疾病诊断及转归的判断。

（二）应用建议

实验室检查在子宫肌瘤的诊断上缺少有效手段，血常规检查在判断患者有无贫血、贫血程度、贫血类型上有一定价值，雌、孕激素测定常有助于子宫肌瘤发生、发展及转归的判断。

第五节　原发性输卵管癌

一、疾病概述

原发性输卵管癌临床极少见，发病率不到女性生殖器肿瘤的0.5%。多为腺癌，来源于输卵管黏膜层细胞，肉瘤及混合性肿瘤更是少见。发病年龄为40～60

岁，且多数发生于绝经后。

（一）病因与发病机制

与人体绝大部分恶性肿瘤一样，原发性输卵管癌的发病机制不甚明了，目前多认为与慢性输卵管炎症（60%～70%）有关。另外，不孕（45%～55%）、输卵管堵塞及遗传因素在其发生发展过程中可能也有着一定程度的作用。

（二）临床表现

“无任何临床表现”为早期原发性输卵管癌的“最主要表现”。随着病程进展，患者可出现Latzko三联征，即大量阴道排液、腹痛、盆腔包块。尽管此征仅见于不到20%的患者，但为原发性输卵管癌的特异性表现。

1. 阴道排液

亦称外溢性间断性输卵管积水，表现为自发性或腹压增大时有多量浆液性液体自阴道排出，淡黄色或血性，多无异味，但也有恶臭者。

2. 腹痛

多位于患侧，起初为隐痛或下坠感，多不引起注意。随病情进展，可出现痉挛性绞痛，阴道排液后疼痛缓解为特征性表现。

3. 盆腔包块

可在妇科检查时于子宫旁或后方扪及腊肠样囊实性或实性包块，活动受限或固定，可有压痛。肿块较大时，患者可自行扪及。

4. 其他

随着肿瘤的局部及远处转移，可出现一系列症状，如腹水、低热乏力、消瘦、食欲下降等症状。

（三）诊断和鉴别诊断

原发性输卵管癌的术前诊断率极低，大多病例考虑为其他部位肿瘤行剖腹探查时，术中发现。但根据患者年龄、临床表现（Latzko三联征）、B超及腹腔镜检查，均有助于诊断。需与卵巢肿瘤、附件炎性包块、子宫内膜癌相鉴别。

二、检验诊断

原发性输卵管癌的诊断较为困难，实验室检查在其诊断上缺乏特异性指标。阴道细胞学检查可有一定价值。

（一）一般检验项目

糖蛋白抗原125（CA_{125}）测定

（1）检测方法、标本、参考区间参见本章第一节。

（2）临床诊断意义及评价：CA_{125}是临床上应用最广泛和较特异的卵巢肿瘤标志物，其在原发性输卵管癌患者血清中也可升高，可作为输卵管癌诊断、疗效及观察预后的重要参考指标。

（二）特殊检验项目

阴道脱落细胞检查

（1）检测方法和方法学评价参见本章第一节。

（2）标本类型：阴道分泌物。

（3）临床诊断意义及评价

①由于输卵管与宫腔相通，从输卵管脱落的癌细胞比卵巢癌更容易经阴道排出，因此，涂片中找到癌细胞的机会也较高。

②阴道细胞学检查涂片中如见不典型腺上皮细胞或典型癌细胞，提示有输卵管癌可能。

（三）应用建议

原发性输卵管癌本身在临床的诊断较为困难，实验室检查在其诊断上价值有限，阴道细胞学检查有一定意义，肿瘤标志物检查特别是CA_{125}的检查在其诊断、疗效及预后观察上有一定价值。

第三章　产前诊断

第一节　妊娠的诊断

妊娠通常有停经史和明显的临床表现，结合病史、体征、B超等及相关实验室检查可以对妊娠做出早期诊断。

一、一般检验项目

（一）人绒毛膜促性腺激素（HCG）

HCG是滋养层细胞分泌的糖蛋白激素。

1. 测定方法

放射免疫法、酶联免疫吸附试验、斑点金免疫渗滤试验、化学发光分析法。

2. 标本

血清、尿液。

3. 参考范围

尿液HCG试验阴性；血液一般非孕妇女血HCG<10 U/L，在妊娠最初3个月，HCG水平每（2.2 ± 0.5）天约升高一倍，孕后35 ~ 50天HCG可升至大于2500 U/L，60 ~ 70天可达8万U/L及以上。妊娠期间血清HCG水平参见第二章第三节表2–1。

4. 临床诊断意义及评价

（1）HCG测定对早期妊娠诊断有重要意义，胚胎在发育成熟过程中，胎盘合体滋养层细胞产生大量的HCG，可通过孕妇血液循环而排泄到尿中。当妊娠

1～2周时，血清和尿中的HCG水平即可迅速升高，孕8～12周达到高峰，至孕18周始降至中等水平，并一直维持到妊娠末期，通过对血、尿中HCG水平的测定有助于妊娠的诊断。

（2）HCG测定还对异位妊娠的判断、滋养细胞肿瘤等疾病的诊断及鉴别有一定价值，临床在诊断正常妊娠时需注意鉴别。异位妊娠时，患者体内HCG水平常比正常妊娠低。葡萄胎时，患者HCG水平常比相应孕周的正常妊娠高，且在停经12周以后，HCG水平继续持续上升。

（3）HCG个体差异大，妊娠不同时期以及各孕妇之间血清HCG绝对值变化大，多胎妊娠者HCG常高于一胎妊娠，临床需注意动态观察。

5. 方法学评价及问题

方法学评价及问题见第二章第三节卵巢肿瘤中的描述。

（二）妊娠特异性β1糖蛋白（PSβ1G）

通常以SP_1表示，又称妊娠相关血浆蛋白C（PAPP-C）（表3-1）。

表3-1　正常妊娠各孕周血清SP_1水平（mg/L）

孕周	SP_1均值	孕周	SP_1均值
4～3	2	28～30	96
8～12	8	30～32	99
12～16	20	32～34	111
16～20	31	34～36	128
20～24	38	36～38	168
24～26	57	38～40	179
26～28	75	40～41	165

1. 检测方法

放射免疫法、化学发光分析法。

2. 标本

血清。

3. 参考范围

妊娠期间血清SP_1水平见表3–1。

4. 临床诊断意义及评价

（1）SP_1由胎盘滋养层合体细胞产生后分泌入血，出现于孕妇血液中，正常非孕妇女和男性血液中检测不到。

（2）SP_1在受孕后7天即可从孕妇血液中检出，于妊娠4周后增加，至34～38周达到高峰，而且抗SP_1血清与其他蛋白和任何垂体激素无交叉反应，一般认为SP_1是诊断早期妊娠有价值的指标。

（3）由于孕妇血清SB值和孕周数、胎儿体重及胎盘重量呈正相关，故检测SP_1可用于监测胎盘功能。

（三）宫颈黏液结晶检查

宫颈黏液是宫颈腺体的分泌物。有正常卵巢功能的育龄妇女在卵巢性激素的影响下，宫颈黏液的物理、化学性状有周期性变化。根据宫颈黏液的量、透明度、延展性和结晶的类型，可以了解卵巢的功能、测定排卵、诊断早孕、进行月经失调激素治疗的动态观察，对妊娠辅助诊断也有一定价值。

1. 检查方法

暴露子宫颈，清除颈管外口的黏液，然后用干燥的长弯钳或长镊伸入颈管1 cm左右夹取黏液。取得的黏液置玻片上，待黏液干燥后，置显微镜下观察。

2. 临床诊断意义及评价

在正常的月经周期中，黏液羊齿状结晶的出现与消失有一定的规律性。一般在月经第10天出现不典型结晶，随着体内雌激素水平的升高，转变为较低典型结晶，至排卵期可见典型的羊齿状结晶，排卵后结晶逐渐减少，至月经第22天结晶消失。结晶的多少及羊齿状的完整与否，可提示体内雌激素水平的高低。若宫颈黏液量少质稠，涂片干燥后镜下见到排列成行的椭圆体，不见羊齿状结晶，则早期妊娠的可能性很大。

二、应用建议

（1）早孕诊断试纸法：检测孕妇尿液中β–HCG阳性可协助诊断早期妊娠。此法简便快速，易被患者接受，是临床上最常规应用的早孕检验诊断方法，但早孕不应单靠尿液妊娠试验阳性确诊。

（2）测定孕妇血清HCG水平对早期妊娠诊断有重要意义。由于HCG个体差异大，妊娠不同时期以及各孕妇之间血清HCG绝对值变化大，临床可通过动态观察血清HCG水平来进行早孕诊断并鉴别正常妊娠、异位妊娠或滋养细胞肿瘤等。

（3）血清SP_1检测及宫颈黏液涂片检查对早孕诊断也有一定价值，但临床不常规应用。

（4）中晚期妊娠的诊断一般不需借助实验室检查。有早期妊娠的经过，并感到腹部逐渐增大，中晚期妊娠的诊断就比较明确。

第二节　产前常规检查

对孕妇的监护，主要通过产前检查实现，产前检查应从确诊早孕时开始。除了解内生殖器、盆腔内有无异常外，还需测量血压作为基础血压，检查心肺等，并做血、尿、宫颈分泌物等实验室常规检查，做早孕登记，建立《围生期保健卡》。孕12周后建卡者把12周前产检资料填于卡上。若有遗传病家族史或曾分娩遗传病儿的孕妇，须接受遗传咨询，医生还可根据孕妇的具体情况，选择其他的产前检查和检验诊断的方法，孕后初诊的常规实验室检验项目主要包括以下内容。

一、一般检验项目

（一）血常规检查

1. 检测方法

大多采用自动化血液学分析仪检测。

2. 标本

EDTA–K抗凝全血。

3. 参考范围

成年女性白细胞数（3.5～9.5）$\times 10^9$/L，红细胞数（3.8～5.1）$\times 10^{12}$/L，血红蛋白115～150 g/L，血细胞比容0.35～0.45，血小板（125～150）$\times 10^{12}$/L。

4. 临床诊断意义及评价

（1）白细胞总数从妊娠7～8周开始轻度升高，至妊娠30周达到高峰，常为（5～12）$\times 10^9$/L，有时可达15 $\times 10^9$/L，主要为中性粒细胞增多，单核细胞和嗜酸性粒细胞改变不明显。

（2）妊娠中、后期的孕妇红细胞计数、血红蛋白浓度和血细胞比容较非孕时轻度下降，这是由于妊娠中、后期的孕妇血浆容量增加使血液稀释，此为生理性减少。

（3）根据血红蛋白结果可了解孕妇有无贫血。一般按照血红蛋白减低的程度将贫血分为四级：

①轻度贫血，血红蛋白＜参考值低限至90 g/L。

②中度贫血，血红蛋白为60～90 g/L。

③重度贫血，血红蛋白为30～60 g/L。

④极度贫血，血红蛋白＜30 g/L。轻度贫血对孕妇及分娩的影响不大，重度贫血可引起早产、低体重儿等不良后果。

（4）如果血常规测定发现血小板低于100 $\times 10^{12}$/L，需进一步做凝血功能及其相关的检查，以明确血小板降低的原因。

（二）尿液常规检查

1. 检测方法

大多采用干化学尿液分析仪检测结合尿液沉渣显微镜检查。

2. 标本

首次晨尿为佳，也可留取新鲜随机尿液，2小时内完成检查。

3. 参考范围

（1）外观：正常人新鲜尿液为淡黄色、清晰透明的液体，但可因人体摄入的液体量、排尿的次数、食物、药物等因素而有所变化，久置后可因盐类结晶析出而发生混浊；尿量，1000～2000 mL/24h；尿比重，1.015～1.025；pH，晨尿为5.5～6.5，随机尿为4.5～8.0。

（2）干式化学定性分析：葡萄糖、酮体、蛋白质、隐血、胆红素、尿胆原、白细胞、亚硝酸盐阴性或正常。

（3）沉渣显微镜检查：红细胞＜3/高倍视野；白细胞＜5/高倍视野；管型0～偶见/低倍视野。

4. 临床诊断意义及评价

（1）所有初诊孕妇均应做尿糖测定，且于中、晚期需重复测定。尿糖阳性常见于糖尿病、甲状腺功能亢进等。过多食入高糖物后，也可产生一过性血糖升高，使尿糖阳性；尿酮体阳性常见于糖尿病、酮酸症、妊娠剧吐、子痫、饥饿、禁食等；如果尿糖或尿酮体阳性，需进一步做空腹血糖和糖耐量测定以明确诊断。

（2）尿蛋白阳性提示有妊娠期高血压疾病、肾脏疾病的可能。

（3）若尿液沉渣镜检有红细胞和白细胞增多，则提示有尿路感染的可能；尿亚硝酸盐试验可用于尿路细菌感染的快速筛检试验，尿亚硝酸盐试验阳性提示尿路细菌性感染。

（4）尿隐血主要用于肾脏、泌尿道畸变及其他相关疾病的诊断。

（5）尿胆红素、尿胆原检测主要用于消化系统、肝脏、胆道疾病的诊断，尤其对于黄疸的鉴别有特殊意义。

5. 方法学评价和问题

（1）由于尿液成分复杂，易受理化、生物因素等影响，如污染、放置时间过长均可直接影响尿液分析结果，需严格把好尿液检验质量。

（2）需注意一些常见的可能影响尿液检测的因素

①尿液蛋白试纸主要检测尿液中的清蛋白，因此在尿液中含有其他种类的蛋白时，干化学法的测试结果可能为阴性。药物青霉素对尿蛋白的测定有干扰，可使尿蛋白结果偏低甚至出现假阴性。标本中混入前列腺液和精液时易引起假阳性。

②尿亚硝酸盐还原试验阳性提示尿液中细菌存在，但革兰阳性球菌和假单胞菌感染时，由于不能还原硝酸盐而呈假阴性反应，尿液在膀胱逗留时间不够长未能经细菌充分作用也会造成假阴性结果。

③尿液分析试纸只与粒细胞浆内的酯酶起作用，因此，分析试纸只能测定中性粒细胞，不能测定淋巴细胞。另外，白细胞破裂后，酯酶释放到尿液中，干化

学的检测结果可能是阳性，而镜检则为阴性。

④隐血试验在血红蛋白尿、肌红蛋白尿标本中呈阳性反应。

⑤由于女性尿中易混入阴道分泌物，故女性患者在许多无任何症状的情况下可能尿中会出现大量扁平上皮细胞和较多的白细胞。

（三）阴道分泌物检查

主要包括阴道清洁度、阴道毛滴虫、真菌、加德纳菌和淋球菌等检查，必要时进行衣原体和支原体检测。

1. 白带常规

主要检查阴道清洁度、阴道毛滴虫、真菌等。

（1）检测方法：直接涂片结合显微镜镜检。阴道清洁度是以多视野观察到的白细胞（或脓细胞）、上皮细胞、乳酸杆菌、球菌的多少，将阴道清洁度分成Ⅰ～Ⅳ度，以反映阴道自洁程度。

（2）参考范围：正常情况下清洁度为Ⅰ～Ⅱ度，无真菌、无球菌、无阴道毛滴虫。

（3）临床诊断意义及评价：Ⅲ～Ⅳ度为不清洁，常可发现病原微生物，提示存在感染引起的阴道炎。真菌或阴道毛滴虫阳性说明有感染，需进行相应的治疗。

2. 加德纳菌检查

（1）检测方法：主要有革兰染色法、吖啶橙染色荧光法、分离培养法、PCR法等，以革兰染色结合显微镜镜检法找线索细胞为最常用。

（2）标本：宫颈分泌物。

（3）参考范围：阴性。

（4）临床诊断意义及评价：线索细胞是细菌性阴道病较敏感和特异的指标，在阴道分泌物中找到线索细胞且符合pH＞4.5；胺试验阳性；阴道分泌物稀薄均匀中任意2条，即可做出细菌性阴道病的诊断。

3. 淋球菌检查

（1）检测方法：主要包括涂片染色显微镜检查法、分离培养法、PCR法。

（2）标本：宫颈分泌物。

（3）参考范围：阴性。

（4）临床诊断意义及评价：淋病是发病率较高的性传播疾病，若淋球菌阳性，说明淋球菌（革兰阴性双球菌）在泌尿生殖道黏膜引起的特殊炎症，需及时治疗。

（5）方法学评价及问题：淋病奈瑟菌培养是目前实验室检查的金标准；取分泌物标本涂片染色直接显微镜检查，简单、快速、准确和价廉，特别是在白细胞内查见革兰阴性双球菌，有助于诊断，但要注意假阳性；PCR技术检测淋病奈瑟菌虽然灵敏度高，但同时也存在易污染、假阳性及假阴性的问题。

（四）肝、肾功能检查

为了母亲和婴儿的健康，每个孕妇都应该在妊娠早期检查肝、肾功能。产前常规应用的肝肾功能试验主要包括反映肝损伤的敏感指标如血清丙氨酸转氨酶（ALT）、血清天冬氨酸转氨酶（AST），反映肝脏合成储备能力的指标如总蛋白（TP）、清蛋白（ALB）、球蛋白，反应肝脏分泌排泄的能力的指标如总胆红素（TBIL）、直接胆红素（DBIL）、间接胆红素（IBIL），反映肝外胆管阻塞和肝内胆汁淤积的指标如血清总胆汁酸（TBA），肾功能的检测指标如血尿素氮（BUN）、肌酐（Cr）、尿酸（UA），此外有条件的还可做碱性磷酸酶（ALP）、胆碱酯酶（CHE）、乳酸脱氢酶（LDH）、胆固醇等项目。

1. ALT、AST

（1）测定方法：大多采用酶偶联连续监测法。

（2）参考范围：ALT7 ~ 40 U/L（如试剂中含磷酸吡哆醛则为7 ~ 45 U/L），AST13 ~ 35 U/L（如试剂中含磷酸吡哆醛则为13 ~ 40 U/L）。

（3）方法学评价及问题：酶偶联连续监测法结果准确度和精密度均很好。溶血标本可使AST假性偏高，剧烈的肌肉运动AST也可轻度升高。

2. TP、ALB

（1）测定方法：TP测定大多采用双缩脲法，ALB测定多采用溴甲酸绿法。

（2）参考范围：TP65 ~ 85 g/L，ALB40 ~ 55 g/L。

（3）方法学评价及问题

①双缩脲法测总蛋白具有很好的特异性、精密度以及合适的线性范围，血红蛋白和胆红素可引起测定干扰。

②溴甲酚绿比色法为WHO推荐的测定血清清蛋白的方法，其适用于手工操

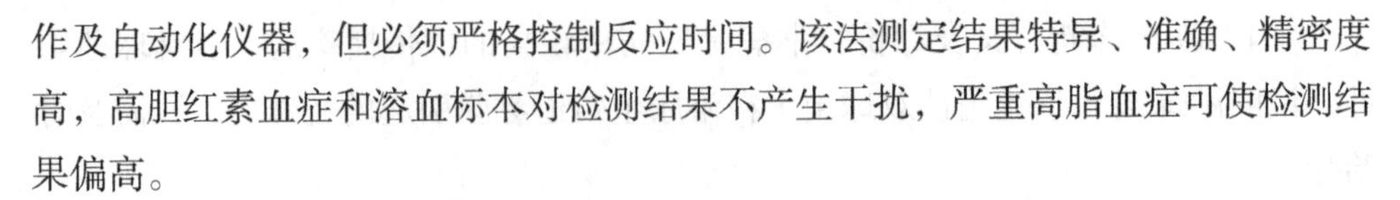

作及自动化仪器，但必须严格控制反应时间。该法测定结果特异、准确、精密度高，高胆红素血症和溶血标本对检测结果不产生干扰，严重高脂血症可使检测结果偏高。

3. TBIL、DBIL、IBIL

（1）测定方法：血清TBIL及DBIL测定方法包括重氮试剂法、胆红素氧化酶法、高效液相色谱法等。重氮试剂法又包括改良J-G法和二甲亚砜法等。IBIL为TBIL减去DBIL的结果。

（2）参考范围：血清 TBIL5.1 ～ 19.0 μmol/L；血清 DBIL1.7 ～ 6.8 μmol/L。

（3）方法学评价及问题：改良J-G法是国家卫生健康委员临床检验中心的推荐方法，其灵敏度较高，且可避免其他有色物质的干扰，是测定血清TBIL浓度的参考方法，缺点是不能自动化分析。二甲亚砜法易于自动化。胆红素氧化酶法特异性好，但临床上尚未推广。高效液相色谱法能特异、准确地分离和测定胆红素成分，有可能成为参考方法，但需昂贵仪器，技术要求高。

4. TBA

血清TBA测定对肝外胆管阻塞和肝内胆汁淤积的诊断有较高的灵敏度。

（1）检测方法：酶比色法、酶循环法。

（2）参考范围：空腹血清胆汁酸（F-TBA）0.74 ~ 5.64 μmol/L。

（3）临床诊断意义及评价：血清胆汁酸测定能反映肝细胞合成、摄取及分泌功能，并与胆道排泄功能有关，是早期诊断妊娠肝内胆汁淤积症（ICP）的敏感指标。进食后血清胆汁酸可一过性增高，此为生理现象。

（4）方法学评价及问题：血清中的TBA含量较低，需要高灵敏度的测定方法。酶循环法有足够的灵敏度，且几乎不受内源性物质的干扰，胆红素＜850 μmol/L，血红蛋白＜5 g/L，抗坏血酸＜2.84 mmol/L，乳酸＜24 mmol/L，偏差均＜±5%，特异性、准确性和精密度均较好，有较好的应用前景。

5. BUN

BUN是蛋白质代谢的终末产物，主要经肾小球滤过随尿排出，当肾实质受损害时，肾小球滤过率降低，致使血浓度增加。目前临床上多测定尿素氮来粗略观察肾小球的滤过功能。

（1）检测方法：酶偶联连续监测法、脲酶-波氏比色法等。

（2）参考范围：2.86 ~ 8.20 mmol/L。

（3）临床诊断意义及评价：妊娠期高血压疾病患者常有肾功能损害，在严重肾功能受损患者可致BUN升高，在除外肾外因素影响下，BUN升高程度与肾功能受损严重程度呈正相关。早期肾功能损伤，BUN可无改变。

（4）方法学评价及问题：血液尿素氮浓度随饮食中的蛋白质含量成比例改变，且组织分解时蛋白代谢率增加，血尿素氮增高。

6. Cr

（1）检测方法：除蛋白终点法、连续监测法。

（2）标本：血清。

（3）参考范围：44 ~ 80 μmol/L。

（4）方法学评价及问题：血肌酐浓度反映肾小球滤过功能，因受饮食、运动、激素、蛋白质代谢等因素的影响较少，所以比尿素、尿酸的特异好。对晚期肾脏疾病临床意义较大，可用于慢性肾功能不全的分期。临床常通过BUN和Cr联合检测以评价肾功能。

（5）临床诊断意义及评价：血肌酐的浓度取决于机体的分解代谢与肾脏的排泄能力。在摄入食物及体内分解代谢比较稳定的情况下，其血浓度取决于肾小球滤过能力，在一定程度上可反映肾小球滤过率功能的损害程度。妊娠期高血压疾病患者常可因肾小球滤过下降而引起肾功能损害乃至肾功能衰竭，引起血Cr升高且升高程度与肾功能损害的严重程度相平行。

7. UA

尿酸是嘌呤类的终末产物，血UA主要从肾脏排出，肾功能减退时UA增高。

（1）检测方法：常用尿酸酶–过氧化物酶偶联法。

（2）标本：血清。

（3）参考范围：89 ~ 357 μmol/L。

（4）临床诊断价值和评价：妊娠期高血压疾病患者常因肾功能受损致血清尿酸水平升高。由肾血流减少所致的肾小管尿酸分泌减少经常先于肾小球滤过率的改变而出现，可用于预测围产儿的不良结局。临床观察发现，无高UA血症的重度子痫前期患者，其胎儿预后仍可较好；而高UA血症者，即使症状较轻，其胎儿预后也较差。

（5）方法学评价及问题：胆红素对本法有明显负干扰，试剂中加入亚铁氰化钾可部分消除这种负干扰。

8. 临床诊断意义及评价

（1）妊娠早期，孕妇肝肾功能常无显著变化。

（2）妊娠晚期时，由于孕妇、胎儿胎盘产生的激素和代谢物质的影响，部分健康孕妇可有某些肝肾功能试验轻度异常，常表现为：

①少数孕妇血清转氨酶活性升高。

②妊娠妇女由于血容量增加使血液稀释，血清总蛋白会降低，为60～65 g/L，主要为ALB减少，约下降20%。血尿素氮和肌酐比非孕时轻度下降。

③由于血红蛋白代谢增加，少数孕妇胆红素可轻度增高。

（3）产前常规检查肝、肾功能主要是为排除实质性的肝、肾功能损害。孕妇基础代谢率增高，胎儿的代谢和解毒作用依靠母体肝脏完成，使肝脏负担加重，容易感染病变，所以在孕期要经常检查肝功能。了解正常生理性改变和病理性改变的区别，能帮助孕妇自我辨别、判断肝肾功能是否有病理性改变。

（五）葡萄糖测定

1. 检测方法

葡萄糖氧化酶-过氧化物酶法（GOD-POD法）、己糖激酶法（HK法）。

2. 标本

血清或血浆。

3. 参考范围

空腹血糖3.89～6.11 mmol/L。

4. 临床诊断意义及评价

（1）在孕早期检查静脉血的空腹血糖，能及时将孕前漏诊的糖尿病诊断出来，排除糖尿病合并妊娠，如果孕早期空腹血糖≥7.0 mmol/L，则诊断为孕前糖尿病，尽早干预。

（2）在妊娠早中期，孕妇血糖随妊娠进展而降低，空腹血糖约降低10%。正常孕妇的空腹血糖值常为3.6～4.8 mmol/L，如果两次或两次以上空腹血糖≥5.1 mmol/L，可诊断为糖尿病。

（3）目前多数学者建议妊娠24～28周进行妊娠糖尿病筛查。具体做法是口服葡萄糖耐量试验（OGTT）前3天正常活动、正常饮食，抽血前1天晚上晚餐后禁食8～10小时，第2天晨空腹先抽一次血，然后在5分钟内喝完含75 g葡萄糖的液体300 mL，服糖后1小时、2小时分别抽血，结果的判定标准是空腹血糖5.15 mmol/L、1小时10.0 mmol/L、2小时8.5 mmol/L，只要有一项达到或超过这个标准，就诊断为妊娠期糖尿病。新的妊娠期糖尿病诊断标准更严格。

5. 方法学评价和问题

（1）GOD-POD法的特异性较HK法低，因GOD-POD法中POD的特异性相对较低，一些还原性物质如尿酸、胆红素、维生素C、谷胱甘肽及一些还原性药物，可与色原性物质竞争过氧化氢，使测定结果偏低。HK法特异性较好，是测定葡萄糖的参考方法。

（2）血液离体后，葡萄糖仍可被红细胞酵解而使血糖下降。因此，应尽快分离出血清或血浆。室温自然凝固的标本，血清葡萄糖浓度每小时下降7%左右。血标本若以氟化钠-草酸钾抗凝，可抑制红细胞酵解葡萄糖。

（六）微量元素检测

主要检测铜（Cu）、锌（Zn）、铁（Fe）。

1. 检测方法

原子吸收光谱法（Zn、Cu），络合比色法（Fe）。

2. 标本

血清（非溶血）。

3. 参考范围

成年女性Cu13～24 μmol/L，Zn7.5～22.5 μmol/L，Fe9～27 μmol/L。

4. 临床诊断意义及评价

（1）微量元素在维持正常妊娠中具有保护胎儿生长发育及免疫保护作用。

（2）妊娠中晚期孕妇锌与胎儿出生体重相关，Zn缺乏时可直接影响核酸及蛋白质的合成，导致生长停滞，系统发育不良。Zn对宫缩有一定的作用，孕妇妊娠早中期低血锌时，常伴有乏力性子宫出血。

（3）Cu是构成铜氧化酶的主要成分，缺乏时可引起胎儿及婴幼儿发育不良、婴儿贫血等。孕妇妊娠早中期低血铜与胎膜早破和胎盘功能有一定联系。近年来通过动物试验和临床研究证明，孕妇妊娠早期Cu、Zn缺乏可致严重的胎儿畸形。

（4）血清Fe浓度增高见于溶血性贫血、再生障碍性贫血、巨幼细胞贫血、急性肝细胞损害、坏死性肝炎等。血清Fe浓度减低见于缺铁性贫血和感染、胃肠道慢性失血、尿毒症、恶性肿瘤等。孕妇最常见的贫血为缺铁性贫血，缺铁严重时可造成胎儿宫内发育迟缓。

（5）微量元素不足亦可能是导致胎儿宫内生长受限发生的重要原因。因此，在产前诊断时了解孕妇血清Zn、Cu、Fe水平，有利于孕期保健，监护胎儿及孕妇可能发生的病变。

（七）血型检查

主要包括ABO血型鉴定和Rh血型鉴定。

1. 检测方法

常用的方法有玻片法、试管法和微柱凝胶法。其原理是利用红细胞和抗体在电解质溶液中或微柱凝胶中发生的肉眼可见的凝集反应。常规的ABO血型鉴定，应包括用已知的特异性抗体试剂检查红细胞的抗原（正向定型）和用已知抗原的红细胞试剂检查血清中的抗体（反向定型）。常规的Rh血型检测，一般应用5种分型血清来检查红细胞抗原。

2. 标本

血液。

3. 结果判断

（1）受检者红细胞加标准抗血清及受检者血清加红细胞试剂后根据表3-2到断受检者ABO血型。

（2）Rh阳性或阴性是根据受检者红细胞与抗D抗体发生凝集与否而定，发生凝集者即有D抗原，称Rh阳性；反之，不带有D抗原，称Rh阴性。

表3-2 ABO血型正反定型结果

受检者	正定型			反定型		
血型	抗A	抗B	抗A+B	A型红细胞	B型红细胞	O型红细胞
A	+	−	+	−	+	−
B	−	+	+	+	−	−
O	−	−	−	+	+	−
AB	+	+	+	−	−	−

注：+：凝集；−：不凝集

4. 临床诊断意义及评价

孕早期进行血型检查便于及时发现母婴血型不合。

（1）如果孕妇血型为O型，丈夫为A型、B型或AB型，新生儿有ABO溶血的可能，要进一步检查孕妇血清中IgG抗A（B）效价。

（2）亚洲人中大多数为Rh血型阳性，Rh血型阴性的较少。如果夫妻Rh血型不合，也有可能发生新生儿溶血；如果孕妇血型为Rh阴性，丈夫血型为Rh阳性，要进一步测定孕妇血中的抗D抗体效价。

（3）Rh血型不合抗体效价＞1：32，ABO血型不合抗体效价＞1：512者提示病情严重。

（八）传染病四项筛查试验

主要包括乙型肝炎病毒表面抗原（HBsAg）、抗丙型肝炎病毒（HCV）抗体测定，梅毒血清学试验，艾滋病病毒（HIV）抗体检测，产前需常规进行筛查以排除或确定传染病状态。

1. HBsAg测定

（1）检测方法：目前广泛应用的方法有酶联免疫吸附试验法，微粒子酶联免疫法（MEIA），斑点金免疫层析法，化学发光分析法等。

（2）标本：血清。

（3）参考范围：阴性。

（4）临床诊断意义及评价

①HBsAg是目前诊断HBV感染最常用的病原学指标，HBsAg是乙型肝炎病毒（HBV）的包膜成分，由病毒S区基因编码。

②HBsAg在HBV急性感染早期即可出现于患者血液循环中，随着疾病恢复，3～4个月后逐渐消失（阴转），在慢性感染患者和无症状携带者可长期存在。

③HBsAg阳性者应进一步检查其他相关乙肝病原学指标，如果其他指标（HBeAg、HBeAb、HbcAb-IgG、Hb-cAb-IgM等）呈阳性则需引起重视；或者测定HBV-DNA含量，HBV-DNA阳性者建议分别于妊娠28周、32周及36周注射乙肝免疫球蛋白。

④在一部分HBV感染病例中，HBsAg可能因水平低于检测灵敏度、表达缺失、病毒S区变异等原因而无法检出。

（5）方法学评价及问题

①对于HBsAg的检测技术，目前重在提高灵敏度和实施标准化，须重视低浓度HBsAg标本的检测，同时，必要时做HBsAg中和试验确认，有利于临床确诊。

②目前主要的几类检测技术均存在“灰带”现象，对于落在该区域的标本须复检和（或）随访；而对于少数高浓度标本应注意有可能产生前带现象而漏检，酶联免疫吸附试验双抗体夹心法检测灵敏度可达0.5～1.0 μg/L，可定量的MEIA测定技术其测定灵敏度可达0.2 μg/L左右。

③斑点免疫层析试验为一种快速试验，适用于床旁试验及人群的快速初筛，但目前的试剂条灵敏度较酶联免疫吸附试验法低。

④化学发光分析法具有较高的灵敏度，且操作简单，是目前临床实验室最常使用的检测方法之一。

2. HCV抗体测定

（1）检测方法：酶联免疫吸附试验法。

（2）标本：血清。

（3）参考范围：阴性。

（4）临床诊断意义及评价

①HCV是丙肝的病原体，患者症状大多不明显，仅部分患者有发热、呕吐、腹泻等，但HCV可通过胎盘传给胎儿。

②抗HCV抗体为HCV感染后产生的特异性抗体，是HCV感染的标志，为非保护性抗体。

③抗HCV抗体一般用于流行病学筛查。由于感染HCV后的个体免疫功能不同，部分患者产生抗HCV抗体较晚，但可存在高含量的HCV-RNA，临床病原学诊断须结合HCV-RNA检测以及其他相关检测指标。

（5）方法学评价及问题：酶联免疫吸附试验法灵敏度高、特异性强、操作简便，适合常规筛选。

3. 梅毒血清学试验

梅毒是由梅毒螺旋体引起的一种性传播性疾病。孕妇如患梅毒可通过胎盘直接传给胎儿，有导致新生儿先天梅毒的可能，因此妊娠期的梅毒筛查很重要。

（1）检测方法：梅毒的血清学诊断方法有非特异的类脂质抗原试验和特异的密螺旋体抗原试验两类。在实际应用中，常以非特异性试验中的VDRL（性病研究实验室试验）、USR（不加热血清反应素试验）、RPR（快速血浆反应素环状卡片试验）、TRUST（甲苯胺红不加热血清反应素试验）的一种作为筛选试验，而用特异性的TPHA（梅毒螺旋体血球凝集试验）或FTA-ABS（荧光密螺旋体抗体吸收试验）试验做确诊。目前临床常用RPR和TPHA试验。

（2）标本：血清。

（3）结果判定

①RPR试验：待测标本不凝集为阴性，待测标本反应液中见明显凝集颗粒或絮片为阳性，阳性标本也可做1：2～1：32稀释后在RPR卡片上做半定量试验。

②TPHA试验：阴性者不凝集，红细胞均匀沉积于孔底，集中于一点，阳性者呈不同程度凝集，红细胞均匀平摊于整个孔底，以出现“＋＋”凝集的血清最大稀释倍数的倒数为待检血清效价。具体判断方法参照试剂说明书。

（4）方法学评价和意义

①RPR为非螺旋体抗原试验，主要测定患者血清中的反应素（抗脂质抗体），RPR的特异性不高，会受到其他疾病的影响而出现假阳性；TPHA是密螺旋体抗原试验，主要测定患者血清中特异性抗体。非特异性的类脂质抗原试验中，唯有VDRL可用于脑脊液标本的检测。

②非特异性试验可做半定量测定，其结果与疗效有关，而密螺旋体抗原试验与疗效相关性目前尚不明确。

③对于一期和二期梅毒，两类试验均有较高的敏感性，而对于潜伏期和晚期梅毒则以密螺旋体抗原试验敏感性为高。非特异性试验效价下降3/4以上表明抗梅毒治疗有效，在恢复期患者中，上述两类抗体均可能存在一段时期。

④在自身免疫性疾病、某些感染性疾病患者和孕妇等人群中，两类试验均可能出现假阳性结果，尤以前者为显著，确诊尚须结合临床及其他检测指标结果。

4. HIV抗体检测

（1）检测方法：HIV抗体的筛选试验方法有酶联免疫吸附试验、金免疫技术、明胶颗粒凝集试验、荧光免疫组化技术和乳胶凝集试验等。目前以酶联免疫吸附试验、胶体金免疫测定和明胶颗粒凝集试验应用较为普遍，确认试验以免疫印迹法常用。

（2）标本：血清。

（3）临床诊断意义及评价

①孕妇如果感染了HIV病毒，其HIV抗体检测结果可为阳性，HIV病毒会通过胎盘传播给胎儿，造成新生儿HIV病毒感染。

②从感染HIV到能够检测到相应抗体的时期，称“窗口期”，窗口期的长短依据个体免疫状态和检测试剂的不同而异，怀疑HIV感染但HIV抗体检测阴性者，需结合HIV抗原检测和HIV-RNA核酸检测等加以确定。

③HIV抗体筛查呈阳性反应的标本，必须做确认试验，一般医院仅进行HIV抗体的筛查，确认试验由专门的卫生防疫机构进行。

二、应用建议

产前常规的初步筛查包括血常规、肝肾功能、ABO血型、Rh血型、肝炎病毒、梅毒、TORCH系列等血清学检查和尿常规等，将初筛所得的结果汇总评价孕妇是否为高危人群。特殊的筛查实验用于针对不同的高危人群，如对于有早产、胎膜早破等并发症患者，建议行宫颈-阴道分泌物培养，并给予相应的治疗。对有遗传病家族史或曾分娩遗传病儿的孕妇，须接受遗传咨询。临床医生亦可根据孕妇的具体情况，选择其他相应的产前检查和实验室检查方法，如对某些高危人群行HIV检测、淋球菌、衣原体和支原体检查等。

第三节　常见遗传病的产前诊断

产前诊断是指在胎儿出生之前应用各种先进的医学手段，如采用影像学、生物化学、细胞遗传学及分子生物学等技术，对先天性和遗传性疾病做出诊断。产前诊断一般分两步进行，首先根据病史、B超检查、孕妇血清学检查等方法筛查出胎儿先天性疾病的高危人群，一般筛查过程：孕7～9周，结合B型超声检查，准确判断孕龄；孕9～14周，B型超声检查胎儿颈项透明层；孕15～21周，孕妇血清学检查甲胎蛋白（AFP）、人绒毛膜促性腺激素（HCG）和游离雌三醇（uE_3）等指标；孕18～23周，超声检查胎儿重要脏器是否存在畸形；然后对高危人群的胎儿进行细胞遗传学及分子生物学等检查，确诊胎儿是否存在先天性的染色体疾病。目前，可以进行产前诊断的遗传性疾病主要包括以下几大类：染色体病、特定酶缺陷所致的遗传性代谢病、多基因遗传病等。

一、染色体病的产前诊断

由于遗传或环境因素引起染色体的数目及结构上的异常造成的疾病称染色体病。新生儿中的染色体畸变频率为1/150～1/120，畸变类型以21三体综合征最多见。染色体病的产前诊断首先确定胎儿先天性疾病的高危人群，然后对高危人群的胎儿进行染色体检查，确诊胎儿是否存在先天性的染色体疾病。孕妇血清学筛查是一种比较经济、简便、对胎儿无损伤性的检测方法。

目前我国产前筛查模式是胎儿染色体非整倍体的二级预防模式，即早孕期筛查、中孕期筛查。早孕期为三联筛查，包括B超扫描胎儿项后透明层厚度（NT），血清学标记物妊娠相关蛋白A（PAPP-A）和β-HCG。中孕期四联筛查，即三联筛查，加上（INH_A），筛查高危的孕妇进一步做有创的产前诊断。

目前比较成熟的有创性诊断包括羊膜腔穿刺、绒毛膜活检、脐静脉穿刺，并通过细胞遗传学技术进行染色体检查。有创方法可导致流产、宫内感染及胎儿缺失，甚至胎死宫内。因而，B超检查和孕妇血清生化指标筛查以其简便、无创、可重复性成为现代产前筛查胎儿染色体病的重要方法。

（一）一般检验项目

孕妇血清学筛查常见的血清学筛查指标有AFP、HCG、uE_3、INH_A、妊娠相关血浆蛋白等。

1. AFP

AFP是一种大分子蛋白质，分子量约为70 kD。于孕4～8周时由卵黄囊和肝脏产生，卵黄囊退化后，主要在胎儿肝脏内合成。羊水中的AFP主要来源于胎儿尿液。

（1）检测方法：常用放射免疫法、荧光酶免疫分析法、时间分辨荧光免疫法。

（2）标本：孕妇血清或羊水（羊水上清稀释100倍后按血清AFP方法测定）。

（3）参考范围：正常成人血清＜20 ng/mL；正常妊娠孕妇血清AFP因孕周不

同而异，妊娠中期为90～500 ng/mL；正常妊娠羊水中AFP在妊娠15周时最高，可达40 000 ng/mL，20～22周逐步下降，23周后稳定下降，32周后降至25 000 ng/mL，并一直维持此水平至足月。

（4）临床诊断意义及评价：AFP可用于胎儿染色体异常及胎儿神经管缺陷的筛查。孕中期（14～20周），孕妇怀有21三体综合征胎儿时，其血清AFP水平比正常妊娠低20%左右，羊水中AFP水平也偏低，其降低的原因目前还不明确，需进一步结合染色体检查确诊。

2. HCG测定

HCG是滋养层细胞分泌的糖蛋白激素。

（1）检测方法、参考范围及方法学评价参见本章第一节。

（2）标本：孕妇血清、羊水。

（3）羊水HCG的变化及特点：羊水中HCG在妊娠早期大幅度升高，孕10～12周达到高峰，孕18～20周始降至中等水平，并一直维持到妊娠末期。

（4）临床诊断意义及评价：在孕中期（14～20周），怀有21三体综合征胎儿的孕妇，其血清及羊水中HCG的平均含量为正常妊娠孕妇平均含量的2倍左右，HCG水平升高的病理生理学原因与胎盘分泌功能增强有关。

3. uE_3

（1）检测方法：放射免疫法、化学发光测定法。

（2）标本：孕妇血清、羊水。

（3）uE_3的变化及特点

①孕妇血清中uE_3的水平在妊娠7～9周时开始超过非妊娠水平，然后持续上升，在足月前可以达到7～35 μg/mL。

②胎儿血清中uE_3的浓度随孕周增加而升高，其浓度可达到孕妇血清浓度的5～7倍。

③羊水中的uE_3浓度与孕妇血清浓度相近。

（4）临床诊断意义及评价：uE_3是21三体综合征及18三体综合征的标记物。孕妇怀有21三体综合征胎儿时，其血清uE_3水平比正常妊娠低30%左右，羊水中uE_3的水平比正常妊娠低50%左右，其降低的原因可能与胎儿肾上腺类固醇前身物形成的下降有关。

4. INH_A

（1）检测方法：放射免疫法。

（2）标本：孕妇血清、羊水。

（3）正常妊娠时INH_A的变化及特点：孕妇血清中INH_A在妊娠早期上升，孕10周以后逐渐下降，孕15～25周稳定在较低水平，妊娠末期再次升高并至足月时达到高峰。

（4）临床诊断意义及评价

①目前认为胎儿胎盘是妊娠早期INH_A的主要来源，INH_A可能与胎儿及胎盘的发育有关。

②INH_A是21三体综合征的标记物，在孕妇怀21三体综合征胎儿时INH_A可达正常妊娠的2倍。

③INH_A在筛查21三体综合征时与HCG有同等的重要地位，INH_A在孕15～20周的含量相对稳定，而HCG在孕15～20周的含量变化较大，如果将INH_A加进目前常用的三项筛查指标中（AFP＋HCG＋uE_3），可将检出率提高8个百分点，达80%左右。

④INH_A可以取代HCG作为新的第三项指标，在同样的检出率时，用AFP＋uE_3＋INH_A三项组合可比用AFP＋uE_3＋HCG三项组合使假阳性率减少20%～30%。

5. 妊娠相关血浆蛋白

妊娠相关血浆蛋白A（PAPP-A）主要来源于胎盘与蜕膜，是由胎盘合体滋养层细胞和蜕膜分泌的大分子糖蛋白。

（1）检测方法：酶联免疫吸附试验法、时间分辨荧光免疫法。

（2）标本：孕妇血清。

（3）正常妊娠时的PAPP-A的变化及特点：孕3～4周即可在孕妇血清中检出PAPP-A，其浓度随妊娠月份的增加而上升，足月时达到高峰。

（4）临床诊断意义及评价

①PAPP-A的最佳筛查时间是妊娠早期（10～14周以前）。

②PAPP-A可以作为高危妊娠的产前检测指标，但它最重要的临床价值是筛查胎儿染色体非整倍体异常，尤其是21三体综合征，但孕14周后21三体妊娠和正常妊娠PAPP-A值无明显区别。

③PAPP-A＜0.5中位倍数（MOM）见于羊水过多、死胎、腹水、双肾积水等，PAPP-A＞2.5 MOM可见于唇裂、尿道下裂等。

（二）产前筛查血清标记物的选择

1. 妊娠早期产前筛查

（1）二联筛查：β-HCG＋PAPP-A，孕10～14周测定，21三体综合征的检出率约为65%，假阳性率为5%。

（2）三联筛查：NT＋β-HCG＋PAPP-A，孕10～14周测定，NT≥3 mm和低PAPP-A水平的染色体异常检出率约为40%，假阳性率为2%。

2. 妊娠中期产前筛查

（1）三联筛查：AFP＋β-HCG＋uE_3。

（2）四联筛查：INH_A＋AFP＋β-HCG＋uE_3。

妊娠中期产前筛查一般选择孕15～20周，结合B型超声检测NT，其染色体异常检出率可达8.5%以上。

（3）临床诊断意义及评价

①孕妇血清生化指标筛查是经济、简便和无创伤的检查方法。一般应先建立本实验室的各种血清标记物在不同孕周的中位数曲线，筛查阳性标准为AFP＜0.5 MOM或＞2.5 MOM，β-HGG＜0.5 MOM或＞2.5 MOM，uE_3＜0.7 MOM。

②目前大多数产前诊断中心根据孕妇血清中上述几项指标的异常升高或降低，结合孕妇的年龄、体重、孕周、种族、既往病史等因素，用特定计算机分析软件进行综合风险评估得出胎儿患21三体综合征、18三体综合征和神经管畸形的风险度。以风险率为1：270作为分界值（cutoff）来决定筛查结果的阳性和阴性。若风险率≥1：270，称产前筛查阳性或高风险，筛查高风险者需进一步选择进行产科超声检查、染色体检查和羊水生化检查。若风险率＜1：270，称筛查阴性或低风险，产前筛查低风险的报告只表明胎儿发生这些先天异常的风险较低，并不能完全排除这些先天异常发生的可能性。

③鉴于当今医学技术水平的限制和患者个体差异等原因，产前筛查的预期检出率：21三体综合征为60%～70%，18三体综合征为60%～70%，神经管畸形为85%～90%，临床医师在遗传咨询时需注意。

（4）方法学评价及问题

①通过孕妇血清生化指标对21三体综合征进行筛查，然后对筛查阳性者进一步做羊水或脐血染色体核型分析，已成为当今产科的常规检验项目。

②在对21三体综合征进行筛查的同时，也可以将13三体综合征或其他染色体结构异常检出，孕妇血清生化筛查还可以提高对三倍体的检查率，但其敏感性尚不清楚。

③孕妇血清生化筛查除可评估染色体异常外，还能评估其他的妊娠异常。血清AFP升高可能是流产、早产、低体重或妊娠子痫等高危妊娠的预兆，HCG水平升高也可能与死胎或新生儿死亡、早产、低体重及妊娠子痫有关。此外，当胎儿患有某些单基因遗传病，如X-连锁干皮病时，孕妇血清uE_3会明显降低甚至测不出来。

④对筛查结果阳性的分析首先要考虑胎龄正确与否。对于筛查结果阳性而通过月经周期推算胎龄的病例，都必须经B型超声再次确定胎龄。

⑤孕妇血清筛查所选用的生化标志物，在各诊断中心有不同的选择，实验室应根据各地不同的人群特点设计不同的筛查方案，以期收到更好的社会经济效益。

（三）特殊检验项目

1. 羊水细胞染色体核型分析

羊水细胞是胎儿皮肤、消化道、呼吸道和泌尿生殖道脱落的细胞。通过羊水细胞的染色体分析能正确地判断胎儿的情况。因此，通过羊水细胞培养进行羊水细胞染色体核型分析是产前诊断的重要手段。

（1）检测方法：在B超引导下用细针经腹壁穿过子宫壁进入羊膜腔，抽取羊水20～30 mL。离心分离羊水中的细胞，在RPMI1640培养液与25%小牛血清中培养8～10天后，以秋水仙素处理，使细胞停止在M期，获得中期分裂象细胞，然后将细胞经低渗、固定、制片、老化处理后，进行胰酶消化、吉姆萨染色显带，最后进行核型分析。

（2）标本：羊水。

（3）参考范围：正常男性核型为46，XY；正常女性核型为46，XX。

（4）临床诊断意义及评价：羊水穿刺获取胎儿细胞并进行染色体核型分析

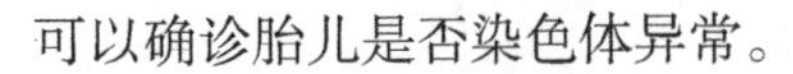

可以确诊胎儿是否染色体异常。

（5）方法学评价及问题

①妊娠月份、获取的羊水细胞多少是细胞培养成功的关键。妊娠月份小，羊水细胞少，但相对活细胞多；妊娠月份大，羊水细胞多，但相对活细胞少。一般选择孕16～20周羊水为宜，此期间采集的羊水细胞数量多，细胞体外培养时生长活力强，所得到的分裂象也多。

②羊水标本应及时送检，送检过程中不宜受热或冷冻。实验室人员接到标本后应先观察羊水是否清亮，含胎脂的多少及是否为血性羊水。母体血细胞污染会影响羊水细胞的贴壁和生长。

③要根据细胞的生长状况，来决定收获细胞的时间。收获细胞时要掌握好低渗时间及低渗液的量。培养收获时间大多数为8～10天，最早7天，最长14天。

④羊水穿刺是有创操作，有一定风险，可能导致流产、宫内感染，甚至胎死宫内，且羊水细胞不易培养、检测周期长、费力，检测结果的可靠性很大程度上取决于操作者的经验和技术，所以不适用于常规筛选。

2. 胎儿脐血细胞染色体核型分析

（1）检测方法：穿刺取胎儿脐血，脐血中的T淋巴细胞在体外培养液中经植物血凝素（PHA）刺激转化为幼稚淋巴细胞，进行有丝分裂。37 ℃培养68～72小时后加入秋水仙素，以抑制纺锤体的形成，使细胞控制于分裂中期。细胞收获后用低渗盐液处理，使细胞膨胀、染色体分散铺展，再经过甲醇–冰醋酸固定、制片、显带处理、吉姆萨染色，显微镜下观察、分析，或做显微摄影，相片放大后进行核型分析。

（2）临床诊断意义及评价：用于确诊胎儿是否染色体异常。脐血细胞培养能校正羊水细胞、绒毛细胞培养出现的假嵌合体，核型分析结果更准确可靠。

（3）方法学评价及问题

①需要同时做排除母血污染的鉴定，证实标本确实为胎儿血细胞。

②脐血穿刺在孕18周至足月妊娠均可进行，小于孕18周，脐带直径多小于0.5 cm，穿刺较困难。一般认为，孕20周左右取血量可达6～8 mL，对胎儿循环无影响。

3. 绒毛染色体核型分析

绒毛滋养层细胞是受精卵有丝分裂的衍生物，能准确反映胎儿的遗传特性。

（1）检测方法：直接制片法、培养法。

（2）标本：6～8周的绒毛。

（3）临床诊断意义及评价：从绒毛中获取胎儿细胞进行染色体核型分析可以早期确诊胎儿是否染色体异常。

①用于产前诊断：唐氏高危孕妇、高龄孕妇以及有不良孕产史的孕妇均可行绒毛穿刺技术，早期明确此次妊娠的胎儿染色体核型是否存在异常。

②用于反复自然流产患者的病因学检查：在引起流产的各种因素中，一般认为早期流产的胚胎大约50%存在染色体异常，因此明确流产病因对遗传咨询及指导下次妊娠有相当重要的意义。

（4）方法学评价及问题

①孕10周后平滑绒毛膜逐渐退化，仅留下叶状绒毛，孕6～8周时绒毛新鲜、生长旺盛、处在分裂期的细胞多，此时取材容易且利于早期做出产前诊断。

②在显微镜下鉴定绒毛枝的技术及严格无菌操作是培养成功的关键。绒毛细胞不易培养，实验结果的可靠性更是很大程度上取决于操作者的经验和技术，建议双份以上培养或分开独立培养。

③对绒毛检查结果异常者，建议抽取羊水或脐带血行染色体培养复核。

4. 孕妇及丈夫外周血染色体核型分析

（1）检测方法：外周血淋巴细胞培养、G显带、染色体核型工作站分析。

（2）标本：新鲜肝素抗凝血液。

（3）参考值：正常男性核型为46，XY；正常女性核型为46，XX。

（4）临床诊断意义及评价：有反复流产史和生过畸形儿的夫妇，需行外周血染色体核型分析排除染色体异常。夫妇任何一方为染色体异常（如染色体平衡易位或倒位携带者），下一代出生染色体异常儿的发病率可高达5%～10%。下列情况应考虑进行染色体分析。

①死产、新生儿畸形、多发性先天性畸形。

②小胎龄儿。

③显著智能落后，如21三体综合征。

④生长发育迟缓。

⑤原发闭经，如特纳综合征。

⑥男性不育，如常见综合征。

⑦外生殖器两性畸形。

⑧发生2次以上自然流产、流产原因不明的夫妇。

⑨具有已知染色体异常病的临床表现者。

⑩某些肿瘤（如白血病），如慢粒及伴先天性畸形的实体肿瘤，如肾母细胞瘤和视网膜母细胞瘤等。

（5）方法学评价及问题：全血淋巴细胞培养及染色体标本制备是一种相对简便经济的方法，但微小染色体改变不能检出。

5. 荧光原位杂交（FISH）

（1）检测方法：直接法及间接法。直接法是用荧光素直接标记特殊的探针，经变性、杂交、漂洗后，直接在荧光显微镜下检测染色体结构。间接法则是在杂交、漂洗之后，根据抗原抗体反应的原理，既将荧光素与探针结合，又将荧光素与其特异的抗体结合，将待测信号放大，从而使特异的靶序列得以检测。

（2）标本：外周血、胎儿脐血细胞、羊水、绒毛等。

（3）参考值：正常男性核型为46，XY；正常女性核型为46，XX。

（4）临床诊断意义及评价：FISH在产前诊断中主要用羊水细胞或绒毛细胞来筛查非整倍体，早期发现三体综合征、18三体综合征、13三体综合征、“45，X”、“47，XXY”等。

（5）方法学评价及问题

①FISH技术弥补了经典显带技术的不足，具有快速、灵敏、可靠的特点，可较精确地反映各种染色体数量异常或结构的畸变，有广泛的应用前景，但探针费用昂贵，难以在基层单位开展。

②FISH不仅用于中期分裂象，还可以检测间期细胞、生殖细胞和胚胎组织等。FISH应用于未培养的羊水间期细胞或绒毛细胞，可以克服传统的羊水、绒毛细胞遗传学诊断培养耗时长、中期分裂象较少、对操作者的经验和技术要求高这些局限，可于采集标本后24小时内快速确定胎儿某些染色体有无异常。

③由于FISH受到特异性探针的制约，用一种探针往往只能检测一种异常，由于断裂点的不可预见性，很难制备适宜的探针，故对一些复杂易位不易做出正确诊断。随着技术的不断发展，多色FISH、比较基因组杂交、光谱核型分析等这些新的技术的出现，将大大有助于发现胎儿畸形和死亡的染色体病因。

6. 无创产前基因检测

通过采集孕妇外周血提取游离DNA，采用新一代高通量测序技术，结合生物信息分析，得出胎儿患染色体非整倍性疾病（21三体综合征、18三体综合征、13三体综合征）的风险率。该方法无创取样、无流产风险，可以作为向不接受及错过有创产前诊断的孕妇提供的一条检测新途径，也可以作为核型分析结果的参考或核型分析细胞培养失败的补救检测途径。目前国内已有少数具有较强技术实力的公司开展此检测项目。

（四）应用建议

（1）染色体病的产前诊断一般先通过孕妇血清生化指标筛查，确定胎儿先天性疾病的高危人群，然后对高危人群的胎儿进行羊水或脐血染色体检查，确诊胎儿是否染色体异常。

（2）孕妇血清学筛查是一种比较经济、简便、对胎儿无损伤性的检测方法，血清学标记物的联合选择是关键。临床研究表明，孕早期二联筛查（β-HCG+PAPP-A）结合NT可将21三体综合征和18三体综合征的检出率提高到近90%。孕中期三联筛查（AFP+β-HCG+uE_3）结合B型超声检测NT，其检出率可达85%以上。

（3）孕妇血清筛查高风险者需B型超声检查确定胎龄正确与否。若胎龄正确进一步行绒毛、脐血、羊水染色体核型分析确诊胎儿是否染色体异常，有条件者还可以用FISH快速诊断，不接受或错过有创产前诊断的孕妇也可以通过无创产前基因检测。一般选择孕6～8周的绒毛，16～20周羊水，孕20周左右的脐血为宜。

二、遗传性代谢缺陷病的产前诊断

遗传性代谢缺陷病，又称为先天性代谢病，是由基因突变导致某种酶或结构蛋白的缺失，代谢过程受阻，造成某些代谢产物积累或缺乏，从而出现相应的临床症状。先天性代谢病一般占出生总数的1.8%，目前能用生化方法检测的有200多种，其中约50%为常染色体显性遗传，40%为常染色体隐性遗传，10%为性连锁遗传，以X伴性遗传为多见。定性或定量检测人体体液或组织中的某些代谢产物或测定其酶活性，往往是发现某些遗传病的线索。

（一）代谢物或酶活性检测

临床检测多样，以下仅介绍一些常见、操作简便的方法。

1. 黏多糖定性试验

（1）检测方法：常用甲苯胺蓝法，在酸性条件下，黏多糖分子的酸性基团与甲苯胺蓝作用，产生异染现象而出现紫色反应。

（2）标本：尿液、羊水。

（3）参考范围：阴性。

（4）临床诊断意义及评价

①本试验适用于临床筛选。

②强阳性对于脂肪软骨营养不良症等黏多糖代谢障碍疾病具有一定诊断价值，但尿液中黏多糖含量增多也可见于结缔组织疾病和肾炎等，无特异性。

③羊水中黏多糖含量常随妊娠时间不同而变化，易出现假阳性。

2. 果糖定性试验

（1）检测方法：尿液果糖在强酸作用下生成5-羟甲基糠醛。后者与间苯二酚共热，产生深红色沉淀。

（2）标本：尿液。

（3）参考范围：阴性。

（4）临床诊断意义及评价：先天性1，6-二磷酸酶缺乏症患者尿液果糖定性试验结果常阳性，严重肝衰竭、糖尿病患者尿液也可呈阳性。

（5）方法学评价及问题：正常人进食大量水果后也可呈阳性。糖尿病患者尿液中常常果糖、葡萄糖共存，可在尿中加入新鲜酵母保温发酵除去葡萄糖后再作试验。

3. 半乳糖定性试验

（1）检测方法：尿液或羊水中半乳糖上的醛基与苯肼共热后多次脱水，形成糖脎结晶。30分钟内出现黄色沉淀，冷却后有结晶析出者为阳性。

（2）标本：尿液、羊水。

（3）参考范围：阴性。

（4）临床诊断意义及评价

①尿液半乳糖定性试验阳性，可见于1-磷酸半乳糖尿苷转移酶缺乏症、先

天性半乳糖血症，严重肝病患者尿液也可呈阳性。

②正常妊娠的羊水中半乳糖测不出或含量低微，先天性半乳糖代谢障碍的胎儿可引起羊水中半乳糖含量改变，当筛查出羊水中半乳糖含量增高时，最好用培养3～5周的羊水细胞来测定出转移酶的活力，以早期诊断患病胎儿。

（5）方法学评价及问题：苯肼醋酸溶液宜新鲜配制。高浓度葡萄糖影响本试验，因此，若尿中含有大量葡萄糖，最好加新鲜酵母保温发酵，除去葡萄糖后再做试验。

4. 戊糖定性试验

（1）检测方法：采用二羟基甲苯法，戊糖与盐酸共热形成麸醛后再与二羟基甲苯作用，形成绿色化合物。

（2）标本：尿液。

（3）参考范围：阴性。

（4）临床诊断意义及评价：尿液戊糖定性试验阳性可见于先天性戊糖尿症。

（5）方法学评价及问题：同尿液半乳糖定性试验。

5. 胱氨酸定性试验

（1）检测方法：采用亚硝基铁氰化钠法，尿液中胱氨酸被氰化钠还原成半胱氨酸后，与亚硝基铁氰化钠反应，形成紫红色化合物。

（2）标本：尿液。

（3）参考范围：阴性。

（4）临床诊断意义及评价：尿液胱氨酸定性试验阳性见于胱氨酸尿症患者。

（5）方法学评价及问题：本试验易受酮体干扰。氰化钠有剧毒，注意防范措施。

6. 苯丙酮酸定性试验

苯丙酮酸是苯丙氨酸的代谢产物。当L–苯丙氨酸羟化酶缺乏时，血液中的苯丙氨酸因不能转变为酪氨酸而堆积，只有小部分随尿液排出，大部分则通过转氨基作用形成苯丙酮酸后再由肾脏排出。

（1）检测方法：采用三氯化铁法，苯丙酮酸在酸性条件下与三氯化铁生成苯丙酮酸烯醇基和Fe^{3+}的蓝绿色螯合物，其颜色深浅与尿液中苯丙酮酸含量有关。

（2）标本：尿液。

（3）参考范围：阴性。

（4）临床诊断意义及评价：尿液苯丙酮酸定性试验阳性见于苯丙酮尿症患者，但阴性不能排除苯丙酮尿症。此外，酪氨酸血症、新生儿苯丙氨酸血症等也可出现苯丙酮酸尿。

（5）方法学评价及问题

①尿液要新鲜，尿中含有水杨酸制剂、氯丙嗪及胆红素时，可呈假阳性。

②本法灵敏度约100 mg/L，阳性标本可做系列稀释进行粗略定量，但新生儿在出生后的6周内不易查出，出生6周后检查为宜。

③用2，4–二硝基苯肼盐酸盐与尿液等量混合的方法也可检测苯丙酮酸，阳性者呈黄色浑浊反应。

7. 葡萄糖–6–磷酸脱氢酶（G6PD）测定

（1）检测方法：采用连续监测法，细胞G6PD催化葡萄糖–6–磷酸（G6P）氧化成6–磷酸葡萄糖酸内酯，后者很快氧化成6–磷酸葡萄糖酸（6PGA），同时NADP被还原成NADPH。在波长340 nm处测定NADPH生成量，计算G6PD的活性。红细胞内还含有6–磷酸葡萄糖酸脱氢酶（6PGAD），催化6PGA脱羧，生成核酮糖–5–磷酸，可同时使NADP还原成NADPH。因此，由G6P和6PGA组成的底物系统测得的活性减去单独6PGA底物测得的活性，即为G6PD的活性。

（2）标本：将新鲜抗凝血离心去上清液及白细胞层，用生理盐水洗涤后制成红细胞悬液备用。

（3）参考范围：6.5 ~ 9.3 U/gHb（37 ℃）。

（4）临床诊断意义及评价：临床上检查红细胞G6PD主要用于诊断G6PD基因缺陷引起的溶血性贫血。G6PD的基因位于X染色体上，通过X伴性遗传，患者以男性居多。

8. 羊水胆碱酯酶（ChE）测定

ChE是一种神经性酶，可以反映胎儿神经系统成熟度。羊水中的胆碱酯酶依其对乙酰胆碱的亲和力不同，分为乙酰胆碱酯酶（又名真性胆碱酯酶，AChE）和假性胆碱酯酶（PChE）两种。

（1）检测方法：羊水总胆碱酯酶测定常用速率法或终点法，羊水总胆碱酯酶测定用聚丙烯酰胺凝胶（PAGE）电泳法，由于羊水中AChE增加与胎儿开放性神经管畸形高度相关，后者更常用。先经pH8.1电泳将PChE和AChE分开，再根据酶学反应原理，与ChE底物乙酰硫代胆碱和指示剂共同温育，ChE分解底物产生的硫代胆碱与铜离子反应形成复合物，在酶区出现白色沉淀线。正常羊水电泳后可见一条慢速的PChE区带，快速的AChE区带极微。开放神经管缺陷羊水可见明显的快泳的AChE区带，而同时加入AChE特异抑制剂的样品电泳后，可见此AChE区带消失。

（2）标本：羊水。

（3）临床诊断意义及评价：胎儿脑脊液中AchE浓度很高，血中AchE浓度很低。当胎儿患开放神经管缺陷时，脑脊液中的AchE大量渗透到羊水中。羊水中AChE增加与胎儿开放性神经管畸形高度相关，特别适用于神经管畸形可疑症的确诊。此法对于闭合性神经管缺陷的诊断意义不大。

（二）基因工程用于遗传性代谢缺陷病的产前诊断

测定培养的羊水细胞特异酶活性是产前诊断的经典方法，但有些遗传性代谢缺陷病的酶缺陷并不在羊水细胞中表达，可以用分子生物学技术对待测的基因进行分析以助于遗传性代谢缺陷病的诊断，以下介绍几种常用的产前基因诊断技术。

1. DNA分子杂交法

用已知的一段互补DNA作为探针，经放射标记后与羊水细胞的DNA进行印迹杂交，并用放射自显影法得出结果，来诊断胎儿的遗传性疾病，如用珠蛋白α基因片段两个探针检测α珠蛋白生成障碍性贫血。

2. 限制性片段长度多态性（RFLP）分析

DNA限制性内切酶能识别特定的碱基顺序，因而能在识别位点特异地把DNA切割成各种一定大小的片段，通过琼脂糖凝胶电泳的分离，直接用溴化乙锭显色或用DNA印迹法把这些DNA片段转移到硝酸纤维膜上，再与已用核素标记的特异基因探针进行DNA分子杂交，采用放射自显影技术，显示出相应的DNA片段，从而可鉴定出是否有基因缺失或异常，例如中国人β珠蛋白生成障碍性贫血的RFLP连锁分析。

3. 等位基因特异的寡核苷酸探针杂交（ASO）

ASO是最早用来检测点突变的方法，致病基因经PCR扩增后，分别与长为15～20 bp标记的野生型和突变型寡核苷酸探针杂交。由于杂交时严格遵循序列特异性，一种长20 bp的探针中，一个碱基的错配可导致解键温度（T_m值）降低5～7.5 ℃，根据靶基因与两探针结合信号有无或信号强弱，可判断是否存在突变或突变是否为杂合子。

4. PCR单链构型多态性分析法（PCR-SSCP）

将PCR产物双链DNA（dsDNA）变性为单链DNA（ssDNA），加样于变性聚丙烯酰胺凝胶中进行电泳。由于DNA分子在凝胶中的电泳迁移率与其分子量和空间结构有关，而空间结构又与ssDNA序列有关，故电泳结束后，ssDNA带位置的差异即可反映出PCR产物序列的差异，从而用于DNA中的单个碱基的替代、微小缺失或插入的检测。

5. DNA测序

DNA测序已实现了分析反应自动化，目前用于测序的技术主要有Sanger等（1977年）发明的双脱氧链末端终止法。其原理是利用一种DNA聚合酶来延伸结合在待定序列模板上的引物，直到掺入一种链终止核苷酸为止。每一次序列测定由一套四个单独的反应构成，每个反应含有所有四种脱氧核苷酸三磷酸（dNTP），并混入限量的一种不同的双脱氧核苷三磷酸（ddNTP）。由于ddNTP缺乏延伸所需要的3’—OH基团，延长的寡聚核苷酸选择性地在G、A、T或C处终止，终止点由反应中相应的ddNTP而定。每一种dNTPs和ddNTPs的相对浓度可以调整，使反应得到一组长几百至几千碱基的链终止产物。它们具有共同的起始点，但终止在不同的核苷酸上，可通过高分辨率变性凝胶电泳分离大小不同的片段，凝胶处理后可用X-光胶片放射自显影或非同位素标记进行检测。可用来检测基因片段的缺失或插入、动态突变等。

6. DNA芯片（DNA chip）技术

又称微阵，指将高密度DNA片段阵列通过高速机器人或原位合成方式，以一定的顺序或排列方式，使其附着在如玻璃片等固相表面作为探针，荧光标记的样品DNA/RNA借助碱基互补与探针进行杂交，从而进行高通量的基因表达及监测等方面的研究。

以上这些分子生物学技术已逐步应用于遗传性疾病的产前诊断，如镰状细胞性贫血、巴氏水肿胎儿综合征、α珠蛋白生成障碍性贫血基因携带者、β珠蛋白生成障碍性贫血、甲型血友病、α-抗胰蛋白酶缺乏症、苯丙酮尿症、杜氏进行性肌营养不良、视网膜母细胞瘤等。随着技术的不断成熟和完善，其作为先天性遗传性疾病的诊断技术将会有更广泛的应用前景。

（三）应用建议

（1）定性或定量检测人体血液、尿液、羊水、绒毛、组织中的某些代谢产物或测定其酶活性，往往发现某些遗传病特别是一些遗传性代谢缺陷病的线索。

（2）有些遗传性代谢缺陷病的酶缺陷不在羊水细胞中表达，可以用分子生物学技术对待测的基因进行分析加以辅助诊断。

三、性连锁遗传病的产前诊断

性连锁遗传病胎儿需要确定性别来决定取舍。可以利用羊水细胞的性染色质测定、羊水细胞培养染色体核型分析等决定胎儿性别，但其准确率并非100%。常用Y染色体特异性探针进行荧光原位杂交，或用Y染色体特异性DNA序列进行PCR扩增，几种方法结合分析有助于提高准确率。

四、多基因遗传病的产前诊断

多基因遗传病涉及两对以上的多基因突变，各对基因呈共显性，每对基因的作用是微小的，但若干对基因作用积累，形成一个明显的效应，在临床上出现一个症状群，主要表现为一些先天畸形，如唇裂、腭裂和畸形足、脊柱裂、无脑儿、神经管畸形、幽门狭窄、先天性髋关节脱位、先天性心脏病等，这类病占出生总数的2.6%，某些多基因异常遗传病常是遗传因素与环境因素共同作用的结果，它只能从群体调查和家族系谱的发病率中了解其分布及复现率。

第四节　TORCH感染检验诊断

1971 年，Nahmias 将数种能引起胎儿宫内感染，甚至造成先天缺陷或发育异常的病原体英文名称的首字母组合成“TORCH”，即弓形体（TOX）、风疹病毒（RUV）、巨细胞病毒（CMV）、单纯疱疹病毒Ⅰ和Ⅱ（HSV-Ⅰ、HSV-Ⅱ）、其他(Others)即主要指梅毒螺旋体。这组病原体经胎盘感染胎儿，造成流产、早产、先天畸形及引起多系统损害，特别是神经系统的损害，临床上称为TORCH综合征，又称 TORCH 感染。TORCH 感染的特点是孕妇感染后自身症状轻微，多数无明显症状，但所产生的后果严重，且目前尚无有效的治疗方法，因此对于孕妇感染的监测非常重要。一般分两步进行：

（1）孕前筛查：育龄夫妇在孕前进行TORCH病原体的常规筛查，如阳性者应给予及时治疗，并推迟受孕时间。

（2）产前诊断：如孕妇血清特异性抗体阳性者，应采取羊水、脐血或绒毛组织进行相应病原体检测，结合B型超声了解胎儿有无发育畸形，结合胎盘病理检查综合分析。TORCH病原体感染的胎盘目检偶有体积增大或水肿样改变，镜检主要为轻度灶性或重度弥散性、坏死性绒毛炎和绒毛干血管的坏死性动脉炎以及绒毛成熟障碍。经产前诊断确定胎儿已受到感染尤其是孕早期感染者最好终止妊娠。

一、弓形体感染

多数孕妇感染TOX无症状，部分病例急性期表现为乏力、咽痛、肌肉酸痛及淋巴肿大。临床上要结合可能被感染的时间、感染时的孕龄、孕妇的临床表现、以往有无不良分娩史等综合判断。实验室对TOX的检查是确诊的依据。

（一）一般检验项目

白细胞计数：白细胞计数升高不是弓形体感染的特异指标，但部分弓形体感染患者外周血液白细胞计数可升高。

（二）特殊检验项目

1. 病原学诊断

主要检查弓形虫滋养体。

（1）检测方法：体液标本2500 r/min离心10分钟，取沉淀物制成涂片，若组织标本可直接涂抹在玻片上或制成压印标本，用甲醇或乙醇加等量乙醚固定，再用吉姆萨染液染色，染色后直接在显微镜下检查。

（2）标本：脑脊液、羊水、血液、尿液、阴道分泌物、组织标本等。

（3）临床诊断意义及评价

①在体液涂片或组织切片中发现弓形虫新月形滋养体，即可确诊弓形虫急性感染。

②在组织切片中发现弓形虫包囊，不能确诊弓形虫急性感染，应结合临床表现及其他检测做具体分析。

③有些寄生虫、微生物、原虫等与弓形虫相似，注意加以鉴别。

2. 血清TOX抗体（IgM、IgG）检测

根据抗体的有无和多少、抗体的种类，对大部分TOX患者可明确诊断。

（1）检测方法：金免疫层析法、酶联免疫法、时间分辨免疫荧光法等。

（2）标本：孕妇血清、胎儿气血的。

（3）参考范围：阴性。

（4）临床诊断意义及评价

①血清TOX-IgG抗体阴性的孕妇是易感人群。怀疑孕妇感染弓形体病，应及时检查血清中TOX-IgM抗体。首次检测时间为孕10～12周，阴性者需20～22周再次复查。

②若孕妇血清TOX-IgM抗体阳性，提示为原发急性感染。

③脐血TOX-IgM抗体阳性提示新生儿已发生宫内弓形体感染，但要注意排除采集脐血时的母血污染。同时检测脐血和母血TOX特异性的IgM和IgG抗体有助于诊断。

二、风疹病毒感染

风疹病毒（RUV）是单链RNA病毒，首先侵入呼吸道黏膜和颈淋巴结，再局

部复制，随后进入血液循环引起病毒血症，病毒通过白细胞到达单核巨噬细胞系统，复制后再次进入血液循环引起第二次病毒血症。孕妇被RUV感染后症状一般比较轻微，仅经数天后即自行消退，因此往往容易被忽略，但对宫内的胚胎和胎儿却产生很大的影响。感染越早，胎儿发生畸形率越高、越严重，病情风疹病毒感染的临床表现并无特色，确诊必须依赖实验室检查。

（一）一般检验项目

白细胞计数：白细胞计数升高不是风疹病毒感染的特异指标，但部分风疹病毒感染患者血液白细胞计数可升高。

（二）特殊检验项目

1. 病毒分离

（1）检测方法：取出疹前4天至出疹后5天的患者鼻咽部分泌物，或先天性风疹综合征患儿的脑脊液、尿液、羊水等培养于RK13、Vero或BHK21等传代细胞，可分离出RUV，再进行病毒的鉴定。

（2）标本：羊水、血液、脑脊液、咽拭子、组织标本等。

（3）临床诊断意义及评价：标本中分离出风疹病毒可以确诊有RUV感染。

2. 血清学RUV抗体（IgM、IgG）检测

（1）检测方法：酶联免疫吸附试验。

（2）标本：血清、脑脊液等。

（3）临床诊断意义及评价

①血清RUV-IgG抗体阴性的孕妇是易感人群。婚前检查妇女血清RUV抗体为阴性时，应注射RUV疫苗，使其体内产生抗体，注射后至少避孕3个月，然后再怀孕，一般可避免感染RUV。

②血清RUV-IgM抗体阳性，提示有RUV感染。血清RUV-IgG抗体阳性提示既往感染有RUV，患者有免疫力，不会再受RUV感染。

三、巨细胞病毒感染

巨细胞病毒（CMV）为双链DNA病毒，普遍存在于人体中，从怀孕早期到后期，孕妇都可以被CMV感染。成人受感染后，临床症状不明显，或有轻微类

似上呼吸道感染症状，如发热、皮疹、淋巴结肿大等。巨细胞病毒感染后可从尿液、唾液、宫颈分泌物、泪水和乳汁中排出，可通过胎盘垂直传播给胎儿。严重新生儿感染易与新生儿败血症、脑膜脑炎、弓形体病等相混淆。确诊依赖实验室检出病毒或病毒组分、找到包涵体以及血清学检查等。

（一）一般检验项目

1. 血常规检查

正常成人感染CMV后多表现为隐性感染，或可引起单核细胞增多、淋巴细胞相对或绝对增多，可见异常淋巴细胞等。CMV感染重症者血小板减少、淋巴细胞增多并有大量异常淋巴细胞、红细胞增多。

2. 肝功能检查

CMV感染重症者出现黄疸、肝脾肿大等肝功能损害。

（二）特殊检验项目

1. 病原学诊断

（1）检测方法：体液标本2500 r/min离心10分钟，取沉淀物制成涂片，如其他脏器的组织标本按常规包埋、切片处理。用吉姆萨染液染色，染色后直接在显微镜下检查。

（2）标本：血维、尿液、脑脊液、羊水、组织标本等。

（3）临床诊断意义及评价

①CMV侵犯细胞后，细胞先是收缩，以后即变圆，逐渐增大，直径可达40 μm，受染细胞的细胞质内有嗜酸性包涵体，核内有嗜酸性或嗜碱性包涵体，核包涵体很大，横径可达15 μm，周围有一不染色的环状透明带与核膜分开，呈“猫头鹰眼睛”的特殊形态，易与正常细胞区别。若镜下检到“猫头鹰眼睛”形态的细胞有诊断意义。

②新生儿有症状者难与弓形虫、风疹、疱疹病毒感染区别，确诊有赖于从患儿尿液中（出生第一周）分离出病毒。若为产道感染，至少于生后2周才能从新生儿尿液中检出CMV包涵体。

2. 血清CMV抗体（IgM、IgG）检测

（1）检测方法：酶联免疫吸附试验法、间接免疫荧光法等。

（2）标本：血清。

（3）正常参考范围：阴性。

（4）临床诊断意义及评价：患者和隐性感染者为传染源，病毒从尿液、唾液、宫颈分泌物、精液、泪水和乳汁中排出。CMV可通过胎盘传染给胎儿。人群普遍易感，年龄越小，易感性越高。妊娠前6个月感染危害性最大。血清CMV-IgM抗体阳性，对早期诊断CMV有重要意义。新生儿及脐血中检测到CMV-IgM抗体是诊断胎儿先天感染的主要依据之一。孕妇血清CMV-IgM抗体是近期原发感染CMV的重要指标。

四、单纯疱疹病毒感染

单纯疱疹病毒（HSV）主要分Ⅰ型和Ⅱ型，一般认为Ⅰ型主要感染腰以上部位，如扁桃体炎、角结膜炎及口唇疱疹等。Ⅱ型常感染腰以下部位，引起生殖器疱疹等。HSV-Ⅱ型对新生儿危害很大。实验室诊断主要包括从病变标本中分离出HSV病毒和血清学检查等。

（一）特殊检验项目

1. 病毒培养和分型

（1）检测方法：疱疹病毒组织培养，用人胚成纤维细胞、人羊膜细胞、肾细胞等做病毒分离培养，用免疫荧光法进行鉴定。

（2）标本：水疱液、唾液、生殖道分泌物、羊水、组织标本等。

（3）正常参考范围：阴性。

（4）临床诊断意义及评价：标本中分离出单纯疱疹病毒可以确诊有HSV感染。

（5）方法学评价及问题：病毒培养时间长，一般2～4天，可长达14天。用免疫荧光法进行鉴定，可以确诊，但操作复杂，费用昂贵，且多种因素可影响HSV分离培养的成功率。

①采集的标本中是否含有活病毒。

②正确的标本取材、运输、保存和接种。

③细菌和真菌污染。

④标本的来源部位和疾病的病程会影响病毒分离培养的敏感性，病损的不同阶段分离出病毒的可能性不同，如果病损已结痂，分离到HSV的可能性较病损处

于囊泡或溃疡期低。

2. 电子显微镜直接镜检

从完整的囊泡液吸取囊液，电子显微镜下鉴别病毒颗粒，但其敏感性低，不到病毒分离培养法的10%，而且不能与其他疱疹病毒相区别。

3. 细胞学检查

从疱底或溃疡面刮取少量组织作涂片，瑞特·吉姆萨染色或巴氏染色，可检出HSV感染具特征性的多核巨细胞内的嗜酸性包涵体，但不能区别HSV感染或水痘-带状疱疹病毒感染，其敏感性仅为病毒分离的60%。

4. 血清HSV抗体（IgM、IgG）检测

（1）检测方法：酶联免疫吸附试验法等。

（2）标本：血清、水疱液等。

（3）参考范围：HSV-IgM阴性；HSV-IgG抗体滴度＜1∶512。

（4）临床诊断意义及评价

①HSV-IgG和IgM抗体均为阴性，提示未曾受过单纯疱疹病毒感染。

②HSV-IgG抗体滴度＜1∶512，IgM抗体为阴性，提示可能有既往感染史。

③HSV-IgG和IgM抗体均为阳性，或者是IgG抗体滴度≥1∶512，表明有HSV近期感染；如果HSV-IgG抗体滴度在双份血清中有4倍以上升高，那么无论IgM抗体是否为阳性，都是HSV近期感染的指标。

5. PCR检测病毒DNA

PCR检测HSV病毒的DNA，其敏感性和特异性高，能大大提高生殖器溃疡患者中HSV确诊的能力，但费用昂贵，且受操作技术和实验室条件及设备的影响，容易出现假阳性，故用于临床诊断其准确性受一定影响。

（二）应用建议

孕妇感染TORCH后所产生的后果严重，故对孕妇感染的监测非常重要，一般包括孕前筛查和产前诊断两步。临床首选也是最常用的检验筛查手段是采用免疫学方法检测相应TORCH病原体的特异性IgM和IgG抗体。也可通过病原体培养、分子生物学手段等进行相应病原体的检测，但需要较严格的实验条件和技术保障，一般的临床实验室难以常规开展。产前诊断常将羊水或脐血中检测到相应TORCH病原体的特异性IgM抗体作为诊断胎儿先天感染的主要依据之一。

第四章　胎儿成熟度检查

胎儿成熟度的监测是决定妊娠尤其是高危妊娠选择合理的分娩时间和处理方针的重要依据，临床上胎儿成熟度的确定有多种方法。

（1）胎龄计算法：根据月经史及末次月经日期推算确定孕龄，也可以综合早孕反应、胎动出现的时间以及子宫大小来推算。

（2）子宫底高度推算法：采用软尺测量耻骨联合上缘到宫底的距离，以及宫底升高的程度进行推算，此法简便易行，但易受孕妇腹壁厚薄、羊水多少和先露高低等因素影响。

（3）超声检查：通过B型超声测量胎头双顶径、股骨长、胸径和腹径等，综合判断以确定胎龄并估计胎儿的成熟度及大小。超声检查无创伤性，可以定期多次检测做动态观察，是一种简便、有效而且可靠的方法。

（4）羊水分析法：通过羊水中某些物质的消长来观察胎儿的器官功能是否发育完善。例如，脂肪细胞出现率20%，提示胎儿皮肤成熟；羊水中卵磷脂/鞘磷脂比值（L/S）<2作为判定胎儿肺成熟的标准等。

第一节　胎儿肺成熟度检查

胎儿肺成熟的检查对判定新生儿特发性呼吸窘迫综合征（NIRDS），亦即透明膜病极有意义。常用的检测方法有羊水泡沫试验、卵磷脂/鞘磷脂比值（L/S）测定、羊水吸光度测定等。

一、一般检验项目

（一）羊水泡沫试验

又称振荡试验，是一种间接估量羊水中磷脂含量的方法。

1. 检测方法

羊水中表面活性物质磷脂在乙醇中经振荡后形成稳定的泡沫，在室温下可保持数小时。羊水中的其他物质如蛋白质、胆盐、游离脂肪酸和不饱和磷脂等形成的泡沫在几秒钟内可被乙醇迅速消除。

取口径12～14 mm的有塞尖底试管5支，按表4-1分别加入不同量的羊水和试剂。

表4-1　羊水泡沫试验加样稀释步骤

加入物（mL）	1	2	3	4	5
羊水	1.0	0.75	0.5	0.25	0.2
9 g/L氯化钠溶液	—	0.25	0.5	0.75	0.8
95%乙醇	1.0	1.0	1.0	1.0	1.0

加试剂完毕后，塞紧试管塞，置试管架上垂直强力振荡15秒，静置15分钟后，观察各管液体空气界面有无泡沫形成。

2. 结果判断

若整圈呈现持久泡沫为阳性（＋）；有泡沫，但不成圈的为可疑（±）；无泡沫为阴性（－）。临床上为操作方便，通常只做第1管和第3管，若第1管和第3管均阴性则提示胎儿肺不成熟，第1管阳性和第3管阴性提示胎儿肺成熟可疑，若第1、3管均为阳性则提示肺成熟。

3. 临床诊断意义及评价

此试验用于评价胎儿肺成熟度，对判定NIRDS具有重要意义。

4. 方法学评价及问题

羊水中不能混有胎粪、血液，污染的羊水可出现假阳性。羊水不宜长时间离心，以免活性物质沉淀，导致假阴性结果。

（二）羊水卵磷脂/鞘磷脂（L/S）比值测定

卵磷脂（L）和鞘磷脂（S）是肺泡表面活性物质的主要成分，可维持肺的稳定性，因此通过检测卵磷脂和鞘磷脂的含量及其比值可判断胎儿肺的成熟度。1971年由Gluck和Kulavich首先提出，至今仍作为检测胎儿肺成熟情况的常用指标。

1. 检测方法

薄层色谱法。用有机溶剂氯仿抽提羊水中的磷脂，用硅胶薄层层析分离其中的卵磷脂和鞘磷脂，显色后计算卵磷脂和鞘磷脂的量及其比值（L/S）。

2. 标本

羊水。

3. 参考范围

L/S≥2。

4. 临床诊断意义及评价

妊娠早期羊水中卵磷脂浓度很低，35周后突然升高，而鞘磷脂在妊娠32～40周较稳定，因此卵磷脂和鞘磷脂在组成上的变化可以反映胎儿肺的成熟度。

（1）在高危妊娠需提前终止妊娠时，需了解胎儿肺是否成熟。以L/S比值≥2作为判定胎儿肺成熟的阈值，其预测NIRDS的灵敏度为84%，L/S比值在1.50～1.99为可疑值，L/S比值≤1.49为不成熟值。

（2）临床需注意个别患糖尿病的孕妇，虽羊水L/S≥2，NIRDS的发病率也高于正常孕妇的新生儿。

5. 方法学评价及问题

羊水标本要求同羊水泡沫试验。需注意经阴道抽取的羊水，易被含有脂类的细菌污染而影响测定。

（三）羊水吸光度测定

1. 检测方法

羊水吸光度测定是以羊水中磷脂类物质的含量与其浊度之间的关系为基础，用以测定羊水中磷脂类物质。当波长为650nm时，羊水中的磷脂类物质越多，吸光度（A_{650}）越大，提示胎儿的肺成熟度越好。测定时以蒸馏水调零，光径1 cm，波长650 nm，读取A_{650}值。

2. 标本

羊水。

3. 参考范围

羊水吸光度A_{650}≤0.050为阴性，A_{650}≥0.075为阳性。

4. 临床诊断意义及评价

主要用于评价胎儿肺成熟度，阳性提示胎儿肺成熟，阴性提示胎儿肺不成熟。

（四）板层小体计数（LBC）

板层小体由肺泡Ⅱ型细胞排出附着于肺泡表面，并随肺泡液流入羊水中，随着妊娠的发展、胎儿的成熟，羊水中的板层小体数目增多。板层小体直径为2～6 mm，与血小板体积近似。

1. 检测方法

根据板层小体的特殊体积结构，利用全自动血细胞分析仪进行体积分析来进行计数。

2. 标本

羊水。

3. 结果判断

LBC=15 000/mL为阳性临界值。

4. 临床诊断意义及评价

板层小体在正常妊娠24周时的胎儿肺中已经出现，孕34～36周时，其数目明显增多，因此利用LBC可对胎儿肺成熟进行预测。LBC≤15 000/mL，可能为NIRDS。

二、应用建议

胎儿肺成熟度的检验诊断方法较多，除上述方法外，泡沫稳定指数检测、羊水磷脂酰甘油测定、羊水饱和磷脂测定等方法也可用于检测胎儿肺成熟度。最为常用的是羊水泡沫试验和L/S比值测定。泡沫试验准确、简便、快速，适用于紧急处理及基层医院，该法假阳性率低但假阴性率高。L/S比值测定是检测胎儿肺成熟度较准确的方法，但可受羊水污染、母体并发症等因素的影响，临床应用中需加以注意。近年来有研究报道LBC与L/S比值的相关系数为0.70，且由于板层小体直径与血小板体积近似，可利用全自动血细胞分析仪进行计数，LBC为临床判断肺成熟度提供了快速、简便、客观、廉价的方法。

第二节　胎儿肾成熟度检查

一、一般检验项目

（一）羊水肌酐测定

1. 检测方法

碱性苦味酸法。

2. 标本

羊水。

3. 参考范围

妊娠37周后≥176.8 μmol/L（2 mg/dl）。

4. 临床诊断意义及评价

（1）羊水中的肌酐来自胎儿尿液，为胎儿代谢产物，其排泄量反映肾小球的成熟度，故测定羊水肌酐含量可了解胎儿肾脏的成熟情况。

（2）羊水中肌酐含量与孕龄关系密切，自妊娠中期开始升高，于妊娠34周起迅速上升，妊娠37周后≥176.8 μmol/L（2mg/dl），故将羊水肌酐浓度≥176.8 μmol/L确定为胎儿肾成熟值，132.6～175.9 μmol/L（1.5～1.99 mg/dl）为临界值；＜132.6 μmol/L（1.5 mg/dl）为胎儿肾未成熟值。

5. 方法学评价及问题

由于孕妇血清肌酐增加也会使羊水肌酐呈高值，故最好同时测定孕妇血清肌酐以综合分析。孕妇使用利尿剂或胎儿窘迫时羊水肌酐会减少，判断时应加以注意。羊水中含有红细胞时，应尽快离心除去，以免红细胞内的肌酐向羊水内释放。

（二）羊水葡萄糖测定

1. 检测方法

同血清葡萄糖测定，见第三章第二节。

2. 标本

羊水。

3. 临床诊断意义及评价

（1）羊水葡萄糖主要来自母体，部分来自胎儿尿液。妊娠23周前随羊膜面积扩大，羊水量增加，羊水葡萄糖含量逐渐增加，至24周达高峰，为2.29 mmol/L左右，之后随胎儿肾成熟，肾小管对葡萄糖重吸收作用增强，胎尿排糖量减少，加上胎盘通透性随胎龄增加而降低，羊水葡萄糖含量逐渐减低，临产时可降至0.40 mmol/L以下。

（2）羊水葡萄糖＜0.56 mmol/L，提示胎儿肾发育成熟；＞0.80 mmol/L为不成熟。

（3）由于羊水中葡萄糖含量的个体差异较大，作为判断胎儿成熟度的指标不如肌酐准确。

二、应用建议

羊水中的肌酐来自胎儿尿液，其含量随孕龄增加而升高。羊水葡萄糖主要来自母体，部分来自胎儿尿液，其含量随着胎儿肾成熟而逐渐减低，故测定羊水肌酐、葡萄糖水平对胎儿肾成熟度判断均有一定价值。由于羊水中肌酐含量的个体差异较羊水葡萄糖小，故更常被临床作为判断胎儿肾成熟度的指标。

第三节　胎儿肝成熟度检查

一、一般检验项目

（一）羊水胆红素光密度（OD）值

1. 检测方法

光谱分析法。

正常羊水在波长365 nm至550 nm之间的扫描为一直线，在波长365 nm及550 nm两点吸光度为正常本底吸光度。胆红素的紫外吸收峰在波长450 nm，若羊水中有胆红素，则在365 nm至550 nm之间有一个吸收峰。以羊水标本450 nm处吸光度减去正常本底吸光度即为ΔOD_{450}，ΔOD_{450}与胆红素的含量成正比。

2. 标本

羊水。

3. 参考范围

一般妊娠37周以前羊水胆红素$\Delta OD_{450}>0.02$，妊娠37周以后$\Delta OD_{450}<0.02$。

4. 临床诊断意义及评价

（1）用于判断胎儿肝成熟度：妊娠37周后测定，如$\Delta OD_{450}<0.02$提示胎儿肝脏成熟；ΔOD_{450}在0.02～0.04为可疑；ΔOD_{450}在0.04以上提示胎儿肝脏未成熟。

（2）也可用于评估溶血程度及预后：正常情况下ΔOD_{450}随孕周增加而下降，如有溶血发生则ΔOD_{450}也可升高。孕29周后第1次检测能较准确地预测病情，间隔5～21天连续监测有助于提高准确性。当胎儿越近足月，ΔOD_{450}越大提示胎儿溶血程度越严重，而ΔOD_{450}呈下降趋势时表明胎儿溶血程度减轻。

5. 方法学评价及问题

羊水标本应在避光条件下立即送往实验室，并避光过滤，以除去引起混浊的物质。若羊水中含有大量红细胞或溶血的标本不宜选用本法测定。

（二）羊水胆红素测定

1. 检测方法

改良J–G法。

2. 标本

羊水。

3. 参考范围

正常胎儿羊水胆红素应<1.71 μmol/L。

4. 临床诊断意义及评价

（1）妊娠晚期随着胎儿发育生长，胎儿肝脏的发育日趋成熟，代谢胆红素的能力亦逐渐完善，因此羊水中的胆红素随着孕龄的增加而下降，妊娠36周后基本消失，羊水胆红素浓度<1.71 μmol/L提示胎儿肝脏已成熟，1.71 ~ 4.61 μmol/L为临界值，胎儿可能有不正常情况；>4.61 μmol/L胎儿安全受到威胁；8.03 μmol/L多有胎儿窘迫。

（2）羊水胆红素测定还可用于反胎儿溶血程度。母胎血型不合溶血时羊水中胆红素达16.2 μmol/L，应采取终止妊娠措施，否则胎儿多难存活。

5. 方法学评价及问题

羊膜穿刺时间，一般最早在妊娠30 ~ 32周开始，必要时每2周查一次。对既往新生儿溶血发病早或死胎发生早者，亦可酌情提前做羊膜穿刺，一般可在上次终止妊娠孕周的前4周进行。

二、应用建议

妊娠晚期胎儿肝脏的发育日趋成熟，代谢胆红素的能力亦逐渐完善，羊水中的胆红素随着孕龄的增加而下降，临床主要通过羊水胆红素值来反映胎儿肝脏的成熟度，其对胎儿肝成熟度的判断有重要价值。

第四节　胎儿皮脂腺成熟度检查

一、一般检验项目

（一）羊水脂肪细胞计数

1. 检测方法

羊水中的细胞经硫酸尼罗蓝水溶液染色后显微镜下观察，脂肪细胞无核，染成橘黄色，其他细胞则染成蓝色。计数200～500个细胞，计算橘黄色细胞在总细胞中的比例，即脂肪细胞出现率。

2. 标本

羊水。

3. 参考范围

脂肪细胞出现率＞20%表示胎儿皮肤功能已成熟。

4. 临床诊断意义及评价

晚期妊娠时，羊水中脂肪细胞出现率随胎龄增加而增高。羊水脂肪细胞计数主要用于估计胎儿的皮肤和皮脂腺成熟度：＞20%提示已成熟，10%～20%为可疑，＜10%为未成熟。也可用于估计妊娠期限，如脂肪细胞出现率＞10%，提示妊娠近36周；＞20%以上提示近38周；足月可达50%，但＞50%提示为过期妊娠。

二、应用建议

羊水中的脂肪细胞为从胎儿皮脂腺及汗腺脱落的细胞，随着胎儿的皮肤发育成熟，其含量逐渐增加，因此羊水中脂肪细胞出现率是临床常用的反映胎儿皮肤功能成熟程度的一个指标。

第五节 胎儿胰腺与唾液腺成熟度检查

一、一般检验项目

（一）羊水淀粉酶（Amy）测定

1. 检测方法

碘比色法。

2. 标本

羊水。

3. 参考范围

一般妊娠37周以前羊水Amy<200 U/L，妊娠37周以后>300 U/L。

4. 临床诊断意义及评价

羊水中Amy主要来自胎儿胰腺及唾液腺。妊娠36周后其活性显著上升，妊娠37周以后，如羊水Amy>300 U/L提示胰腺与唾液腺发育成熟。200 ~ 300 U/L为临界值，<200 U/L为胎儿胰腺及唾液腺不成熟。

二、应用建议

羊水中Amy测定简便快速，是临床常用的用于判定胎儿胰腺成熟度的指标。另外，由于羊水中胰蛋白酶、胰脂肪酶等也主要来自胎儿胰脏，测定其羊水中的含量也可用于估计胎儿胰腺成熟度。

总之，羊膜腔穿刺抽取羊水进行胰腺与唾液腺成熟度分析是较为可靠的方法，但该检查一般仅用于对早产儿能否适应宫外生活进行评价，多种方法联合应用可提高临床符合率。

下篇　妇产科护理

第五章　女性生殖系统炎症患者的护理

第一节　外阴部炎症

一、疾病概要

（一）非特异性外阴炎

非特异性外阴炎即外阴皮肤与黏膜的炎症。

1. 病因

由于外阴部暴露于体表，又与尿道、阴道和肛门邻近，经常受到尿液、粪便、阴道分泌物以及月经血的刺激，若不注意皮肤清洁，易引起病原菌繁殖，导致外阴炎，如尿漏患者的尿液、粪漏患者的粪便及糖尿病患者的糖尿的长期浸渍等。此外，穿紧身化纤内裤、经期使用不洁卫生巾及局部使用化学药物过敏等因素也可引起非特异性外阴炎。

2. 临床主要表现

外阴瘙痒、疼痛、灼热，局部皮肤红肿、抓痕、湿疹、糜烂，偶见溃疡，皮肤黏膜粗糙、增厚等。

3. 治疗原则

消除病因，保持外阴部清洁、干燥，局部应用抗生素治疗。

（二）前庭大腺炎

前庭大腺炎即病原体侵入前庭大腺引起的炎症。

1. 病因

前庭大腺位于两侧大阴唇下1/3深部，直径为0.5～1.0 cm，腺体导管长1.5～2.0 cm。腺管开口于前庭后方的小阴唇与处女膜之间。在性交、分娩和流产等情况污染外阴部时，病原体易侵入腺管口和腺管，从而引起前庭大腺炎。

2. 病原体

病原体主要为葡萄球菌、链球菌、大肠杆菌和肠球菌等。随着性传播疾病发病率的增加，淋病奈瑟菌及沙眼衣原体已成为常见的病原体。

3. 临床表现

临床表现主要有前庭大腺脓肿或囊肿。急性炎症期，大阴唇下1/3处疼痛、红肿、压痛明显。脓肿形成时，触之有波动感，脓肿直径可达到5～6 cm。脓肿可自行破溃。若破口大，引流良好，则炎症消退而自愈；若破口小，引流不畅，则炎症持续不愈或反复发作。急性炎症消退后，腺管口粘连闭塞，分泌物不能排出，脓液逐渐转为清液而形成前庭大腺囊肿。

4. 治疗原则

急性期，应选用抗生素治疗；脓肿形成后，应切开引流。前庭大腺囊肿可行造口术。近年来，采用CO激光或微波治疗效果良好。

二、护理

（一）护理评估

1. 健康史

了解患者有无流产、分娩、外阴和阴道手术后感染史；是否患有糖尿病、尿漏和粪漏等疾病；有无不洁性生活、不良的经期卫生习惯等。

2. 身体状况

（1）全身表现：前庭大腺炎急性期可有发热、白细胞增多以及腹股沟淋巴结可有不同程度增大等表现。

（2）局部表现：了解外阴皮肤有无疼痛、灼热感、瘙痒、红肿，行走不便等；是否于性交、活动、排尿、排便时加重。妇科检查注意局部皮肤有无红肿、发热、压痛明显；有无糜烂、溃疡或湿疹形成；有无皮肤或黏膜增厚、粗糙；患侧前庭大腺开口处有无白色小点；前庭大腺区有无囊状隆起、压痛和波动感等。

3. 辅助检查

（1）分泌物检查：取局部分泌物涂片检查或细菌培养，同时做药物敏感试验寻找病原体。

（2）血、尿常规化验：了解感染程度、有无糖尿等。

4. 心理社会评估

因炎症位于隐私处，患者难以开口、羞于就医，以致未得到及时治疗，使炎症发展或转为慢性；或因炎症局部瘙痒、疼痛难忍，行走困难，影响活动，从而产生焦虑、紧张和烦躁情绪。

（二）护理诊断

1. 皮肤完整性受损

皮肤完整性受损与皮肤、黏膜充血，脓肿自行破溃或手术有关。

2. 疼痛

疼痛与炎性分泌物刺激、脓肿形成有关。

（三）护理措施

1. 预防措施

（1）加强卫生知识教育，使患者了解外阴部炎症的发病特点，注意消除诱因，积极治疗阴道炎、糖尿病和尿失禁等。

（2）注意外阴部清洁卫生，月经期、产褥期禁止性交，纠正不良卫生习惯。发现异常及时诊治，防止因反复发作而转为慢性。

2. 病情监测

（1）急性炎症期卧床休息。

（2）注意体温变化。

（3）观察局部肿胀、疼痛程度，分泌物的量及性状变化，及时给予局部擦洗、热敷和理疗等护理，减轻患者疼痛，增加患者的舒适感。

3. 治疗配合

（1）患者认真执行医嘱，对外阴局部进行清洁护理，可选用清热解毒中药、局部热敷或坐浴，必要时给予抗生素。

（2）患者配合医生进行脓肿切开引流或开窗术，医护人员准备手术器械，做好术中和术后护理。

4. 心理护理

医护人员耐心向患者解释炎症发生的原因、诱因及防护措施；指导患者注意个人生活卫生，增强其对炎症的预防意识；告诉患者及时就诊的重要性；消除患者的焦虑情绪，使其主动配合治疗。

5. 一般护理

急性炎症期，患者应采取半卧位休息，避免劳累，增加营养，发热时多饮水。医生耐心教会患者坐浴的方法及浴液的配制，包括浴液的温度和坐浴的注意事项：每次坐浴15～30分钟，每日2次，5～10次为一疗程，月经期暂停坐浴。对于脓肿切开引流或开窗术术后患者，需每天更换引流条，外阴用1：5000氯己定（洗必泰）或1：40络合碘棉球擦洗，每日2次；伤口愈合后，改用1：5000高锰酸钾溶液坐浴，每日2次。

6. 健康指导

医生需指导患者注意经期、孕期、分娩期及产褥期卫生。患者要勤换内裤，勿穿紧身化纤内裤，保持外阴部清洁、干燥；局部严禁搔抓，勿用过热的热水烫洗外阴或用刺激性药物、肥皂擦洗外阴；如果有外阴溃破者要预防继发感染，使用柔软无菌会阴垫，减少摩擦和交叉感染的机会。

第二节　子宫颈炎症

一、疾病概述

子宫颈炎症是妇科常见的疾病之一。正常情况下，宫颈具有多种防御功能，包括黏膜免疫、体液免疫和细胞免疫，是阻止病原体进入上生殖道的重要防线，但宫颈易受分娩、性交及宫腔操作的损伤，且宫颈管单层柱状上皮抗感染能力较差，易发生感染。子宫颈炎症有急性和慢性两种，临床以慢性子宫颈炎多见，本节仅介绍慢性子宫颈炎。

（一）临床表现

1. 症状

主要是阴道分泌物增多。依据病原体的种类、炎症的程度不同，白带的性状可呈乳白色黏膜状，也可呈淡黄色脓性或血性。当炎症涉及膀胱下结缔组织时，可出现尿急、尿频。若炎症沿宫骶韧带扩散到盆腔，可有腰骶部疼痛、下腹坠痛等。因黏稠脓性分泌物不利于精子穿过，可造成不孕。

2. 体征

妇科检查可见宫颈有不同程度糜烂、肥大、充血、水肿，有时质较硬，可见息肉、裂伤及宫颈腺囊肿等。

（二）处理原则

治疗前先行宫颈刮片、碘试验或宫颈组织切片检查，排除早期宫颈癌。慢性子宫颈炎以局部治疗为主，物理治疗最常用。

1. 物理治疗

物理治疗是最常用的有效治疗方法。其原理是以各种物理方法将宫颈糜烂面单层柱状上皮破坏，使其坏死脱落后为新生的复层鳞状上皮覆盖。创面愈合需

3～4周，病变较深者6～8周，宫颈恢复光滑外观。临床常用的方法有激光治疗、冷冻治疗、红外线凝结疗法及微波疗法等。

2. 药物治疗

局部药物治疗适用于糜烂面积小和炎症浸润较浅的病例。目前临床多用复方莪术油栓（康妇特），疗效令人满意，患者每天放入阴道1枚，连续7～10天。中药有许多验方、配方，临床应用有一定疗效。对宫颈管内有脓性分泌物的患者需全身治疗，治疗前取宫颈管分泌物做培养及药物敏感试验，根据检查结果采用相应的抗感染药物，以提高治疗效果。

3. 手术治疗

宫颈息肉可手术摘除，宫颈肥大、宫颈糜烂较深且累及宫颈管者可行宫颈锥形切除术。

二、护理

（一）护理评估

1. 健康史

了解患者的婚育史、阴道分娩史、妇科手术史、宫颈损伤等情况，评估患者的日常卫生习惯。

2. 身体评估

（1）症状

了解白带性状，有无血性白带或性交后出血、腰骶部疼痛、盆腔部下坠疼等症状。

（2）体征

评估糜烂面积大小和程度，有无息肉、囊肿、肥大。

3. 心理社会评估

慢性子宫颈炎病程长，白带多有异味致外阴不舒适或精神不爽，患者思想压力大。接触性出血的表现使患者惊疑而害怕，拒绝性生活，又害怕癌变，引起患者的焦虑与不安。

（二）护理诊断

1. 舒适的改变

此现象与白带增多、腰骶部疼痛有关。

2. 焦虑

患者产生焦虑与害怕恶变有关。

（三）护理措施

1. 疾病预防

医生需提高技术水平，分娩或手术时减少宫颈裂伤，发现裂伤及时正确缝合；加强预防，避免分娩时或器械损伤宫颈，发现宫颈损伤及时缝合。

2. 术后护理

患者术后每天清洗外阴2次，保持外阴清洁，禁止性交、盆浴，阴道灌洗2个月。医护人员要告知患者物理治疗后均有阴道分泌物增多的现象，术后1～2周脱痂时可有少量血水或少许流血，此为正常，不需就诊，但出血量多者需急诊处理。处理时，局部用止血粉或压迫止血，必要时加用抗生素。一般于两个月后复查，未痊愈者可择期再做第二次治疗。治疗前常规行宫颈刮片细胞学检查，以排除癌变可能。

3. 心理护理

医护人员耐心倾听患者倾诉，及时解答患者的提问，及时告知报病情，以缓解患者不良情绪。

（四）健康教育

医护人员向患者传授防病知识，让其注意个人卫生，每天清洗外阴、更换内裤，着棉制内裤，定期做妇科检查，发现子宫颈炎予以积极治疗。物理治疗的时间应选择月经干净后3～7日进行。

第三节　尖锐湿疣

一、疾病概要

HPV在人体温暖潮湿的条件下最易生存繁殖，故外生殖器及肛周部位易发生感染。

（一）临床表现

本病的潜伏期长短不一，一般为2周到8个月，平均为3个月左右。

最常发生的部位，依次为大小阴唇、处女膜残端、尿道口、耻骨下联合、子宫颈、阴道壁、肛周、阴阜等，偶见外阴和肛周以外部位，如腋窝、脐窝、趾间、乳房下、口腔颊部或舌边缘等。

尖锐湿疣病损初起为小而柔软的疣状淡红色小丘疹，以后逐渐增大，数目增多，表面凹凸不平，此时通常无特殊感觉，继续增大。根据其形态可分成丘疹型、乳头型、菜花型、鸡冠型、蕈样型，疣表面比较粗糙，呈灰白色或粉红色，可因摩擦或浸渍而破溃、渗出、出血或感染，伴有痒感、压迫感、疼痛感。

巨大型损害又称巨大尖锐湿疣（Buschke-Lowenstein tumor），临床上表现为生长迅速，形成疣状或菜花型，可发生坏死和感染，形态颇似癌，而组织病理为良性变化。

妊娠期妇女疣体发展比较迅速，治疗后也易复发，可能与激素代谢的改变有关。

尖锐湿疣与生殖器癌的发生有密切关系，有报告外阴部的尖锐湿疣，经过5～40年后，可能会转化为鳞状细胞癌；有5%女阴癌及某些肛门癌是在原有尖锐湿疣的基础上发生的，特别是宫颈癌与HPV的感染有关，发生恶变尤与HPV16型、18型、31型、33型的感染有关。

（二）诊断及鉴别诊断

1. 诊断

根据婚外性交史，或嫖娼史，或配偶感染史，及生殖器肛门部位的增生物形态，一般诊断不难，必要时可配合下列检查，有助于明确诊断。

（1)醋酸白试验：用棉拭子蘸5%醋酸溶液涂于待检皮损及附近的皮肤黏膜上，过1分钟左右即可见到HPV感染部位变白，为均匀一致的变白区域，周边分界清楚，用放大镜看，更为清楚。但目前已有人提出醋酸白试验的诊断价值是有限的。

（2）组织病理学检查：见到典型的棘细胞空泡化变，有助于诊断。

（3）细胞学检查：用阴道或宫颈疣组织涂片，做巴氏染色，可见到两种细胞，即空泡化细胞及角化不良细胞同时存在，对尖锐湿疣有诊断价值。

（4）其他：也可用免疫细胞化学法，检测损害中HPV抗原，可证实感染的存在，但需要一定的条件，一般不常用于临床。

2. 鉴别诊断

（1）绒毛状小阴唇：又名假性湿疣，见于女性双侧小阴唇内侧或尿道口，为多发性、群集性颗粒状丘疹或绒毛状突起，是一种正常的生理变异，并非病态。

（2）扁平湿疣：扁平湿疣是二期梅毒一种特征性的损害，为发生于外阴肛门部群集的扁平斑丘疹，表面光滑潮湿，无角化，组织液暗视野显微镜检查可发现有大量梅毒螺旋体及快速血浆反应来试验（RPR test）和梅毒螺旋体血凝试验（TPHA）试验均为阳性。

（3）生殖器癌：多见于年龄较长者，皮损向下浸润，易发生溃破感染，组织病理检查可见细胞变异，而无空泡化细胞，一般容易鉴别。

（4）鲍温病样丘疹：易发生于青年生殖器皮肤黏膜部位棕红色小丘疹，组织病理类似阴茎鲍温病样改变。

（三）治疗

尖锐湿疣治疗的目的是去除肉眼可见的疣体，改善症状和体征，避免复发，目前治疗的方法有三大类。

1. 局部药物治疗

（1）0.5%足叶草毒素酊：0.5%足叶草毒素酊是从足叶草酯中提取的有效成

分，先用凡士林或抗生素软膏涂布于疣体周围正常的皮肤或黏膜上，用小棉棒蘸取药物涂于疣体表面，每天2次，连续3天为1个疗程，少许残存疣体间隔4天后再用1个疗程。本品有致畸作用，孕妇忌用。

（2）25%足叶草脂酊：本品为足叶草的粗制品，涂于疣体损害上，4～6小时后用水洗去药液，3天后不愈，可再重复用药。本品有一定的不良反应，可导致恶心、呕吐、发热、感觉异常、白细胞及血小板减少、昏迷，甚至死亡，因有致畸作用，孕妇忌用，也不可交付给患者自己使用，应由医护人员施治。

（3）50%三氯醋酸溶液：每日1次，共用1～2次，重复用药需间隔1周，注意保护周围正常的皮肤和黏膜。

（4）5%咪喹莫特霜：最近报告此药外用治疗尖锐湿疣效果好，不良反应小，患者可自己涂抹，每周外用3次，连用16周，每次用药后6～10小时洗去。

（5）3%酞丁胺搽剂：每日1～2次，涂于患部。

（6）5%氟脲嘧啶软膏：有免疫刺激和抑制DNA和RNA合成作用，每日外用1～2次。孕妇禁用。

2. 物理疗法

（1）激光治疗：采用二氧化碳激光治疗，注意掌握治疗深度，过浅易复发，过深易使创面不易愈合及瘢痕形成，术后应注意出血和创面感染。

（2）冷冻治疗：采用液氮或干冰，破坏受染的组织和激发对该部位的免疫应答。冷冻治疗具有操作简便、高效和患者易耐受之优点，但有发生瘢痕形成和色素沉着的可能。

（3）电灼治疗：用电刀及电针治疗，对疣体行烧灼或切割。

（4）手术切除：适用于较大的疣体。

3. 免疫疗法

（1）干扰素：含有多种蛋白质和糖蛋白，具有抗病毒、抗增殖、抗肿瘤和免疫调节活性。可用于肌内、皮下或损害基底部注射，每周 3 次，至少 4 周，一般用 8 ～ 12 周。目前，对干扰素的给药途径、使用剂量和治疗效果等尚无确切的评价。

（2）转移因子：每次1～2个单位，皮下注射，每周2次，6次为1个疗程。

（3）左旋咪唑：每次50 mg，每日3次，连服3天，11天后再服3天。

尖锐湿疣的治疗应该根据疣体的部位和大小来选择治疗的方法，这样既可达到最佳治疗效果，又可减少毒副作用的发生。无论何种方法治疗，都有复发的可能，最好采用联合方法治疗，如药物治疗或物理治疗与免疫疗法结合起来，能降低复发率。

二、护理

（一）护理评估

1. 健康史

了解患者的个人卫生习惯及有无不洁性交史。

2. 身体状况

（1）症状：临床症状常不明显，部分患者有外阴瘙痒、灼热痛或性交后疼痛。

（2）体征：初起为微小散在乳头状疣，柔软，其上有细小的指样突起，或为小而尖的丘疹，质地稍硬，孤立、散在或呈簇状，粉色或白色。病灶逐渐增大、增多，互相溶合成鸡冠状或菜花状，顶端可有角化或感染溃烂。病变多发生在外阴。

3. 心理状态

患者常因不洁性生活感染疾病而产生自责、愤怒（或迁怒）及恐惧心理。

4. 治疗要点

治疗原则为去除外生疣体，改善症状和体征。小病灶进行局部治疗，也可采用物理疗法；大病灶或多次顽固性复发的病灶应及时取活检排除恶性病变，采用手术方法切除病灶。

（二）护理措施

1. 一般护理

患者要加强营养，注意劳逸结合，增强机体抵抗力；注意个人卫生，特别是性生活卫生，每天更换内裤，保持外阴清洁。

2. 心理护理

医护人员以耐心、热情、诚恳的态度对待患者，了解并解除其思想顾虑，使患者做到患病后及早到医院接受正规治疗。

3. 治疗护理

（1）妊娠36周前病灶小且位于外阴者可选用局部药物治疗和物理治疗，用药前可先行表面麻醉以减轻疼痛，药物选用50%三氯醋酸或5%氟尿嘧啶软膏等涂于患处。

（2）患者若病灶大，有蒂，或有复发的顽固性病灶可行物理治疗及手术治疗，如激光、微波、冷冻、电灼等。巨大的尖锐湿疣可直接行手术切除湿疣主体，待痊愈后再采用药物局部治疗。

（3）妊娠近足月或足月病灶局限于外阴者，可行冷冻或手术切除病灶，经阴道分娩；患者的病灶广泛，存在于外阴、阴道、宫颈，或巨大病灶堵塞软产道时，均应行剖宫产术结束分娩。

（4）患者配偶或性伴侣需要同时接受治疗。

（5）患者使用药物外涂时，要保护好正常部位的皮肤不受损伤。

（三）健康教育

（1）嘱患者保持外阴清洁卫生，避免混乱的性生活。

（2）指导患者贯彻预防为主的原则，并强调配偶或性伴侣同时接受治疗。

（3）嘱患者对被污染的衣裤、生活用品进行及时消毒。

第四节　淋病

淋病是最常见且发病率最高的女性性传播疾病，居我国性传播疾病首位。该病任何年龄均可发生，多见于20～30岁，以有性生活史的妇女多见。

一、疾病概要

（一）临床表现

1. 淋菌性尿道炎（宫颈炎）

根据感染部位，如为尿道，则有尿频、尿痛及排尿烧灼感，尿道口红肿，可见少量脓性分泌物；如为宫颈，则阴道排出物增加。窥镜检查，宫颈红肿、糜烂及分泌物，有触痛及性交疼痛，偶有腰痛及下腹痛。前庭大腺感染，腺开口红肿、疼痛，严重者形成脓肿。80%的女性患者症状轻微或无症状，但她们是淋病的主要传染源。

如感染未及时控制，淋球菌上行可并发盆腔炎，包括子宫内膜炎、输卵管炎、盆腔腹膜炎及肝周围炎等。表现为发热、下腹疼痛、性交疼痛、不正常子宫出血、双侧附件压痛及子宫颈黏液脓性分泌物增多。患者因炎症后输卵管阻塞，可继发不孕或宫外孕。研究表明，输卵管炎发作1次可造成11%的概率不育，发作2次25%的概率不育，发作3次以上53%的概率不育。盆腔炎患者发生宫外孕的机会是非患者的7~10倍。

2. 女童淋病

女童阴道上皮发育不完全，由柱状上皮组成，上皮细胞缺乏糖原，阴道内缺乏乳酸杆菌，不能保持阴道内应有的酸度（pH为4.5），因此较易受淋球菌侵犯，引起外阴阴道炎。阴道排出脓性分泌物，外阴及肛门周围黏膜、皮肤发生红肿、破溃、疼痛；严重时可感染直肠，引起淋菌性直肠炎。但与成人不同，女童子宫及宫颈发育不全，淋球菌不易侵入。

3. 播散性淋病

淋球菌进入血行，可引起败血症，多发生在原发感染后2~3周，表现为多发性关节炎、心包炎、心内膜炎、脑膜炎以及皮肤损害。典型的皮肤损害为红斑基础上的坏死性小脓疱，多见于四肢被侵犯关节的周围。

（二）诊断和鉴别诊断

诊断淋病时，应考虑到当地该病的流行情况，依据病史、临床表现和实验室检查结果做出评价。进行实验室检查时，推荐宫颈取材培养，因镜检标本革兰染色的敏感性只有40%~70%，所以对女性患者要做培养。另外，直肠及咽部有奈瑟菌属和形态类似的细菌寄生，故不适用取材涂片染色，可做培养鉴定淋球菌进行确诊。

淋球菌培养需用选择培养基如Thayer-Martin培养基（含有万古霉素、多黏菌素及制霉菌素等可抑制寄生的微生物生长）。将标本接种到培养基后，置于富有二氧化碳的环境中35 ℃孵育24~48小时，可观察到典型的菌落生长，然后进行鉴定。刮取少许单个菌落做涂片革兰染色检查细菌形态，在菌落上滴加氧化酶试剂（0.5%～1%新鲜配制的盐酸二甲基对苯二胺溶液），菌落的颜色被染成红色、紫色，直到变成黑色。至此，可根据菌落形态、菌形和氧化酶试验的结果做出诊断；必要时还可进行糖发酵试验进一步确定。

淋病是一种性病，关系到患者在社会上的声誉问题，特别在有法医意义的情况下淋病的诊断非常重要，应取慎重的态度。当前还应提倡培养的方法，特别是耐药的淋球菌菌株不断出现，需要通过培养做药物敏感试验，以便采取合理的治疗方案。

（三）治疗

根据患者不同病情采用相应的治疗方案，及时、足量、规则用药，疗后应进行随访判定是否治愈。性伴侣如有感染应同时接受治疗，目前常用治疗方案如下：

1. 淋菌性尿道炎

头孢曲松250 mg，1次肌内注射；或环丙沙星500 mg，1次口服（氟喹诺酮类药物在有严重肾功能障碍者、孕妇及儿童中禁用）。

为预防同时存在的沙眼衣原体感染，在单用头孢菌素、大观霉素治疗后，继续按非淋菌性尿道炎（宫颈炎）治疗方案用药，一般用多西环素100 mg口服，每日2次，共7天。

2. 儿童淋病

体重在45 kg以上的儿童，按成人方案治疗，体重小于45 kg者按以下方法：用头孢曲松125 mg，1次肌内注射；或头孢噻肟25 mg/kg，1次肌内注射；或大观霉素40 mg/kg，1次肌内注射。如分离的淋球菌对青霉素敏感，可用普鲁卡因青霉素G10万 U/kg，1次肌内注射；或阿莫西林50 mg/kg，1次口服。选择此两种药物时，均应同时顿服丙磺舒25 mg/kg（最大量为1.0 g）。

3. 有并发症的淋病（包括淋菌性输卵管炎）

头孢曲松250 mg，每日肌内注射1次，共10天；或大观霉素2.0 g，每日肌内注射1次，共10天；或氧氟沙星200 mg，每日2次口服，共10天。如同时有衣原体感染，在治疗后可继续服多西环素100 mg，每日2次，共15～21天（孕妇用红霉素500 mg，每日4次口服，共15～21天）。

4. 播散性淋病

头孢曲松1.0 g，每12小时静脉注射1次，5天后改为250 mg，每日肌内注射1次，共7天。出现脑膜炎或心内膜炎使用头孢曲松1～2 g，静脉滴注，每12小时1次。脑膜炎疗程约2周，心内膜炎疗程至少4周。

判愈标准：治疗结束后两周内，在无性接触情况下符合以下标准。

（1）症状和体征全部消失。

（2）治疗结束后4～7天从患病部位取材作为涂片和培养阴性。

二、护理

（一）护理评估

1. 健康史

了解患者的个人卫生习惯、有无不洁性交史和性生活紊乱史。

2. 身体状况

淋病的潜伏期为3～7日，有60%～70%的患者无症状，易被忽视或致他人感染。感染初期病变局限于生殖道和泌尿道，随着病情发展可累及上生殖道。按病理过程分为急性和慢性两种。

（1）急性淋病：患者在感染淋病后1～14日出现尿频、尿急和尿痛等急性尿道炎的症状，白带增多呈黄色、脓性，外阴部红肿、有灼热样痛，继而出现前庭大腺炎、急性宫颈炎。如果病程发展至上生殖道时，可发生子宫内膜炎、急性输卵管炎及积脓、输卵管卵巢脓肿、盆腔脓肿、弥漫性腹膜炎，甚至中毒性休克。

（2）慢性淋病：急性淋病未经治疗或治疗不彻底可逐渐转为慢性淋病。淋菌虽不存在于生殖道的分泌物中，但可长期潜伏在尿道旁腺、前庭大腺或宫颈黏膜腺体深处，作为病灶可引起反复急性发作。

3. 辅助检查

（1）涂片检查：取尿道或宫颈脓性分泌物染色涂片，在核心细胞内见到多个革兰阴性双球菌即可初步诊断。

（2）宫颈管分泌物淋菌培养：对涂片可疑或临床表现可疑但涂片呈阴性者，再做分泌物培养。

（二）护理措施

1. 一般护理

做好严密的床边隔离；对患者接触过的生活用品进行严格的消毒灭菌，防止交叉感染。

2. 心理护理

尊重患者，给予适当的关心、安慰，解除患者求医的顾虑；帮助患者树立治愈的信心。

3. 治疗护理

（1）急性淋病者以药物治疗为主，首选头孢曲松钠，加用红霉素、阿奇霉素或多西环素，男女双方同治。

（2）慢性淋病者单纯药物治疗效果差，需要采用综合治疗方案，包括支持疗法、对症处理、物理疗法、封闭疗法或手术治疗等。

（3）孕期禁用喹诺酮类药物。淋病孕妇娩出的新生儿应用1%硝酸银液滴眼，预防淋菌性眼炎，并预防性使用头孢曲松钠。

（三）健康教育

（1）治疗期间，患者严禁性生活，一般治疗后7日复查分泌物，以后每月查1次，连续3次结果为阴性，方能确定治愈。

（2）因为淋病患者有同时感染滴虫和梅毒的可能，所以随访应同时监测阴道滴虫、梅毒血清反应。

（3）教会患者自行消毒隔离的方法。患者的内裤、浴盆和毛巾应煮沸消毒5～10分钟，患者所接触的物品及器具宜用1%的石炭酸溶液浸泡。

（4）在淋病高发地区，孕妇应于产前做常规筛查淋菌，最好在妊娠早、中、晚期各做一次宫颈分泌物涂片镜检淋菌，进行淋菌培养，以便及时确诊并得到彻底治疗。

（5）患者的配偶或性伴侣同时治疗。

第五节　梅毒

一、疾病概要

（一）临床表现

1. 临床分型

梅毒可根据传染途径的不同而分为后天梅毒与先天（胎传）梅毒，又可根据病情的发展而分为早期梅毒与晚期梅毒。但病期可重叠或阙如。如15%的患者在出现二期梅毒时，硬下疳仍存在；而60%的潜伏梅毒患者不记得曾发生过二期梅毒；25%的患者否认曾发生一期梅毒。

早期梅毒有传染性，晚期梅毒无传染性。过去早期梅毒与晚期梅毒的区分以4年为界，现多主张以2年为界。

2. 自然病程经过

梅毒螺旋体侵入人体后，一方面在皮肤黏膜下繁殖，另一方面很快沿着淋巴管到达附近的淋巴结，经过2～4周的潜伏期，在侵入部位发生炎症反应，称为硬下疳。经3～6周后即使不经治疗，硬下疳也会自然消失。在硬下疳存在的这段时期，临床上称为一期梅毒。

出现硬下疳时，梅毒螺旋体由硬下疳附近的淋巴结再进入血液扩散到全身，使几乎所有的组织和器官受侵。通过 6 ～ 8 周的潜伏期，可出现低热、浅淋巴结肿大、皮肤黏膜损害、骨膜炎、虹膜睫状体炎及脑膜炎等症状，此时称为二期梅毒。二期梅毒损害表面梅毒螺旋体很多，因此，感染性也很强。二期梅毒的症状可不经治疗在 3 ～ 12 周后而自然消失，又进入潜伏状态，称为潜伏梅毒（或隐性梅毒）。此时虽然临床上没有症状，但梅毒螺旋体仍然隐藏在组织或淋巴系统内，当机体抵抗力降低时，又出现症状，称为二期复发梅毒，可以反复出现几次。约25%的患者可复发，其中2/3发生于6个月内，90%发生于1年内，95%于2年内。

30%～40%的患者发生晚期活动性梅毒，包括皮肤黏膜梅毒、骨梅毒、内脏梅毒、心血管梅毒及神经系统梅毒等。后两种梅毒对患者的健康影响较大，甚至可导致死亡。一部分患者可不出现晚期梅毒的症状，只是梅毒血清反应持续阳性，称为晚期潜伏梅毒；也有一部分患者（约1/3）血清反应滴度逐渐下降，最后转为阴性而自然痊愈。

一般免疫力正常的人，三期梅毒极少见，但部分原因是患者患其他感染性疾病时应用了抗生素，体内梅毒螺旋体已被消灭。

以上的病程经过，是从未经治疗患者的自然过程，但由于患者身体的强弱、抵抗力的大小以及治疗的影响，每个患者的病程不相同。

3. 一期梅毒的临床表现

潜伏期2～4周。主要症状为硬下疳出现于梅毒螺旋体侵入处，大多发生于生殖器部位，少数发生于唇、咽、宫颈等处。

硬下疳开始时为一丘疹，但很快溃破。典型的硬下疳，直径大小为1～2 cm，圆形，界限清楚，疮面稍高出皮面，呈肉红色的糜烂面，上有少量渗出物，内含大量梅毒螺旋体。触诊时有软骨样硬度，无疼痛与压痛（无继发感染时），损害数目通常仅1个，不经治疗可在3～8周自然消失，不留痕迹或留有轻度萎缩性瘢痕。

硬下疳出现后数天到1周，一侧局部淋巴结肿大，以后另一侧也肿大。较硬，彼此散在不融合，无疼痛及压痛，表面皮肤无红肿热，不化脓，穿刺液中含有梅毒螺旋体。

在硬下疳的初期，大部分患者的梅毒血清反应呈阴性，以后阳性率逐渐增高，到硬下疳出现后6～8周，全部患者血清反应变成阳性。

4. 二期梅毒的临床表现

这是梅毒螺旋体由局部经淋巴结进入血液，在人体内大量播散后而出现的全身表现，一般发生在感染后7～10周，或硬下疳出现后6～8周。

早期症状有流感样综合征（60%～90%），有发热、全身不适、头痛、肌肉痛、关节痛、流鼻涕。全身散在淋巴结肿大（50%～85%），无压痛，可活动，较硬。

（1）二期皮肤黏膜损害：80%～95%的患者可有此损害。其特征是广泛而且对称，自觉症状轻微，破坏性小，传染性强。二期梅毒疹有下列几种。

①皮疹：可有斑疹（玫瑰疹）、斑丘疹、丘疹、丘疹鳞屑性梅毒疹、毛囊疹、雅司样疹、脓疱疹、蛎壳状疹、溃疡疹等。这些损害可以单独出现或合并出现。

斑疹是二期梅毒最早发生的皮肤损害，发生于下疳出现后的5～8周。皮损分布于躯干、肩及四肢屈侧。斑疹呈圆形或卵圆形，直径大小为0.5～1 cm，玫瑰色。一般在数天内消退，但少数可持续存在并发展为丘疹。

斑丘疹是二期梅毒最常见的病损，常发生于感染后2～4个月。皮疹分布于全身，包括面、躯干、四肢屈侧，但下肢比上肢少。掌跖部的斑丘疹具有特征性。

丘疹也是二期梅毒最常见并具有特征性的皮疹，数目比斑疹少，呈铜红色，丘疹顶端可呈扁平或尖顶状，大小不一，表面光滑或有鳞屑。广泛分布于躯干、上下肢、掌跖及面部。可孤立或群集，形成环状或弓形损害。环状损害多发生于面部，也可见于阴囊、女阴及手部。丘疹还可发生于发际，而称为额发缘梅毒疹。还可有多种与其他皮肤病皮疹相似的丘疹。除毛囊疹有瘙痒外，其他二期梅毒疹一般都不痒。

脓疱疹不常见，斑丘疹或丘疹坏死后形成脓疱疹。最常见于面及头皮，但在抵抗力低的患者如艾滋病及营养不良的患者中脓疱疹可分布于全身。

②扁平湿疣：好发于肛门周围、外生殖器等皮肤互相摩擦和潮湿的部位。由扁平湿丘疹融合而形成，稍高出皮面，界限清楚，表面糜烂，状如菜花，覆有灰白色薄膜，内含有大量梅毒螺旋体。

③梅毒性脱发：发生较晚，常在6个月后，有很多小而分散的斑片状脱发，呈虫蚀状，主要发生于颞颥部及后头部。有时可发生弥散性脱发，睫毛、外1/3眉毛及体毛也可脱落。梅毒性脱发是暂时性的，不管患者是否得到治疗，均可再生。

④梅毒性白斑：当斑疹或丘疹消退后，可留有很多小片浅色斑，可持续存在数月。多见于女患者，特别是肤色较深者。常分布于颈及背部，因此称为“颈部梅毒性白斑”。

⑤黏膜损害：约1/3的二期梅毒患者可发生黏膜损害。最典型的损害称为黏膜斑，与丘疹同时发生，分布于唇及颊的内侧、舌、咽、扁桃体、喉部。典型的黏膜斑表现为黏膜红肿，有浅糜烂，圆形、扁平或稍高起，上覆灰白色渗出物，边缘有一暗红色晕，无疼痛。在软腭及咽部黏膜损害可群集，形成一伸长的溃

疡，称为“蜗牛爬行痕迹样溃疡”。在舌背部黏膜斑呈圆形、暗粉红色，表面光滑，这是由于舌乳头破坏而形成的。鼻与喉的黏膜斑可使声音沙哑。黏膜斑也可发生于生殖器。无继发感染时，黏膜斑一般无疼痛。黏膜斑具高度传染性，因其含大量的梅毒螺旋体。在治疗后比皮肤损害容易复发。

（2）二期骨损害：可发生骨膜炎及关节炎、骨炎、骨髓炎、滑囊炎及腱鞘炎，以前两者为常见。晚上和休息时疼痛较重，白天及活动时活动较轻。患者通常无发热、白细胞增多等全身症状，表面组织无炎症现象。X线检查主要示赘生性改变，而关节炎则无明显损害可见。抗梅毒治疗有速效。初次接受抗梅治疗时疼痛增剧。

（3）二期眼梅毒：可发生虹膜炎、虹膜睫状体炎、脉络膜炎、视神经炎和视网膜炎等。其中虹膜炎最常见，与其他疾病所致者不易区别。出现这些眼病患者，应注意有无明显的二期梅毒损害，梅毒血清反应是否阳性，抗梅毒治疗有无良效。

（4）二期神经梅毒

①无症状性神经梅毒：无临床症状，但脑脊液有异常变化。脑脊液白细胞数增多，蛋白量增加，性病研究实验室玻片试验（VDRL）呈阳性，并可从脑脊液中检出梅毒螺旋体。

②其他表现：脑膜炎、脑血管梅毒及脑膜血管梅毒等。头痛为其主要症状，急性脑膜炎的表现为第Ⅲ、Ⅵ、Ⅷ对脑神经受累，视乳头水肿，少数患者有同侧偏盲及偏瘫。

（5）二期复发梅毒：因抗梅治疗剂量不足或患者免疫力降低，二期损害消退后可重新出现，时间是在感染后1～2年。可有皮肤黏膜、眼、骨及内脏损害复发，最常见者为皮肤黏膜损害复发，其损害与二期梅毒疹大体相似，但皮疹数目较少，分布较局限，群集现象较二期时更为明显，破坏性较大，好发于肛周、脐窝、腋窝、阴部及掌跖部。

还可有血清复发，这是各种复发中最多者。血清复发时，可无其他系统复发，而有其他系统复发时，通常先有血清复发，可以认为血清复发是其他复发的前奏。

5. 三期梅毒（晚期梅毒）的临床表现

约40%未经治疗的梅毒患者可发生一种或另一种活动性晚期梅毒，其中15%

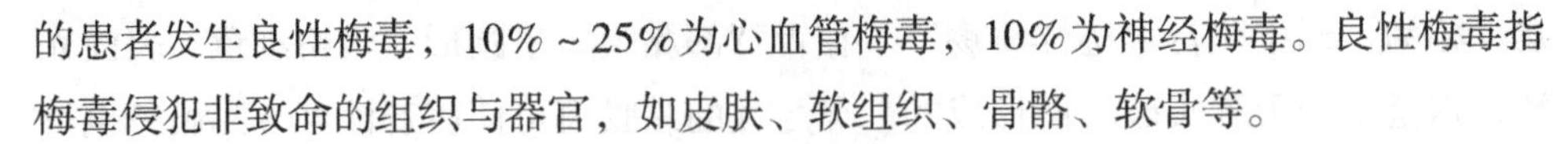

的患者发生良性梅毒，10%～25%为心血管梅毒，10%为神经梅毒。良性梅毒指梅毒侵犯非致命的组织与器官，如皮肤、软组织、骨骼、软骨等。

（1）三期皮肤黏膜梅毒

①结节性梅毒：多数皮下小结节，直径大小约为0.5 cm，呈古铜色，分布局限，不对称，常见于前额、臀、面部、肩部及肩胛间、四肢等处，排列呈环形、蛇形或肾形，有的可自然消失，遗留萎缩斑，或发生浅溃疡，愈后遗留浅瘢痕，边缘又发生新的小结节。自觉症状轻微。

②树胶肿：开始时为皮下小硬结，逐渐增大，与皮肤粘连，形成浸润性斑块，数周后可达4～5 cm直径。中心逐渐软化，发生溃疡，排出血性脓液并逐渐变深及扩大，常一面愈合，一面继续发展而形成肾形或马蹄形的穿凿性溃疡。常发生于受外伤及化学刺激以后，多见于四肢伸侧、前额、头部、胸骨部、下腿及臀部等处。损害数目不多，不治疗经半年或更久可以自愈，愈后其瘢痕常呈萎缩性。

上腭及彝中隔黏膜树胶肿可侵犯骨质，排出死骨，产生上腭、鼻中隔穿孔及马鞍鼻，引起吞咽困难及发音障碍。少数可发生喉树胶肿而引起呼吸困难、声音嘶哑。舌可发生浅表性舌炎及树胶肿性溃疡。

③近关节结节：皮下结节发生于髋、肘、膝及骶关节等大关节附近。呈对称性，坚硬，其上皮肤无炎症，压迫时稍有痛感，无其他自觉症状。1～2 cm直径大小，发展缓慢，不破溃，治疗后可逐渐消退。

（2）骨梅毒：以骨膜炎为常见，常侵犯长骨，与二期梅毒相似，但损害较少，疼痛较轻，病程较慢。其次是骨树胶肿性骨炎，常见于扁骨，如颅骨，可形成死骨及皮肤溃疡。还可发生硬化性骨炎，由于骨密度增高及骨膜改变可掩盖树胶肿性损害。

（3）眼梅毒：少数可发生虹膜睫状体炎、视网膜炎及间质性角膜炎等，可导致失明。

（4）晚期心血管梅毒：见于约10%未经抗梅治疗的患者，多发生在感染后10～30年，约25%同时合并神经梅毒。

①梅毒性单纯主动脉炎：其发生率占心血管梅毒患者的27%～36%，常发生于升主动脉。可有胸骨后不适感或疼痛，与心绞痛相似。有的有阵发性呼吸困难。听诊在主动脉区可闻及收缩期杂音及（或）主动脉第二音增强。X线片可示

主动脉扩张。梅毒血清反应呈阳性。

②梅毒性主动脉瓣关闭不全：其发生率占心血管梅毒患者的30%～45%，常与梅毒性主动脉瘤并发。心脏向左下方扩大，主动脉瓣区有收缩期及舒张期杂音，收缩压升高，舒张压降低，致使脉压增加，出现水冲脉和指甲毛细血管搏动。X线检查示左心室扩大，主动脉扩大及主动脉弓搏动增强。严重时发生充血性心力衰竭，导致死亡。梅毒血清反应呈阳性。

③梅毒性主动脉瘤：其发生率约占心血管梅毒患者的20%，多发生于升主动脉及主动脉弓部。瘤呈梭状或囊状。一些主动脉瘤不产生症状与体征，在尸解时才发现。主动脉瘤增大后，可发生压迫附近组织的症状，如咳嗽、吞咽困难、气喘、声音嘶哑（左喉返神经）、霍纳综合征（交感神经干）及胸部搏动等。上腔静脉受压迫时，头颈部静脉充血及发绀。X线检查见有搏动的阴影。严重者血管瘤可发生破裂，导致患者立即死亡。几乎所有患者梅毒血清反应均呈阳性。

④梅毒性冠状动脉口狭窄：发生率占心血管梅毒的1/4～1/3。约90%的本病患者伴梅毒性主动脉瓣闭锁不全。年龄小于50岁，症状类似心绞痛，但发作持续时间长且晚上加重，对亚硝酸盐疗效不佳，冠状动脉血管造影有助于确定诊断。梅毒血清反应呈阳性。

⑤心肌树胶肿：非常少见，树胶肿大小不一，单发或多发，以发生于左心室及室间隔为多见。一般只在尸检时做出诊断。患者生前很难做出诊断。

（5）其他晚期内脏梅毒：梅毒还可侵犯呼吸、消化及泌尿等系统，但发生率不高，对患者的健康危害性比心血管梅毒及神经梅毒小。

（6）晚期神经梅毒：因其他疾病而应用抗生素治疗较过去频繁，可能使神经梅毒的表现与过去所描述的有所不同。

①无症状神经梅毒：脑脊液检查有异常变化，神经科检查未发现临床症状与异常的体征。可有或无其他器官或系统的梅毒表现。

②脑膜血管梅毒

灶性脑膜病毒：非常罕见，脑膜有树胶肿形成，症状与其他逐渐增大的脑部肿瘤相同。

脑血管梅毒：发生于感染后7年。临床表现与动脉硬化性血栓形成的疾病相类似，可发生灶性神经系统表现，特别是偏瘫及失语。

脊髓脑膜血管梅毒：罕见。脑脊髓最常受侵，有胸部神经根痛、四肢肌肉萎缩、感觉丧失、感觉异常、括约肌功能障碍等。

③脑实质梅毒

麻痹性痴呆：发生于感染后10～15年。可发生精神方面与神经方面的表现。血清VDRL试验常呈阳性，荧光螺旋体抗体吸收试验（FTA-ABS）95%以上病例阳性。大部分患者脑脊液VDRL及FTA-ABS试验也呈阳性。

脊髓结核：发生于感染后10～20年，为脊髓后索发生病变所致。约30%的患者血清VDRL试验为阴性，FTA-ABS试验为阳性。脑脊髓液检查时，细胞数及蛋白量均增加，VDRL试验为阳性。

视神经萎缩：罕见，常并发于脊髓结核，也可在其他神经梅毒时发生。开始为一侧，随后另一侧也发生，导致双目失明。眼底检查视神经盘呈灰白色，边缘清楚。脑脊液VDRL试验可为阳性或阴性。如VDRL试验为阴性，又无脊髓痨的表现则很难确定视神经萎缩是由梅毒引起的。

6. 潜伏梅毒（隐性梅毒）

梅毒未经治疗或用药剂量不足，无临床症状，梅毒血清反应呈阳性，没有其他可以引起梅毒血清反应呈阳性的疾病存在，脑脊液正常，这类患者称为潜伏梅毒。感染期限在2年以内的称为早期潜伏梅毒，这类患者（20%）可一次或多次发生二期复发损害，所以应视为是有传染性的。病期在2年以上者，称为晚期潜伏梅毒，这类患者发生复发者少见，一般认为没有传染性，但女性患者仍有可能经过胎盘而传给胎儿，发生先天梅毒。潜伏梅毒如不加治疗，一部分患者可发生晚期梅毒。

7. 先天（胎传）梅毒

先天梅毒是胎儿在母体内通过血源途径感染所致的，由于其传染方式与后天梅毒不同，胎儿的体质与成人不同，故它的症状与后天梅毒有一定的区别。先天梅毒不发生硬下疳，常有较严重的内脏损害，对胎儿的健康影响很大，病死率高。

（1）早期先天梅毒：多数梅毒儿出生时除瘦小外常表现正常，约2/3的病例到3～8周时才发生临床症状。

①淋巴结肿大：20%～50%的患儿淋巴结肿大，其特点是不融合、可活动、硬、无触痛。20%的病例滑车上淋巴结肿大，对先天梅毒具有特征性。

②黏膜损害：梅毒性鼻炎是最常见的早期症状，最初鼻分泌物呈水样，以后逐渐变黏稠，呈脓性及血性，以致哺乳困难。分泌物中可查到很多梅毒螺旋体。喉炎可造成声音嘶哑。口腔内有黏膜斑。

③皮肤损害：33%～58%的患者发生皮肤损害，常发生于出生后6周，泛发并呈对称性，可呈多种形态。好发于面（口及鼻周围）、尿布区及掌跖部。其一为水泡-大疱型皮损（梅毒性天疱疮），具特征性，常为疾病严重的表现，好发于掌跖部。含浆液或脓性渗出物，其中含很多梅毒螺旋体，疱破后有结痂及脱屑。其二为斑丘疹及丘疹鳞屑性损害，对称分布，好发于掌跖、外生殖器、臀部及面下半部，基本损害为红铜色丘疹，可有或无鳞屑。在潮湿部位（特别是肛门部），这些损害可发生糜烂，而成为与扁平湿疣相同的损害。在口角、鼻孔及肛门周围可发生线状皲裂性损害，愈合后成为特征性的放射状瘢痕。此外，患梅毒的新生儿皮肤还可呈干皱状，如老人的皮肤。可有脱发，呈片状，主要分布于头部两侧及后侧；睫毛及眉毛也可脱落，具有特征性。也可有甲沟炎、甲床炎等。

④骨损害：长骨可有骨软骨炎，发生于6个月内，长骨端肿胀引起四肢疼痛、压痛、肿胀，不能活动，稍一牵动四肢即引起啼哭，称为梅毒性假性麻痹。X线检查示长骨骨骺增大，变宽，有不规则的骨骺线，骨干骺端的远端暂时性钙化带增厚而呈不规则的“锯齿状”。也可发生骨膜炎，发生梅毒性指炎时，手指呈梭状肿胀。

⑤脏器损害的患儿可发生神经梅毒，以脑膜血管神经梅毒为多见，还可发生视神经萎缩、偏瘫或完全性麻痹及脑膜炎。约90%的患者有脾大，约40%有肝脾大，30%发生黄疸，少数有梅毒性肾炎。因早期先天梅毒而死亡者，检查发现肺部有浸润，称为“白色肺炎”。可有贫血及血小板减少。

⑥眼梅毒：可发生脉络膜视网膜炎，在颗粒状眼底的边缘产生“盐与花椒”状色素斑。以后成为晚期先天梅毒的一个标记。

（2）晚期先天梅毒：发生于2岁以后，最常发生于7～15岁时，但30岁以后发生者少见。由于儿童时期因其他感染而常应用抗生素，故典型的晚期梅毒临床少见。其表现可分为两组。

①永久性标记：为早期病变所遗留，已无活动性，但有特征性。包括前额圆凸、佩刀胫、哈钦森牙、Moon齿、马鞍鼻、孔口周围放射状疤、胸锁骨关节骨

质肥厚（Higoumenaki征）及视网膜炎。

②仍然具有活动性损害所致的临床表现：脑脊液异常变化、肝脾大、鼻及腭部树胶肿、关节积液（Clutton关节肿）、骨膜炎、指炎及皮肤黏膜损害。

第一，齿损害。哈钦森牙：其特征为上门齿呈“螺丝刀”状，下端比近齿龈端窄，咬合面中央有半月形缺口，齿厚度增加，齿间隙增宽。Moon齿：下第一臼齿（或6岁臼齿）较小，齿尖集中于咬合面中部，形如桑葚。

第二，间质性角膜炎。其发生率约为先天梅毒患者的25%，一般发生于4～20岁时，女性多于男性，开始时为一侧，以后另一侧也受累。急性发作、角膜充血、眼痛、畏光、流泪、角膜混浊、视力减退。角膜边缘的巩膜充血，角膜深层有小血管侵入，产生暗红色区称为“橙红色斑”，由于细胞浸润，角膜变为不透明。

第三，耳聋。因第8对颅神经受侵，导致神经性耳聋。发生于10岁左右，患者可有迷路炎、恶心、眩晕、耳鸣及进行性失聪。对抗梅毒治疗无显著疗效，但用肾上腺皮质激素可使之减轻。

第四，哈钦森三征。出现哈钦森牙、间质性角膜炎及神经性耳聋，称为哈钦森三征，具有特征性。

第五，硬化性骨损害为骨炎症反应后所遗留的特征性变化，如前额圆凸：前额骨增厚并突出；佩刀胫：胫骨中部增厚，向前隆起；Higoumenaki征：一侧锁骨变粗，使用右手者见于右侧，使用左手者见于左侧；Clutton关节肿：罕见，膝关节积液，发生于1～15岁儿童。无炎症现象，可能为超敏反应。X线检查示关节腔扩大，骨结构无变化，关节腔液含少数淋巴细胞，无多形核粒细胞。骨损害中罕见树胶肿。

第六，神经梅毒。可发生无症状晚期神经梅毒（48%）、麻痹性痴呆（21%）及脊髓痨（11%）。同时，可发生智力发育迟缓。

第七，心血管损害。罕见，偶见主动脉瘤，主动脉瓣关闭不全及心肌梗死。

（3）先天性潜伏梅毒：先天梅毒未经治疗，无临床症状，梅毒血清反应呈阳性。年龄小于2岁者为早期，大于2岁者为晚期先天潜伏梅毒。

（二）诊断及鉴别诊断

梅毒的病程长，症状复杂，可与很多其他疾病的表现相似，因此，必须结合病史、体检及实验室检查的结果进行综合分析，才能做出诊断。必要时还需要进行追踪观察、家属调查和试验治疗等辅助方法。

实验室检查是诊断梅毒的重要手段，早期梅毒皮肤黏膜损害用暗视野显微镜检查可查到梅毒螺旋体。梅毒血清试验有助梅毒诊断，一般用非螺旋体抗原试验（如RPR或USR试验）做筛查，如为阴性，只有在怀疑患者为梅毒时，才做进一步检查。如果为阳性，分为以下两种情况：

（1）病史及体检结果符合梅毒，可以确定诊断。

（2）如病史及体检不符合梅毒者，应进一步做螺旋体抗原试验（如FTA-ABS试验或TPHA试验）；一般来说，试验结果为阳性可以肯定梅毒的诊断，若为阴性，则RPR或USR试验的结果为生物学假阳性反应。脑脊液检查对神经梅毒（包括无症状神经梅毒）的诊断、治疗、预后的判断均有帮助。检查项目应包括细胞计数、蛋白量及VDRL试验。

（三）治疗

1. 梅毒的治疗原则

（1）梅毒诊断必须明确。

（2）及时治疗，及早治疗：早期梅毒经充分足量治疗，大约90%的早期患者可以达到根治的目的，而且愈早治疗效果愈好。

（3）规则而足量的治疗：早期梅毒未经治疗者，25%有严重损害发生，而接受不适当治疗者，则为35%～40%，比未经治疗者结果更差。说明不规则治疗可增多复发及催促晚期损害提前发生。

（4）治疗后要经过足够时间的追踪观察。

2. 梅毒治疗的目的与要求

（1）早期梅毒（一、二期显发及复发梅毒）：要求症状消失，尽快消除传染性，血清阴转，预防复发和发生晚期梅毒。如为早期复发患者，治疗量应加倍。

（2）晚期皮肤黏膜、骨、关节梅毒：要求症状消失，功能障碍得到恢复，

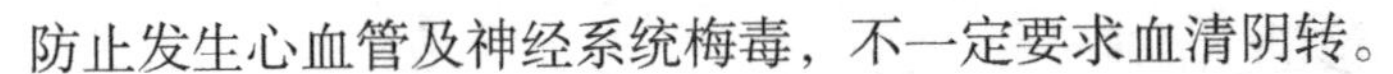

防止发生心血管及神经系统梅毒，不一定要求血清阴转。

（3）早期先天梅毒：要求症状消失，血清阴转。当患儿内脏损害多而严重时，首先要立足于挽救患儿的生命，小心谨慎地进行治疗，避免发生严重的吉海反应。

（4）晚期先天梅毒：要求损害愈合及预防新的损害发生，不一定要求血清阴转。先天梅毒的间质性角膜炎可同时口服泼尼松，并局部滴皮质类固醇。

（5）孕妇梅毒：在妊娠早期治疗是为了使胎儿不受感染；妊娠晚期治疗是为了使受感染的胎儿在分娩前治愈，同时也治疗孕妇。对曾分娩过早期先天梅毒儿的母亲，虽无临床体征，血清反应也呈阴性，但仍需进行适当的治疗。

（6）各类潜伏病毒：主要预防各种复发，应给予足量的抗梅毒治疗，对晚期潜伏梅毒不要求血清反应阴转。

（7）心血管梅毒、神经梅毒与各种内脏梅毒：在用青霉素治疗前最好结合有关专科进行处理，并慎重地进行抗梅毒治疗，切忌在短时期内用大量抗梅毒药物的急速治疗，以免发生瘢痕收缩所引起的重要脏器的严重功能障碍。

（8）治疗开始时要避免发生吉海反应：此现象于首次用药后数小时至24小时（通常为3～12小时）出现流感样症状，体温升高（38 ℃～40 ℃），全身不适，梅毒性损害可暂时加重，内脏及中枢神经系统梅毒症状显著恶化。为了预防发生此反应，青霉素可由小剂量开始逐渐加到正常量，对神经梅毒及心血管梅毒可以在治疗前给予一个短疗程泼尼松，30～40 mg/d，分次给药，抗梅毒治疗后2～4天逐渐停用。皮质类固醇可减轻吉海反应的发热，但对局部炎症反应的作用则是不确定的。

3. 梅毒治疗方案

（1）早期梅毒（包括一期、二期，病期在两年以内的潜伏梅毒）的治疗

①青霉素：普鲁卡因青霉素G，80万U/d，肌内注射，连续10天，总量800万U。苄星青霉素（长效西林），240万U，分为二侧臀部肌内注射，每周1次，共2次。

②对青霉素过敏者用以下药物：盐酸四环素500 mg，每日4次，口服，总量2 g/d，连服15天（肝、肾功能不全者禁用）。红霉素，用法同四环素。多西环素100 mg，每日2次，连服15天。

（2）晚期梅毒（三期皮肤、黏膜、骨骼梅毒，晚期潜伏梅毒或不能确定病期的潜伏梅毒）及二期复发梅毒的治疗

①青霉素：普鲁卡因青霉素G，80万U/d，肌内注射，连续20天为1个疗程，也可考虑给第二疗程，疗程间停药2周。苄星青霉素G，240万U，肌内注射，每周1次，共3次。

②对青霉素过敏者用下列药品：盐酸四环素500 mg，每日4次，口服，总量2 g/d，连服30天为一疗程。红霉素，用法同四环素。多西环素100 mg，每日2次，连服30天。

（3）心血管梅毒的治疗

①青霉素：不用苄星青霉素。如有心力衰竭，首先治疗心力衰竭，待心功能可代偿时，可注射青霉素，但从小剂量开始以避免发生吉海反应，造成病情加剧或死亡。水剂青霉素G，第1日10万U，1次肌内注射；第2日10万U，每日2次，肌内注射；第3日20万U，每日2次，肌内注射；自第4日起按下列方案治疗，普鲁卡因青霉素G，80万U/d，肌内注射，连续15天为一疗程，疗程总量1200万U，共2个疗程（或更多），疗程间停药2周。

②对青霉素过敏者用下列药物：盐酸四环素500 mg，每日4次，口服，总量2 g/d，连服30天为1个疗程。红霉素，用法同四环素。

（4）神经梅毒的治疗

①青霉素：水剂青霉素G，1800万～2400万U，静脉滴注（300万～400万U，每4小时1次），连续10～14天。继以苄星青霉素G，每周240万U，肌内注射，共3次。普鲁卡因青霉素G，240万U/d，一次肌内注射，同时口服丙磺舒，每次0.5 g，每日4次，共10～14天。必要时，继以苄星青霉素G，每周240万U，肌内注射，共3次。

②对青霉素过敏者可用四环素500 mg，每日4次，连服30天。也可用多西环素200 mg，每日2次，连服30天。

（5）妊娠期梅毒的治疗

①普鲁卡因青霉素G，80万U/d，肌内注射，连续10天。妊娠初3个月内，注射一疗程，妊娠末3个月注射一疗程。治疗后每月做一次定量USR或RPR试验，观察有无复发及再感染。

②对青霉素过敏者，用红霉素治疗（禁用四环素）。服法及剂量与非妊娠患者相同，但其所生婴儿应该用青霉素再治疗。

（6）先天梅毒的治疗

①早期先天梅毒（2岁以内）：

脑脊液异常者：水剂青霉素G，5万U/（kg·d），分2次静脉滴注，连续10～14日。普鲁卡因青霉素G，5万U/（kg·d），肌内注射，连续10～14天。脑脊液正常者：苄星青霉素G，5万U/kg，1次注射（分两侧臀肌）。如无条件检查脑脊液者，可按脑脊液异常者治疗。

②晚期先天梅毒（2岁以上）：

普鲁卡因青霉素G，5万U/（kg·d），肌内注射，连续10天为1个疗程（对较大儿童的青霉素用量，不应超过成人同期患者的治疗量）。8岁以下儿童禁用四环素。对青霉素过敏者，可用红霉素治疗，7.5～12.5 mg/（kg·d），分4次口服，连服30天。

二、护理

（一）护理评估

1. 健康史

评估性伴侣及患者本人有无性生活紊乱史；性伴侣有无梅毒病史及治疗史；疑为先天梅毒者，询问其生母有无梅毒病史。

2. 身体状况

梅毒的潜伏期为2～4周，早期主要表现为皮肤黏膜受损，晚期可侵犯心血管、神经系统等重要脏器，造成劳动力丧失甚至死亡。根据梅毒的症状、体征和发展经过可分为三期。

（1）一期梅毒，又称为硬下疳。①症状：外阴、阴唇、阴蒂、子宫颈等部位出现无痛性红色炎性结节；②体征：大部分发生于生殖器部位，多在大小阴唇、阴蒂等部位。呈圆形，1 cm左右，表面呈表浅性溃疡，边缘整齐、隆起。经3～8周后常可自行愈合。

（2）二期梅毒。①症状：一期梅毒自然愈合后1～3个月出现皮肤黏膜的广泛病变，即梅毒疹，并可见骨骼、心血管和神经系统等病变；②体征：躯干、四肢、面部、前额部出现梅毒疹，表现为斑丘疹、滤疱疹或脓疱疹。

（3）三期梅毒。一类发生于皮肤、黏膜和骨骼，不危及生命，称为良性晚期梅毒；一类则累及心血管、神经系统等，称为恶性晚期梅毒。

3. 心理社会评估

患者易遭遇社会及家庭的歧视，缺乏对梅毒相关知识的认知，或对其了解不透，易产生恐惧，故应评估患者及其性伴侣的认知程度及心理状态。

4. 辅助检查

（1）病原体检查。在一期梅毒的硬下疳部位取少许血清，放于玻片上，置暗视野显微镜下观察，依据苍白密螺旋体强折光性和运动方式进行检测，对早期梅毒的诊断有重要意义。

（2）快速血清反应素试验。此检查对于二期、三期梅毒，以及判断梅毒的发展、痊愈及判断药物的疗效有重要意义。

（3）神经梅毒需做脑脊液检查。对于晚期梅毒患者，当出现神经症状，经过驱梅治疗无效时，应做脑脊液检查。

（二）护理措施

1. 一般护理

嘱患者卧床休息，保持外阴清洁，做好严密的床边隔离。将患者接触过的生活用品进行严格的消毒灭菌，污染的手需经消毒液浸泡消毒等，防止交叉感染。

2. 心理护理

正确对待患者，尊重患者，帮助患者建立治愈的信心和生活的勇气。

3. 病情观察

观察外阴、阴唇、阴蒂、子宫颈等部位出现的无痛性红色炎性结节以及皮肤黏膜的梅毒疹等。

4. 治疗护理

治疗期间，患者应避免性生活，同时性伴侣也应接受检查及治疗。

（三）健康教育

指导患者治疗期间禁性生活，性伴侣同时进行检查及治疗，治疗后进行随访，第一年每3个月复查一次，以后每半年复查一次，连续2～3年。如果发现血清由阴性变为阳性或滴定度升高4倍或症状复发，应加倍量治疗。

第六节　获得性免疫缺陷综合征

一、疾病概要

获得性免疫缺陷综合征（AIDS）是由人类免疫缺陷病毒（HIV）引起的一种以人体免疫功能严重损害为临床特征的高度传染性疾病，患者机体完全丧失抵御各种微生物侵袭的能力，极易遭受各种机会性感染及多种罕见肿瘤，死亡率极高，确诊后1年病死率为50%。HIV是一种逆转录病毒，即一种含RNA的病毒，它能将遗传物质转移到宿主细胞的DNA中去。HIV结构简单，有一个被内部的基质蛋白（18P）包裹的核，其外再被一层糖蛋白膜所包裹，其中被称作信封蛋白的gp120负责封闭辅助淋巴细胞（CD4＋）受体，促使HIV感染淋巴细胞。这一蛋白具有高度的可变性，因此可逃避免疫监视。

（一）临床表现

最初感染HIV后，超过半数的人有类似普通感冒的症状出现，多易被忽视而成为HIV携带者。艾滋病潜伏期儿童最短，妇女最长。小于5岁儿童潜伏期平均为1.97年，大于5岁者平均为6.23年。男性潜伏期平均为5.5年，女性可长达8年以上。

艾滋病早期常无明显异常，部分患者早期有原因不明的淋巴结肿大，以颈、腋窝最明显，而成为AIDS先兆。

AIDS发病后，由于HIV对宿主免疫系统，特别是细胞免疫系统的进行性破坏，造成宿主的免疫缺陷而致病。多为全身性、进行性病变，主要表现在以下几个方面：

1. 机会性感染

本病突出的特征是感染的范围广，发生频率高，引起感染的病原体多是正常宿主中罕见的、对生命有威胁的，与患者有限的免疫反应及无能力控制感染相符合，主要类型有四种：

（1）肺型：卡氏肺囊虫性肺炎占51%，是致死性感染，最常见，其他感染源为巨细胞病毒、真菌、隐球菌及分枝杆菌，主要表现为发热、咳嗽、胸痛、呼吸困难、排痰。

（2）中枢神经型：脑脓肿、脑炎、脑膜炎等由鼠弓形体、隐球菌、白色念珠菌等引起，表现为头痛、人格改变、意识障碍、局限性感觉障碍及运动神经障碍。

（3）胃肠型：常由隐球菌、鞭毛虫、阿米巴、分枝杆菌引起，主要表现为慢性腹泻，每日大便由数次至数十次，排粪量大于3000 mL，伴有腹痛，吸收不良，体重下降，严重者因腹泻电解质紊乱，酸中毒死亡。

（4）发热型：为原因不明的发热、乏力、不适、消瘦。骨髓、淋巴结、肝活检证实为鸟型结核分枝杆菌的细胞内感染。

AIDS患者的条件性感染可能是一种致病菌接着另一种致病菌的连续感染，也可能是多种病原体的重复混合感染。

2. 恶性肿瘤

在欧美30%以上的患者为卡波肉瘤，表现为广泛的红褐色或蓝色的斑疹、结节或斑块，半数胃肠黏膜受累，全身淋巴结肿大，多于20月内死亡，患者往往伴有机会性感染。恶性肿瘤中还包括未分化非霍奇金B细胞淋巴瘤、原发性中枢神经系统淋巴瘤、口或直肠的鳞癌等。

3. 皮肤表现

（1）真菌感染：口腔、咽、食管、腹股沟及肛周念珠菌及真菌感染。

（2）病毒感染：多核巨细胞病毒所致的慢性、溃疡性肛门周围疱疹及人乳头瘤病毒引起的肛门周围巨大尖锐湿疣。

（3）细菌感染：AIDS患者皮肤对葡萄球菌及链球菌极易感染，也可引起隐球菌性播散性感染。

（4）非感染性皮肤表现：为多发性瘢痕及溃疡、脂溢性皮炎、紫癜等。

上述各种临床表现中，以卡氏肺囊虫性肺炎、卡波西肉瘤、中枢神经并发症、慢性腹泻最易危及生命。在欧美以卡波西肉瘤及卡氏肺囊虫性肺炎最多见。在非洲以腹泻、消瘦、真菌感染、播散性结核、中枢神经系统弓形体病较多。

（二）诊断

（1）早期患者可有外周血白细胞计数降低、中性粒细胞降低及淋巴细胞升高，结核菌素试验呈无反应状态。

（2）AIDS的免疫缺陷主要表现在细胞免疫系统中，T细胞的两种主要亚群，辅助侦导淋巴细胞（CD4＋）减少及抑制/细胞毒性淋巴细胞（CD8＋）的升高，以及CD4＋/CD8＋比值的降低。正常人的CD4＋细胞总数应大于1000/mm^3。在临床前期无症状患者，由于每天要有上百万的病毒被复制和消灭，大量淋巴细胞被破坏和消耗，当CD4＋＜500/mL便逐渐出现AIDS症状。B细胞系统被激活，表现为IgA、IgM及IgG升高。

（3）在感染初期，P24抗原试验和聚合酶链反应（PCR）检测HIV RNA可阳性，但因抗体尚未产生，酶联免疫吸附试验（EILSA）和蛋白印迹法检测结果呈阴性。

（4）抗体检测要在感染后2～6个月才出现阳性，EILSA常为筛选试验，当结果为阳性时，需用蛋白印迹法判定HIV抗原和抗体结合带，来确定诊断。

（5）对HIV血清学（＋）或病毒学（＋）患者定为HIV携带者，当确诊有下列疾病之一时可诊为AIDS：

①播散性组织胞浆菌病。

②隐孢子虫病引起的腹泻。

③支气管或肺念珠菌感染。

④弥散性或未分化的非霍奇金淋巴瘤。

⑤年龄小于60岁，组织学证实为淋巴肉瘤。

⑥＜13岁组织学上证实有慢性淋巴样间质肺炎。

⑦在诊断AIDS为标志的条件性感染后3个月，发生淋巴网状恶性肿瘤。

（三）治疗

无特效药，多为对症治疗，主要治疗目标是攻击破坏HIV及纠正改善宿主免疫缺陷。

（1）抗病毒药物：苏拉明及利巴韦林。

（2）α-干扰素：治疗卡波西肉瘤效果是暂时的。

（3）免疫刺激剂：白细胞介素-2、γ-干扰素、免疫球蛋白。

（4）对感染的特异性治疗。

（5）HIV疫苗及免疫球蛋白正在研制中。

二、护理

（一）护理评估

1. 健康史

评估患者有无性生活紊乱史，有无其他性病史，是否有接受血制品史，性伴侣是否已证实感染HIV，是否来自HIV高发区。

2. 身体状况

艾滋病的潜伏期为6个月至5年或更长，儿童最短，妇女最长。艾滋病患者早期常无明显异常，部分患者有原因不明的淋巴结肿大，颈、腋窝最明显。发病后，表现为全身性、进行性病变，主要表现为以下几个方面。

（1）机会性感染。感染范围广，发生率高，病原体多为正常宿主中罕见的、对生命威胁大的病原体。主要病原体为卡氏肺囊虫、弓形体、隐球菌、假丝酵母菌、巨细胞病毒、疱疹病毒等。患者起病缓慢，全身表现为原因不明的发热、乏力、不适、消瘦；呼吸系统表现为发热、咳嗽、胸痛、呼吸困难等；中枢神经系统表现为头痛、人格改变、意识障碍、局限性感觉障碍及运动神经障碍；消化系统表现为慢性腹泻、体重下降，严重者电解质紊乱，酸中毒死亡。

（2）恶性肿瘤。卡氏肉瘤最常见，多见于壮年。肉瘤呈多灶性，除发生皮肤广泛损害外，常累及口腔、直肠和淋巴。

（3）皮肤表现。口腔、咽喉、食道、腹股沟、肛周等部位感染。

3. 心理社会评估

患者易遭到家庭及社会的歧视，易产生报复心理；缺乏对HIV相关知识的认知，或对其了解不透而恐惧，因此易产生自杀的念头；由于目前尚无治疗良方，易产生焦虑、抑郁、情感异常反应等心理障碍。

4. 辅助检查

（1）HIV抗体检测。初筛试验包括酶联免疫吸附试验和颗粒凝集试验；确认试验包括免疫印迹试验。

（2）病毒分离培养。病毒分离培养是诊断HIV感染最可靠的方法，但敏感度低。

（3）病毒相关抗原检测。双抗体夹心法检测HIV相关抗原。

（4）核酸检测。PCR技术检测血浆中HIV和核糖核酸（RNA）。

（二）护理措施

1. 一般护理

在护理过程中，医护人员与患者及其家人、朋友一起学习艾滋病的相关知识，帮助他们正确认识和对待艾滋病。

2. 心理护理

对HIV感染和艾滋病患者给予积极的心理护理和心理治疗。

3. 病情观察

观察HIV感染和艾滋病患者有无发热、乏力、消瘦、咳嗽、胸痛、头痛等症状。

4. 治疗护理

目前无治愈方法，主要采用抗病毒药物及一般对症治疗。HIV疫苗及免疫球蛋白正在研制中。

（1）药物治疗护理。抗HIV药物有较严重的不良反应，可出现恶心、呕吐、发热、头痛等症状，还可引起肝功能损害及骨髓抑制，同时抗病毒药需连续用药才能达到效果。

（2）对症护理。对患者出现的各种症状，如发热、乏力、腹泻、疼痛等进行对症处理，密切观察患者的病情变化。

（3）防止继发感染。加强口腔护理及皮肤护理，预防感染的发生。

（4）新生儿哺乳。母亲感染HIV，禁止哺乳，采用人工喂养。

（三）健康教育

（1）积极、科学地宣传艾滋病的防治知识，帮助人们建立健康的生活方式。

（2）尽量使用国产血液制品，用进口血液制品需经HIV检测合格。

（3）采取自我保护措施，医护人员避免针头、机械刺伤皮肤，用1：10～1：100次氯酸钠液擦拭物品表面。

第六章　月经失调患者的护理

月经失调为妇科常见病，是由于神经内分泌调节紊乱引起的异常子宫出血，而全身及内外生殖器官无器质性病变存在。

第一节　功能失调性子宫出血

一、疾病概要

功能失调性子宫出血（简称功血），主要表现为反复的、不正常的子宫出血，为妇科的常见病。它是由调节生殖的神经内分泌机制发生紊乱引起的，而不是全身及内外生殖器官有器质性病变。功血可发生于月经初潮至绝经期的任何年龄，50%的病人发生于绝经前期，30%发生于育龄期，20%发生于青春期。常表现为月经周期长短不一、经期延长、经量过多，甚至不规则阴道流血。

体内外任何因素都可影响下丘脑-垂体-卵巢轴的调节功能，常见的因素有精神紧张、恐惧、气候和环境骤变、过度劳累、营养不良及全身性疾病的影响，使卵巢功能失调、性激素分泌失常，致使子宫内膜失去正常的周期性变化，出现一系列月经紊乱的现象。在整个月经周期中，上述任何干扰因素阻碍下丘脑对垂体的控制，不能形成促卵泡素（FSH）与黄体生成素（LH）的峰状分泌，致使卵巢不能排卵，出现无排卵性功血。有时虽有排卵，但早期的FSH水平不高，卵泡发育延迟，致使黄体期的LH水平相对不足。出现黄体功能不足的有排卵性功血；也有FSH水平正常，但LH水平相对不足或持久分泌，出现内膜脱落不全的有排卵性功血。

二、护理

（一）护理评估

1. 健康史

询问病人的年龄、月经史和婚育史。详细询问出血病史，如出血时间、出血量、出血持续时间、出血性状，以及出血前是否有停经史等。了解其对工作、学习和生活是否满意，以掌握因意外事件、精神紧张、忧虑、考试竞争、气候和环境骤变、过度劳累等对性腺轴不良刺激的情况。了解病人以往是否有此病史或其他的慢性病史，如血液病、肝病、代谢性疾病等，以往曾治疗此病的治疗方案、疗效和副作用。

2. 临床分类及表现

（1）无排卵性功血：功血约有85%是无排卵性功血，多见于青春期与更年期。由于下丘脑-垂体-卵巢轴尚未发育成熟或衰退，卵巢虽能分泌雌激素，卵泡亦发育，但因不能形成正常月经周期时的FSH和LH高峰，使卵泡不能继续发育成熟。没有排卵，卵巢不能分泌孕激素；没有黄体形成，以致月经紊乱。

主要表现为月经周期或经期长短不一；出血量异常；有时先有数周或数月停经，然后有大量阴道流血，持续2～3周或更长时间，不易自止；也有长时间少量出血，但淋漓不净。经期无下腹痛，常伴有贫血，妇科检查无异常。

（2）有排卵性功血：有排卵性功血较无排卵性功血少见，多见于生育期，都有排卵功能，但黄体功能异常。

常见的有两种类型：一种是黄体功能不足，因为黄体期孕激素分泌不足，或黄体过早衰退，使子宫内膜分泌反应不良；另一种是子宫内膜不规则脱落，虽然黄体发育良好，但萎缩过程延长，使子宫内膜脱落不全。

一般表现为月经周期正常或缩短，但经期延长。黄体功能不足时，月经周期可缩短至3周，且经期前点滴出血。子宫内膜不规则脱落时，月经周期正常，但经期延长达9～10天，且出血量较多。

3. 辅助检查

（1）诊断性刮宫（诊刮）：诊刮术一方面能刮取内膜组织送病理检查，能明确诊断；另一方面将内膜全部刮净后达到止血的目的，兼有治疗的作用。诊刮时须注意宫腔大小、形态、宫壁的光滑程度以及刮出组织的性质和量，须搔刮整个宫腔，以排除子宫内膜病变。

需了解排卵或黄体功能时，应在月经前期或月经来潮6小时内刮宫。病理检查报告子宫内膜见增生期反应或增生过长，无分泌期，提示无排卵性功血；病理报告子宫内膜见分泌期反应，提示黄体功能不足，需了解子宫内膜脱落情况，应在月经第五天刮宫。病理报告子宫内膜仍见到分泌期反应，且与出血期和增生期内膜并存。需止血时，则任何时间都可刮宫。

（2）基础体温测定：基础体温测定是观察排卵的最简易可行的方法。基础体温呈单相型，提示无排卵；基础体温呈双相型，但排卵后体温上升缓慢且幅度偏低，升高时间较短，9～11天即下降，提示黄体功能不全；基础体温呈双相型，但下降缓慢，提示子宫内膜不规则脱落。

（3）宫颈黏液结晶检查：月经前出现羊齿状结晶，提示无排卵。

（4）阴道脱落细胞涂片检查：月经前见底层细胞增生，表层细胞出现角化，整个上皮的厚度增加，此为雌激素中、重度影响的现象，提示无排卵性功血；如见到脱落的阴道上皮细胞为中层或角化前细胞，但缺乏典型的细胞堆集和皱褶，此为孕激素不足的现象，提示黄体功能不足。

（5）激素测定：可通过血、尿标本测定体内的性激素和神经内分泌激素，了解下丘脑-垂体-卵巢轴的功能。

（6）宫腔镜检查：利用官腔镜检查可见到子宫内膜的情况、宫腔表面的光滑程度，还可在直视下选择病变区域进行活检，比盲目地刮取内膜的诊断方法价值更高。

4. 心理社会评估

青春期的病人一怕影响学业，二因害羞而不及时就诊，反而因长期大出血而产生焦虑和无助感；育龄期的病人总认为下次会好转而一拖再拖，往往是严重贫血晕倒后才被家属急送医院，对住院治疗一怕影响工作，二愁增加开支，三忧家中无人照顾而不安心住院治疗；围绝经期的病人担心是否会恶变而到处咨询。

5. 治疗原则

无排卵性功血：青春期病人以止血、调整月经周期促进排卵为主；围绝经期病人以止血和调整月经周期为主。

（1）止血：要求在6小时内明显见效，24～48小时止血。

①药物止血：

孕激素内膜脱落法。孕激素内膜脱落法即药物刮宫法，适用于有一定雌激素水平，而孕激素不足的患者。给足量的孕激素，常用黄体酮10～20 mg，每日肌注，连续5天，用药后使增生过长的子宫内膜转化为分泌期，停药后内膜脱落，出现撤药性出血。当出现撤药性出血时，出血量很多，故只适用于血红蛋白大于60～70 g/L的病人。

雌激素内膜生长法。雌激素内膜生长法适用于无排卵性的青春期或未婚者的功血。大剂量雌激素能快速升高体内雌激素水平，使子宫内膜生长，达到短期内修复创面和止血的目的。

雄激素。雄激素适用于围绝经期的功血，有拮抗雌激素的作用，能增强子宫平滑肌及子宫血管的张力，减轻盆腔充血，从而减少出血量。因雄激素不能立即改变子宫内膜脱落的过程，也不能迅速修复内膜，故单独应用效果不佳。

②诊断性刮宫：围绝经期功血的病人在用激素治疗前宜常规行诊刮术，以排除宫腔内器质性病变。刮出的子宫内膜送病理检查，可协助明确诊断和指导用药。但对未婚者不宜选用。

（2）调整月经周期：使用性激素人为地控制出血量，并形成有规律的月经周期，是治疗功血的一项过渡性措施，其目的一方面为暂时抑制病人自身的下丘脑-垂体-卵巢轴，借以恢复正常月经的内分泌调节；另一方面直接作用于生殖器官，使子宫内膜发生周期性变化，能按预期时间脱落，且出血量不多。在调整阶段，病人能摆脱因大出血而带来的精神上的忧虑或恐惧。同时，有机会改善病人的机体状况。一般连续用药3个周期。

常用的调整月经周期的方法：

①雌激素和孕激素序贯法（人工周期）。模拟自然月经周期中卵巢的内分泌变化，使子宫内膜发生相应变化，引起周期性脱落。适用于青春期功血的病人。一般连续使用2～3个周期后，即能自发排卵。

②雌激素和孕激素合并应用。雌激素使子宫内膜再生修复，孕激素可限制雌激素引起的内膜增生过长，适用于育龄期（计划生育者）与更年期功血的病人。

③孕激素和雄激素合并法。该法适用于更年期功血的病人。

（3）促进排卵

①氯米芬。氯米芬通过抑制内源性雌激素对下丘脑的负反馈，诱导促性腺激素释放而诱发排卵。此药有较高的促排卵作用，适用于体内有一定雌激素水平的病人。一般连续用药3～4个周期，不宜长期连续用药，避免对垂体产生过度刺激，导致卵巢过度刺激综合征，或多排卵引起多胎妊娠。

②人绒毛膜促性腺激素（HCG）。HCG具有类似LH的作用而诱发排卵，适用于体内有一定水平FSH、并有中等水平雌激素的病人。用B型超声波监测卵泡发育到接近成熟时，或于月经周期第9～10天，HCG 1000 U肌注，次日2000 U，第三日5000 U，可引起排卵。

③雌激素。雌激素适用于月经稀少且雌激素水平低下的病人，以小剂量雌激素做周期疗法。于月经第六天起。每晚1：3服己烯雌酚0.125～0.25 mg，连续20天为一周期，连续用3～6个周期。

有排卵性功血的治疗：以调整黄体功能为主。

黄体功能不足的治疗方法：A. 促进卵泡发育。针对发生的原因，调整性腺轴功能。促使卵泡发育和排卵，以利形成正常的黄体。首选氯底酚胺，适用于黄体功能不足的卵泡期过长的病人。B. 黄体功能刺激疗法。该法常用HCG以促进和支持黄体功能。于基础体温上升后开始，HCG 2000～3000 U隔天肌注，共5次。C. 黄体功能替代疗法。该法于排卵后开始应用黄体酮10 mg，每日肌注，共10～14天，以补充黄体分泌的黄体酮不足。用药后月经周期正常，出血量减少。

子宫内膜不规则脱落所用的药物：A. 孕激素。孕激素调节下丘脑–垂体–卵巢轴的反馈功能，使黄体及时萎缩，内膜较完整脱落。于下次月经前第8～10天起，黄体酮20 mg，每日肌注，或甲羟孕酮（安宫黄体酮）10～12 mg，共5天。B. HCG。HCG有促进黄体功能的作用。用法同黄体功能不全采用的方法。

（二）护理诊断

1. 精神困扰

精神困扰指对治疗的道德和伦理方面的含义产生怀疑，与身心发育尚未成熟有关。

2. 照顾者角色障碍

照顾者角色障碍是指照顾者感到与自己在生活中担任的角色有冲突，与照顾者健康欠佳、应对方式有关。

3. 知识缺乏

患者由于缺乏对疾病的认识而表现出反复、过分地寻求咨询，与错误理解信息有关。

4. 潜在的并发症

潜在的并发症主要指失血性休克，与长期月经紊乱有关。

5. 有感染的危险

感染危险与严重贫血、第二道防线不完善、月经淋漓不尽、未修复的内膜过久地暴露于环境的机会增加等有关。

（三）护理计划与实施

1. 预期目标

（1）通过对本病有关医学知识的了解和健康教育后，病人摆脱了精神困扰，愿意参与治疗。

（2）医护人员与病人及家属共同商量，在住院期间依靠社会支持系统暂时照顾其家庭事务，病人和家属乐意接受援助的方式，能安心住院治疗。

（3）再次向病人讲解本病的诊断依据及经过，病人能接受目前的疾病诊断。

（4）经过积极的治疗，保证病人营养的摄入，未发生失血性休克的现象。

（5）加强会阴护理，教会病人自我清洁的卫生技能，未发生生殖道感染。

2. 计划与实施

（1）针对主动限制摄入量、正在减肥的病人，让其明白短期性激素治疗不同于长期肾上腺皮质激素治疗，不会引起发胖，以及接受正规治疗与健康的辩证关系。纠正有些人因偏食习惯而造成的营养不良，让其懂得长期营养不良是诱发本病的因素之一。

（2）针对照顾者角色障碍的病人，让其懂得住院能得到最快、最好的治疗，因而能最有效地治愈功血，才能早日恢复健康。说服病人和家属主动寻找能帮助病人照顾家务的社会支持系统人员（亲朋好友、街坊邻居、领导同事、子女的教师等）。

（3）针对害怕误诊的病人，详细了解其发病经过和症状，让其阅读实验室报告。医护人员为其讲解报告的临床意义，并帮助其排除恶变的症状，甚至可将有关书籍借给其仔细阅读理解，或请主治医生再次与病人讲解病情及诊断依据。

（4）记录出血量。嘱病人保留卫生巾、尿垫及内裤等，便于准确估计失血量，为及时补充体液和血液提供依据。对严重出血的病人需按时观察血压、脉搏、呼吸、尿量，并督促其卧床休息且不单独起床，以防发生晕倒受伤。对于给予静脉输液，做好配血、输血的准备；对于发生出血性休克，要积极配合医生进行抗休克治疗。

（5）正确给药。严格执行性激素给药的护理措施：①重点交班，治疗牌醒目标记；②按量按时给药，不得随意停药或漏药，让病人懂得维持血液内药物浓度的恒定可避免造成意外的阴道出血；③必须按规定在血止后开始减量，每3天减去原剂量的1/3量；④让病人懂得药物维持量是以停药后3～5天发生撤药性出血，以上一次月经时间为参考依据而制定的，要坚持服完维持量；⑤告知病人及家属，若治疗期间有不规则阴道出血，应及时汇报值班护士或医生，必须立即做出处理。

（6）预防感染。做好会阴护理，并教会病人使用消毒的卫生巾或会阴垫，保持内裤和床单的清洁，每晚用PP液（1：5000高锰酸钾）清洁外阴，以防逆行感染。观察与生殖器感染有关的体征，如宫体压痛，卫生巾、外阴有无臭味，体温、脉搏、呼吸、白细胞计数和分类的报告，一旦有感染症状，及时与医生联系，加用抗生素治疗。

（7）补充营养。成人体内大约每100 mL血液含铁50 mg，因此每天应从食物中吸收0.7～2.0 mg铁，功血病人更应增加铁剂的摄入量。根据病人喜爱的食品，推荐富铁剂的食谱，若是青春期病人可多食猪肝、禽蛋类食品；更年期病人则可多食鱼虾、新鲜水果和蔬菜类等低胆固醇、高铁剂的食品。下列食品中含铁剂0.7～2.0 mg：牛奶700～2000 g；瘦猪肉29～83 g；猪肝3～8 g；鸭蛋22～63 g；带鱼63～182 g；鲤鱼44～125 g；苋菜15～42 g；黄豆6～18 g；榨菜10～30 g；土豆77～222 g；黄瓜或西红柿175～500 g。同时，注意添加大量的维生素，补充锌剂，以促进病人尽可能地在短期内纠正贫血。

（三）健康指导

针对不同年龄期的病人讲解其发病的机制、国内外对此病的最新研究信息、正规治疗的整体方案、疗程的时间，写出书面的用药方法及时间表，尤其强调擅自停药或不正规用药的副作用。

第二节 闭经

一、疾病概要

（一）概述

月经停止6个月称为闭经，它是妇科疾病的一种常见症状，而不是疾病。通常把闭经分为原发性和继发性两类：前者是指女性年满18岁或第二性征发育成熟2年以上，仍无月经来潮者；后者是指曾有规律的月经周期，后因某种病理性原因而月经停止6个月以上者。根据发生的原因，闭经又可分为生理性和病理性两类：凡青春期前、妊娠期、哺乳期和绝经期后的停经，均属生理性闭经；因下丘脑-垂体-卵巢性腺和靶器官子宫，任何一个环节发生问题导致的闭经为病理性闭经。

（二）病因及分类

正常月经周期的建立与维持依赖于下丘脑-垂体-卵巢轴的神经内分泌调节和靶器官子宫内膜对卵巢性激素的周期性反应，如果其中一个环节功能失调就会导致月经紊乱，严重时发生闭经。根据闭经的常见原因，按病变部位分为以下几类。

1. 子宫性闭经

子宫性闭经的原因在于子宫，即月经调节功能正常，卵巢亦正常，但子宫内膜对卵巢性激素不能产生正常的反应。因子宫发育不全或缺如、子宫内膜炎、子宫内膜损伤或粘连和子宫切除后或宫腔内放射治疗后等所致的闭经。

2. 卵巢性闭经

卵巢性闭经的原因在于卵巢，因卵巢发育异常，或卵巢功能异常使卵巢的性激素水平低下，不能作用于子宫内膜发生周期性变化所致的闭经。如因先天性卵巢未发育或仅呈条索状无功能的实体、卵巢功能早衰、卵巢切除后或放射治疗后组织破坏和卵巢功能性肿瘤等所致的闭经。

3. 垂体性闭经

病变主要在垂体，垂体前叶器质性病变或功能失调都会影响促性腺激素的分泌，继而导致卵巢性闭经。如垂体梗死的席汉综合征、原发性垂体促性腺功能低下和垂体肿瘤等所致的闭经。

4. 下丘脑性闭经

下丘脑性闭经是最常见的一类闭经，因中枢神经系统的下丘脑功能失调而影响垂体，继而引起卵巢性闭经。如环境骤变、精神创伤等外界不良的精神或神经刺激因素作用于下丘脑–垂体–卵巢轴，影响卵泡成熟导致闭经；神经性畏食和长期消耗性疾病的严重营养不良，影响下丘脑合成和分泌促性腺激素释放激素（GnRH）与生长激素，进而抑制促性腺激素、性腺功能下降所致的原发性或继发性的闭经；下丘脑的生乳素抑制因子或多巴胺减少和GnRH分泌不足所致的闭经溢乳综合征；下丘脑–垂体–卵巢轴的功能紊乱，LH/FSH比率偏高，卵巢产生的雄激素太多，而雌激素相对较少所致的无排卵性多囊卵巢综合征的闭经；剧烈运动后GnRH分泌减少，再加上运动员的肌肉/脂肪比率增加或总体脂肪减少使月经异常，进而导致闭经；甲状腺功能减退、肾上腺皮质功能亢进、肾上腺皮质肿瘤等其他内分泌功能异常所致的闭经。

二、护理

（一）护理评估

1. 健康史

详细记录病人的初潮年龄、月经周期、经期和经量。对青春期病人了解闭经发生的时间和经过、曾经接受过哪些治疗及疗效，并且依据闭经的年龄区分原发性和继发性的闭经，询问自幼生长发育过程中有无先天性缺陷或其他疾病，以及家族病史；对生育期病人详细了解生育史，尤其是闭经前是否有产后大出血史，是否与产后并发症有关，发病前有无任何导致闭经的外界不良因素的刺激，如精神因素、环境改变或各种疾病和服药情况等。

2. 身心状况

对病人进行全身体格检查，了解其身高、体重、四肢与躯干的比例等发育状况，有无畸形；了解其五官生长特征，观察精神状态、智力发育、营养和健康状态。此外，重点检查妇科内外生殖器的发育，有无先天性缺陷、畸形，第二性征的发育是否正常，如毛发分布、乳房发育及有无乳汁分泌等。

虽然闭经病人常无不适的症状，但精神压力较大。生殖器发育不良的青春期女性因忧虑今后不能成婚或不能生育而产生自卑感；已婚育的妇女因发病而致性欲下降，影响正常的性生活，害怕破坏夫妻感情而内疚。大多数病人都因病程较长或反复治疗效果不佳，甚至得不到亲人的理解而感到悲哀、沮丧，因而对治疗失去信心。严重的病人影响食欲、睡眠等，诸多的不良心情反过来更加重了病情。

3. 辅助检查

（1）子宫功能检查：可采用诊断性刮宫和子宫内膜活组织检查，或孕激素试验、雌激素试验，引起撤药性出血，以了解子宫内膜对卵巢性激素周期性变化的反应。通过子宫输卵管碘油造影，可了解子宫腔的形态、大小及输卵管通畅情况，也能诊断生殖系统发育不良、畸形等病变。在内腔镜检查直视下观察子宫、输卵管和卵巢的外形、子宫腔和内膜的病变，取内膜组织送病理检查，可诊断结核、宫腔粘连等。

（2）卵巢功能检查

①测定基础体温。在月经周期的后两周基础体温较前升高0.3～0.5 ℃，呈双相型，提示卵巢内有排卵和黄体形成。

②阴道脱落细胞检查。表层细胞的百分率越高，则雌激素水平越高。

③子宫颈黏液结晶检查。见羊齿状结晶越明显、越粗，则雌激素水平越高；见成排的椭圆体，则提示在雌激素基础上已有孕激素的作用。

④测定血中雌激素和孕激素含量的高低。提示卵巢功能的兴盛或衰退。

（3）垂体功能检查

采用血FSH、LH、催乳素（PRL）放射免疫测定。PRL大于25 μg/L时，需做头颅X线摄片或CT检查，排除垂体肿瘤；月经周期中FSH大于40 U/L，提示卵巢功能衰竭，LH大于25 U/L，高度怀疑多囊卵巢；当FSH、LH均小于5 U/L，提示垂体功能减退，病变可能在垂体或下丘脑。

垂体兴奋试验。注射促黄体素释放激素后，LH含量升高，提示病因在下丘脑或以上部位；如果注射后LH值不上升，则提示病因可能在垂体。

蝶鞍X线摄片或CT检查能明确垂体肿瘤。

（4）其他检查：血T_3、T_4促甲状腺素（TSH）值异常，提示闭经可能与甲状腺功能异常有关；尿17–酮、17–羟类固醇或血皮质醇值异常，则闭经可能与肾上腺功能异常有关。

4. 闭经的诊断步骤

病人经询问病史、体格检查后，初步排除器质性病变和妊娠后，按步骤逐项检查。

5. 处理原则

（1）纠正全身健康状况，积极治疗慢性病。

（2）针对病因治疗。

（3）性激素替代疗法：①小剂量雌激素周期治疗。该法促进垂体功能，分泌黄体生成素，使雌激素升高，促进排卵。②雌、孕激素序贯疗法。该法有抑制下丘脑–垂体轴的作用，停药后可能恢复月经并出现排卵。③雌、孕激素合并治疗。该法抑制垂体分泌促性腺激素，停药后出现反跳作用，使月经恢复及排卵。④诱发排卵。卵巢功能未衰竭、又希望生育的病人，可根据临床情况选用促排卵的药物。⑤溴隐亭的应用。溴隐亭适用于溢乳闭经综合征，其作用是抑制促催乳激素以减少催乳激素。

（二）护理诊断

（1）自我形象紊乱。自我形象紊乱是指患者害怕被其他人拒绝，与较长时期的闭经有关。

（2）功能障碍性悲哀。该现象主要表现为患者诉说闭经带来的压抑和沮丧，与治疗效果反复、亲人不理解有关。

（3）社交障碍。社交障碍患者自述无法获得满意的归属感，与闭经引起的自我概念紊乱有关。

（4）营养失调。低于机体的需要量。该症状主要表现为体重低于理想状态的20%，与不合理的节食有关。

（三）护理计划与实施

1. 预期目标

（1）病人懂得闭经的发生、治疗效果与本人的精神状态有较密切的关系，逐渐克服自卑感，最终能战胜自我，重塑自我。

（2）病人家属理解闭经治疗的复杂性和病人的心情变化，学会更细微体贴地关心病人。

（3）病人懂得营养不良与闭经的关系，放弃不合理的节食，配合诊治方案。

2. 计划与实施

（1）建立护患关系：表现出医护人员应有的同情心，取得病人的信赖，鼓励病人逐渐地袒露心声，如对治疗的看法、对自我的评价、对生活的期望及面临的困难等。

（2）查找外界因素：引导病人回忆发病前不良因素的刺激，指导病人调整工作、生活节奏，建立病人认可的体育锻炼计划，增强适应环境改变的体能，学会自我排泄心理抑郁和协调人际关系的方法。

（3）指导合理用药：在病人领到药后，向其说明每个药物的作用、服法以及可能出现的副作用等，并具体写清服药的时间、剂量和起始日期，最后评价病人的掌握程度，直到完全明白为止。

（四）健康指导

向病人讲解医学知识，耐心讲述闭经发病原因的复杂性、诊断步骤的科学性以及实施检查的阶段性，只有了解这些知识才能取得准确的检查效果，对查明病因是有利的。对有接受能力的病人，可用简图表示下丘脑-垂体-卵巢性腺轴产生月经的原理，用示意图说明诊断步骤、诊断意义和实验所需的时间，使病人理解诊治的全过程，能耐心地按时、按需接受有关的检查。

第三节　围绝经期综合征

一、疾病概要

（一）概述

妇女生命的1/3是在绝经后度过的。绝经后，由于雌激素缺乏常可导致一系列的疾病，影响生活质量，甚至会缩短寿命。卵巢功能衰退呈渐进性，人们一直用“更年期”来形容这一渐进的变更时期。由于“更年期”定义含糊，1994年，世界卫生组织（WHO）提出废弃“更年期”一词，推荐采用“围绝经期”一词。围绝经期是女性从性成熟期逐渐进入老年期的过渡阶段，包括绝经前期、绝经期和绝经后期。绝经是指月经完全停止一年以上。据统计，目前我国的平均绝经年龄：城市妇女为49.5岁，乡村妇女为47.5岁。约1/3的围绝经期妇女能以神经内分泌的自我调节适应新的生理状态，一般无特殊症状；约2/3的妇女会出现一系列性激素减少引起的自主神经功能失调和精神神经等症状，称为围绝经期综合征。自20世纪50年代起，许多国家对绝经后激素替代治疗进行了大量的研究。目前，在有些国家已广泛应用激素替代治疗有症状的围绝经期妇女，还用于无症状的绝经后妇女，以达到预防疾病、提高生命质量和延长寿命的目的。

（二）围绝经期的内分泌变化

最早的变化是卵巢功能衰退，而后出现下丘脑和垂体功能下降。在此阶段，卵巢渐趋停止排卵，雌激素水平下降，而促性腺激素分泌增加，但FSH/LH值仍小于1。绝经后，卵巢几乎停止分泌雌激素，只分泌雄激素；促性腺激素水平逐渐上升，而FSH上升比LH更明显，使FSH/LH值大于1。老年期，雌激素稳定于低水平，促性腺激素也略微下降。

1. 卵巢的变化

进入围绝经期，卵巢体积、质量均变小，血供减少，卵巢皮质变薄，所剩无几的原始卵泡也对促性腺激素不敏感，卵泡成熟受阻，以致不能排卵。

2. 性激素变化

由于围绝经期卵巢功能退化，雌激素水平下降，孕激素分泌停止，虽能分泌雄激素，也因卵巢内芳香化酶减少而不能转化为雌激素，故绝经后妇女体内仅有少量的以雌酮为主的雌激素。

3. 促性腺激素的变化

因围绝经期雌激素水平不足，对下丘脑、垂体的负反馈作用减弱，使垂体分泌较多的促性腺激素在绝经后2~3年达到最高峰，约持续10年，以后逐渐下降。

4. 催乳激素的变化

由于雌激素具有对肾上腺能耗竭的作用，可抑制下丘脑分泌催乳激素抑制因子，使PRL的分泌增加。绝经后，雌激素水平下降，使催乳激素抑制因子上升，致使PRL下降。

5. 促性腺激素释放激素的变化

绝经后GnRH的分泌增高，与LH相平行，表明下丘脑、垂体间仍保持良好的状态。

二、护理

（一）护理评估

1. 健康史

了解病人的年龄、月经史、有无月经紊乱史、血管舒缩症状是如何表现的；外阴、尿道口是否干燥甚至感染，有无萎缩的表现。还要了解有无腰背关节酸痛、身高下降，甚至易骨折等骨质疏松症状；是否有精神、神经方面的改变；以往是否有妇科手术史和放疗史。

2. 临床表现

围绝经期综合征一般持续2.5年，甚至十余年。

（1）月经紊乱及闭经：绝经前70%的妇女出现月经紊乱，从月经周期缩短或延长、经量增多或减少，逐渐演变为周期延长、经量减少至闭经。少数人直接转为闭经。

（2）血管舒缩症状：病人常见阵发性潮热、出汗、心悸、眩晕，这是卵巢功能减退的信号。典型的表现为无诱因、不自主的、阵发性的潮热、出汗，起自胸部皮肤阵阵发红，继而涌向头颈部，伴烘热感，随之出汗，持续时间为几秒至数分钟不等，后自行消退。

（3）精神、神经症状：病人常表现为情绪不稳定、挑剔寻衅、抑郁多疑、注意力不集中、记忆力衰退、失眠、头痛等。少数人有精神病症状，不能自控，这种变化不能完全用雌激素水平下降来解释。

（4）泌尿、生殖道的变化：外阴萎缩，阴道变短、干燥、弹性减弱、黏膜变薄，致性交疼痛，甚至见点状出血，易发生感染，出现白带黄色或带血丝，外阴烧灼样痛；宫颈萎缩变平，宫体缩小，盆底松弛；尿道缩短，黏膜变薄，尿道括约肌松弛，常有尿失禁；膀胱黏膜变薄，易反复发作膀胱炎；乳房萎缩、下垂。

（5）心血管系统的变化：绝经后，冠心病发生率增高，多认为与雌激素下降致血胆固醇、低密度脂蛋白、甘油三酯上升及高密度脂蛋白下降有关，也有出现心悸、心前区疼痛，但无器质性病变，称为“假性心绞痛”。

（6）骨质疏松：绝经后妇女因骨质丢失而变为疏松，骨小梁减少，最后可引起骨骼压缩，体格变小，甚至导致骨折，常发生于桡骨远端、股骨颈和椎体等部位。

骨质疏松与雌激素分泌减少有关。因为雌激素可促进甲状腺分泌降钙素。它是一种强有力的骨质吸收抑制剂，一旦雌激素水平下降，致使骨质吸收增加。此外，甲状旁腺激素是刺激骨质吸收的主要激素。绝经后，甲状旁腺功能亢进，或由于雌激素下降使骨骼对甲状旁腺激素的敏感性增强，也促使骨吸收加剧。

3. 辅助检查

（1）激素测定：同绝经期病人的血E_2不稳定，血FSH和LH升高，但FSH小于LH；绝经后，血E_2低于卵泡早期水平，FSH和LH升高超过正常排卵前峰值。

（2）骨密度测定：围绝经期妇女出现骨密度改变。

（3）妇科检查：早期时，阴道壁为充血性改变，发红；晚期时，血管减少，黏膜变薄，皱襞减少，弹性差，阴道、宫颈分泌物减少。易发生老年性阴道炎或尿路感染。子宫和卵巢均可萎缩。

4. 心理社会评估

围绝经期病人常因一系列不自主的血管舒缩症状和神经功能紊乱症状而影响日常工作和生活，可用改良的Kupperman的围绝经期综合征评分法评价其症状的程度。某些家庭、社会环境变化构成对围绝经期妇女身心的不良刺激，如丈夫工作变迁、自己工作负担加重或在竞争中力不从心甚至下岗、自己容貌或健康的改变、家庭主要成员重病或遭遇天灾人祸等，这些都导致了病人情绪低落，抑郁多疑。少数病人曾有过精神状态不稳定史，在围绝经期更易激动、多虑、失眠等，甚至表现为喜怒无常，被周围人误认为精神病，更加重了病人的心理压力，因而也就更渴望得到理解和帮助。

（二）护理诊断

1. 精神困扰

该问题主要表现为患者有偏见、易怒、焦虑等情感的变化，与围绝经期性激素紊乱有关。

2. 性生活形态改变

该问题主要表现为性交痛、阴道分泌物减少及阴道变短，与缺乏应对健康状况改变的知识和技能有关。

3. 自我形象紊乱

该问题主要表现为昔日风采不复存在、生殖道结构变化，与心理、文化上不认同衰老有关。

（三）护理计划与实施

1. 预期目标

（1）病人能识别精神困扰的起因，学会自我调节不稳定情绪。

（2）病人能掌握性激素替代治疗的具体方法，并懂得寻求性保健咨询。

（3）病人能再塑老有所乐的生活观。

2. 计划与实施

（1）潮热的护理：记录发生潮热的情形，以找出引发潮热的因素，加以避免。尽量采用多件式纽扣的穿着方式，当潮热时可以脱下，即使没有隐蔽处也可解开纽扣散热；当感到冷时，又能方便再穿上。避免过于激动而引发潮热。少食调味重、辛辣食品和兴奋性食品，以免发生潮热。幻想电扇、空调和冷毛巾擦拭等方法，借以缓解潮热。

（2）指导用药：使病人懂得补充性激素的目的、用药后效果及可能出现少量阴道出血、乳房胀、恶心等症状，多能自行消失。一旦未见好转到医院就诊，排除其他原因后，调整剂量。为解除围绝经期综合征，用药后症状消失即可停药；为防止骨质疏松，则需长期用药。与长期用药的病人商讨定期随访的计划，并具体书写药名、服用剂量、服用次数和日期，确认病人能掌握用法。

（3）预防阴道干燥：维持性生活或手淫的方式，有助于加强阴道的血液循环，并可维持组织的伸缩性；也可使用水溶性的润滑剂，以润滑阴道壁；必要时亦可试用雌激素软膏。

（4）预防骨质疏松：鼓励病人参加适量的户外活动，如去环境安静、空气新鲜的场地散步和锻炼，让阳光直接照射皮肤；增加钙质食品（鱼虾、牛奶、深绿色和白色蔬菜、豆制品、坚果类等），最好每天喝牛奶500 mL，或服用保健钙。专家建议，围绝经期妇女每天从食品中摄取钙量应是800～1000 mg；保健钙应在饭后1小时或睡前服用；若饮用牛奶有腹胀、腹泻等不适的病人，可改饮酸奶；必要时服用降钙素，有助于防止骨质丢失并预防自主神经功能紊乱的症状。

（四）健康指导

向病人介绍有关围绝经期综合征的医学常识，让病人了解这一生理过程，解除不必要的猜疑和烦恼。争取家庭成员和同事们的关心爱护，给病人创造一个良好的生活和工作的环境。同病人商讨有规律的生活和工作日程，保证病人充足的休息和睡眠。劝病人不要观看情节感人、刺激性强或忧伤的影视片。

第七章 正常分娩的护理

第一节 产房管理与分娩服务模式

产房是新生儿诞生之地，是对产妇进行产程观察和分娩的场所，以确保母婴健康和安全为工作重点和目标。随着现代社会的发展需要，产房的助产模式应随之改变来满足产妇及家属需求。产房的助产工作特点是母婴病情变化快、危急重症发生率高、风险性大，加上社会的高期望值，导致产房工作肩负巨大责任，管理难度不断增加，怎样提升产房的助产质量和服务内涵，保障母婴安全，促进自然分娩，降低产妇死亡率显得尤为重要。

一、产房的规范化建设

（一）产房的环境设施建立

产房应是一个独立的、半封闭式的区域。产房的功能设置应设分娩室、手术室两大部分，其中，分娩室应再设置待产室、隔离分娩室两个功能区，并根据需要设置导乐陪伴分娩室、家庭化分娩室等。各个区域相对独立，却又能连接贯通。分娩室和手术室区域需按照消毒隔离要求，设置无菌区、清洁区、污染区，整体布局要合理，分区标识要清晰。

（二）产房医护人员的标准配置

目前，我国产科面临的工作任务繁重，尤其是在2016年全面放开两孩政策实施后，产房医护人员配置应按分娩量的增加和服务模式的改变不断调整。除了产科医师和助产士24小时在岗外，还应保证新生儿科医师常驻产房，使分娩时根据需要能有各学科组成的综合团队为产妇及其新生儿服务，确保分娩安全和及时有效的新生儿复苏。此外，产房内应尽可能配备麻醉师，或保证麻醉师能在短时间内迅速到达产房，除了有利于开展分娩镇痛，更重要的是在危急重症发生时，对产妇进行第一时间的抢救。

产房工作人员的合理配置，需要结合医院服务能力、年分娩量等实际情况，来调控人员比例。三级甲等医院助产士可按照助产士与产床之比3：1配置，并制定紧急状态下医护人员的调配制度。

（三）药品与设备的标准配置

产房突发状况较多，危急重症会随时发生，必须配置好抢救药物和设备，定点放置，以备随时使用。每班检查急救药品和设备等，使其保持备用功能状态，同时需要做好产房药品和设备的配置清单。

二、产房管理的重点

（一）健全产房管理的制度和岗位职责

根据产房工作中可能存在的风险，制定并实施安全管理应急预案与处理程序，如停水、停电、医用气体泄漏、失火等突发意外事件应急预案。制订和健全产房相应的风险防控管理制度和助产人员的岗位职责，并严格按照此标准执行，如查对制度、交接班制度、差错事故防范制度、院感控制制度及消毒隔离制度、药品及仪器设备管理制度、标本及胎盘管理制度等。

（二）建立和健全医护人员的培训机制

为保障母婴安全，产房的医护工作人员必须持有母婴保健合格证。对产房医护人员实施分层培训机制，根据不同助产士和相关工作人员的工作经验和能力水平，选择适合的培训计划，如新入产房人员的助产士规范化培训、低年资助产士的产科技能培训以及高年资助产士的急危重症管理培训等。制订各类产科危急重症的抢救流程，同时强调开展多学科合作的“模拟实训”，并在演练结束后，所有参与团队一起总结、讨论和分析演练过程，不断提高团队协作能力，以确保在

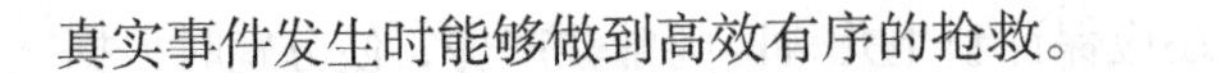

真实事件发生时能够做到高效有序的抢救。

（三）构建产房医疗助产质量标准体系

建立产房医疗助产质量内涵数据评价体系，包括产后出血、新生儿窒息、新生儿产伤、会阴侧切率、会阴感染及会阴Ⅲ度撕裂率、危重产妇抢救成功率等。定时对产房医疗助产质量、内涵数据进行分析讨论并总结经验。同时，通过建立科学的安全与质量体系，利用结构—过程—结果理论、PDCA循环管理以及根因分析等科学管理理念和工具，对存在或潜在的风险因素提出防范措施，提升产房医疗助产质量。

（四）健全产房内医院感染防控机制

产房是医院感染防控重点科室。妊娠晚期生殖道的生理防御功能被破坏、妊娠期贫血和产前焦虑等因素，可能降低产妇的免疫力。此外，产前或产时的一些医疗操作，如阴道检查、人工破膜、会阴切开术等，均与医院内感染的发生密切相关。因此，建议在产房医院感染的管理制度中，执行以下措施，以减少院内感染的发生。

（1）在检查或分娩过程中需进行侵入性医疗措施时，应严格执行无菌操作，同时要求医护人员熟悉操作流程，尽量减少操作次数，缩短操作时间。

（2）提高医护人员的无菌意识及消毒常识，制定《医院感染管理规范》《医院感染防控和报告制度》《消毒灭菌隔离制度》和《医疗物品合理管理规范制度》等。

（3）培养医护人员规范操作的习惯，强化标准化预防和控制感染的概念，制订有效护理措施，尽量避免产房发生感染。

（4）对于妊娠期糖尿病的产妇，要密切观察血糖水平，力求在血糖可控范围内分娩，并酌情使用胰岛素控制血糖。

（5）对高度怀疑或已确诊的乙型肝炎、HIV等传染性疾病的产妇采取隔离措施，安置于隔离待产室中待产及分娩，严格遵守隔离技术操作规范及隔离护理规范。分娩结束后将全部物品与房间进行消毒隔离，避免交叉感染。

（6）认真执行产妇和新生儿的消毒隔离规范，每天严格进行卫生清洁消毒工作。

（7）对于参观人员、实习人员和陪护人员等做好人员控制管现，尽量避免上述人员的过度频繁进出，以减少细菌侵入的机会，最大程度减少人员流动造成的产妇感染或新生儿感染。

三、产房人性化助产模式的建立

世界卫生组织曾多次提出以保护、支持、促进自然分娩为主的“爱母分娩行动”。由于过去医疗系统的程序化模式，医院普遍将产妇当作病人对待，正常的自然分娩过程也成了医疗程序。而随着医疗理念的不断进步，“以疾病为中心”的传统护理模式，正逐步转变为“以患者为中心”的新型高质量医疗服务模式。人性化的分娩服务模式也越来越受到国内外专家的重视和提倡。

人性化的分娩服务模式基于四个方面：①分娩过程的正常性，强调分娩是一个正常、自然、健康的过程，产妇和胎儿具有完成分娩的能力；②强调分娩过程中支持的重要性，产妇对分娩的信心和能力受环境和周围人的影响；③维护产妇的自主权，产妇有权经历愉快而健康的分娩过程，并有权选择自认为安全、满意的分娩方式；④分娩过程的无损伤性，许多干预措施可能会对母婴造成伤害，建议医护人员严格控制干预指征，不常规采用干预措施。

（一）改变传统的产房模式

推荐有条件的单位成立产科家庭一体化产房（LDR），即在同一房间待产、分娩及恢复，婴儿出生后不与母亲分离，实行母婴床旁护理，一切医疗、护理、治疗均在产妇及家属的目睹下进行。LDR产房房间内置高级电动产床、新生儿开放式复苏台，其布置强调人性化，配备对讲利和视频系统与总监控室相连，中控音响、宽带网络及电视等娱乐休闲设备，以保持分娩活动的轻松愉快和家的感觉；可在产房内贴挂温馨母婴图片，房间内设专用卫生间，配有电开水器和食物，陪产家属均穿专用陪产服。LDR产房的设计完全符合“以人为本”的护理理念，强调以家庭为中心的护理，提供产妇及家属优质的全程服务。

（二）强调医护人员对产妇的服务意识

医护人员对产妇要有人文关怀，帮助产妇在短时间内熟悉医院环境和相关制度。将病房中的其他产妇介绍给产妇，帮助减轻其陌生感。医护人员可为产妇介绍分娩相关知识，对具有分娩恐惧的产妇，可通过抒情和舒缓的音乐转移其注意力，耐心为其讲解各产程状况，教会产妇如何呼吸和用力。

现代的产房护理提倡“一对一”陪伴，即在产妇分娩过程中，一名助产士仅陪伴一名产妇，对产妇生命体征、子宫收缩和疼痛进行密切观察，使用非药物的方法帮助产妇减轻分娩疼痛，并根据产妇心理状况对其实施相应的护理措施。对于产妇的药物镇痛需求，应及时告知主治医师和麻醉医师，选择合适的药物镇痛。根据产妇的具体情况和需求，进行合适的运动指导、生活护理和母乳喂养指导。在产妇分娩后，指引其根据自身状况进行适量运动，循序渐进，避免过急，注意劳逸结合等；产妇需保障充分睡眠，养成良好生活习惯，避免劳累，放松精神，有效稳定其情绪；指导产妇哺乳，主张分娩后立即开始早接触、早吸吮，现场指导产妇正确的抱婴儿姿势和不同的哺乳方式等，提高产妇和新生儿生活质量。

（三）加强孕期健康教育

建议开设孕产妇学校、助产士门诊，由有经验助产士为孕产妇制订分娩计划。可通过多种形式，如利用互联网交流平台对孕产妇进行健康教育，推广妊娠相关健康知识的同时，还能促进孕产妇间的互相交流学习；入院待产期间对孕产妇实施一对一的健康指导；对孕产妇及家属开通专家热线咨询服务；进行人性化分娩模式的科学健康知识传播，提倡自然分娩；开展社区随访服务，了解孕产妇产前产后的身心健康状态和变化。

（四）助产适宜技术的安全运用

分娩是一个复杂的生理过程。大多数产妇对这一过程缺乏足够的认识和理解。分娩过程中剧烈的腹部、腰骶部疼痛，促使其出现紧张、焦虑、恐惧等不良情绪，造成产程延长，增加难产几率和产后出血量。合理安全运用助产适宜技术，如精神性无痛分娩法、呼吸减痛法、产程中的自由体位、分娩球使用等使产妇对分娩充满信心，从而有助于缩短产程，降低手术产及阴道助产率，减少产后出血及新生儿窒息的发生。

第二节　先兆临产、临产与产程

一、先兆临产

分娩发动之前，往往出现一些预示孕妇不久将临产的症状，称为先兆临产。

（一）假临产

孕妇在分娩发动前，常出现假临产。假临产的特点是子宫收缩持续时间短（不超过30秒）且不恒定，间歇时间长且不规律，宫缩强度不增加，常在夜间出现、清晨消失，子宫收缩时不适主要在下腹部，子宫颈管不短缩，宫口不扩张，给予镇静药物能抑制假临产。

（二）胎儿下降感

胎先露部进入骨盆入口使宫底位置下降，多数初孕妇感到上腹部较前舒适，进食量较前增多，呼吸较前轻快，常有尿频症状。

（三）见红

在分娩发动前24~48小时，因子宫颈内口附近的胎膜与该处的子宫壁分离，毛细血管破裂经阴道排出少量血液，与子宫颈管内的黏液栓相混排出，称为见红，是分娩即将开始的比较可靠的征象。若阴道流血量较多，超过平时月经量，不应认为是先兆临产，应想到妊娠晚期出血，如前置胎盘等。

（四）阴道分泌物增多

分娩前3周左右，孕妇因体内雌激素水平升高，盆腔充血加剧，子宫颈腺体分泌增加，使阴道排出物增多。分泌物一般为水样，易与胎膜早破相混淆。

在先兆临产期，有些孕妇无任何感觉，但胎心监护图可显示有较强的宫腔压力波峰，能有效地促进宫颈成熟，使孕妇临产和分娩。当不规律子宫收缩达2天或更长时间，子宫颈扩张无明显进展，且子宫收缩已经影响到孕妇生活、休息和睡眠时，无论是否诊断临产，均需再次评估头盆及子宫颈状况。

二、临产

（一）临产开始的标志

子宫收缩是临产主要表现，但并非出现子宫收缩即开始进入产程。临产开始的重要标志是有规律且逐渐增强的子宫收缩，持续时间30秒及以上，间歇5～6分钟，同时伴有进行性子宫颈管消失、宫口扩张及胎先露进行性下降。

（二）临产时间的确定

临床上准确判定分娩开始时间较困难，正常分娩者，一般按产妇的主诉及入院检查，易于确定是否已临产。异常分娩者的临产过程，可能伴有原发性子宫收缩乏力，子宫收缩欠规则，间隔时间与收缩时间常不按正常规律进行，使用强镇静剂（如哌替啶100 mg肌内注射）后仍不能抑制子宫收缩。由于子宫收缩影响产妇正常生活，虽未达到临产的常规标准，亦应视为已临产，不能认为尚未正式临产而忽视。

（三）临产后的临床检查

1. 产科B超

了解胎方位、胎产式、胎先露、胎儿、羊水情况。

2. 观察子宫收缩

子宫收缩可通过触诊法和胎儿电子监护仪来测量。触诊法检测子宫收缩最简单的方法。助产人员将手掌放于产妇腹壁上，子宫收缩时宫体部隆起变硬，间歇期松弛变软。至少触及10分钟，以判断是否有子宫收缩，若有，应至少触及3～5次子宫收缩，以判断子宫收缩强度、持续时间、间隔时间以及子宫收缩是否规律。胎儿电子监护仪能够反映胎心与子宫收缩的情况，用胎儿电子监护仪描记子宫收缩曲线，可以看出子宫收缩强度、频率和每次子宫收缩持续时间，这些是反映子宫收缩的客观指标。

3. 胎儿检查

通过视诊观察腹型及大小，手测子宫底高度，尺测耻上子宫长度及腹围值，可估计胎儿大小。通过四步触诊法了解胎产式、胎先露、胎方位及胎先露部是否衔接。

4. 骨产道检查

进行骨盆外测量及骨盆内测量，以了解骨盆的大小及形态。

5. 阴道检查

了解子宫颈成熟度、子宫颈管缩短和宫口扩张情况。

三、产程

（一）第一产程（子宫颈扩张期）

从正式临产开始至宫口开全（10 cm），分潜伏期和活跃期。从子宫肌层出现规律的具有足够频率（5～6分钟/次）、强度和持续时间（30秒）的收缩，导致子宫颈管逐渐消失，伴随胎先露的下降，直至宫口完全扩张，即开全为止。第一产程持续时间因人而异，变化很大，一般来说，初产妇的子宫颈较紧，宫口扩张较慢，需11～12小时；经产妇的子宫颈较松，宫口扩张较快，需6～8小时。当先露部进入骨盆后，产妇开始感到有向下屏气的迫切要求，但当子宫颈未开全时应避免向下屏气，以防子宫颈撕裂和浪费体力。

（二）第二产程（胎儿娩出期）

从宫口开全后至胎儿娩出。国外有不少产科机构将第二产程又分为被动期和活跃期。第二产程的持续时间，初产妇和经产妇差异较大，初产妇需1～2小时，经产妇可能仅数分钟，但亦有时间较长者。如进行硬膜外麻醉，第二产程时间可能延长。此时，产妇会感觉宫缩痛减轻，但在宫缩时会有不由自主的排便感，这是胎头压迫直肠引起的。

（三）第三产程（胎盘娩出期）

从胎儿娩出开始到胎盘胎膜娩出，即胎盘剥离和娩出的过程，需5～15分钟，不应超过30分钟。

四、新产程的应用

针对当代分娩人群的特点，如平均分娩年龄增高、孕妇和胎儿的平均体质量增加、硬膜外阻滞等产科干预越来越多等，当今孕产妇分娩曲线的大样本研究结果如前述。在综合国内外相关领域文献资料的基础上，结合美国国家儿童保健和人类发育研究所、美国妇产科医师协会、美国母胎医学会等提出的相关指南及专家共识，中华医学会妇产科学分会产科学组专家对新产程的临床处理达成以下共识，以指导临床实践。

（一）第一产程的诊断标准及处理

1. 潜伏期诊断标准及处理

既往认为3 cm前为潜伏期，初产妇潜伏期超过16小时，即可诊断潜伏期延长。而新的专家共识认为潜伏期延长（初产妇潜伏期＞20小时或经产妇潜伏期＞14小时）不作为剖宫产指征。对潜伏期延长的定义以及相应处理，均做出了指导。新产程专家共识对引产失败也给出了一定建议，强调破膜后给予缩宫素静滴至少12～18小时方可诊断引产失败。同时提出，对于第一产程早期进展缓慢的产妇，需首先排除有无头盆不称，同时在确保胎儿安全的前提下，缓慢但仍然有进展的第一产程不作为剖宫产指征。

2. 活跃期诊断标准及处理

传统上的活跃期停滞：宫口达3 cm后停止扩张持续2小时以上。同时，认为从宫口3 cm到开全时间超过8小时为活跃期延长。而新产程的专家共识明确了以宫口扩张6 cm作为活跃期的标志。对于活跃期停滞的诊断，亦加入了胎膜破裂、子宫收缩等限制条件。根据不同的子宫收缩情况，对活跃期停滞的诊断则有不同要求，认为当破膜且宫口扩张≥6 cm后，如子宫收缩正常，宫口停止扩张≥4小时；如子宫收缩欠佳，宫口停止扩张≥6小时，可诊断活跃期停滞，这为临床工作提供了一定指导。对于产程进展较慢者，可根据具体情况选择人工破膜、加强子宫收缩等方法，以促进产程进展；对积极处理无效者，新产程专家共识亦明确指出，活跃期停滞可作为剖宫产的指征。

（二）第二产程延长的诊断标准及处理

1. 诊断标准

对于第二产程的诊断，既往标准仅区分初产妇与经产妇，认为初产妇第二产程超过2小时和经产妇超过1小时，即诊断第二产程延长。然而，当代数据表示，许多第二产程长于上述时间的产妇，亦能够顺利地经阴道分娩。同时，随着分娩镇痛的推广，许多研究亦发现，椎管内阻滞可能延长第二产程。而在新产程的专家共识中不仅对第二产程延长的时间做出了新的规定，同时还考虑到硬脊膜外阻滞对产程的影响。新产程第二产程延长的诊断标准为：初产妇，无硬脊膜外阻滞，第二产程超过3小时无进展；行硬脊膜外阻滞，第二产程超过4小时无进展；经产妇，无硬脊膜外阻滞，第二产程超过1小时无进展；行硬脊膜外阻滞，第二产程超过3小时无进展。

2. 处理

新产程的专家共识对第二产程的处理亦做出了相关指导，包括明确了由经验丰富的医师和助产士进行的阴道助产是安全的，鼓励对阴道助产技术进行培训，当胎头下降异常时，在考虑阴道助产或剖宫产之前，应对胎方位进行评估，必要时可进行手转胎头到合适的胎方位。

（三）新产程标准在国内的应用现状及前景

2010年，张军等采用新的统计学方法，进行了一项基于大数据的回顾性研究，采用了不同于Friedman时代的数据处理方法，其结论已经被美国相关指南认可。然而，在我国新产程标准及处理的推广工作中，遇到了来自临床、教学等方面的争议。

目前，在我国已有学者就新产程标准在临床展开了研究，表明放宽产程管理时限后，未导致近期不良妊娠结局的发生，减少了产程中的医疗干预，改善了母婴结局，认为新产程标准值得在产房应用及推广。但许多学者普遍表示，目前我国新产程标准缺少全国大样本、多中心、随机的孕妇产程时限的研究，没有创建出真正适合我国孕产妇人群特征的产程处理标准。

2014年，张军和段涛等发起了一项针对中国妇女产程的大型研究项目，该项目的研究目的为，描述目前中国产妇的分娩现状；研究中国产妇的产程进展情

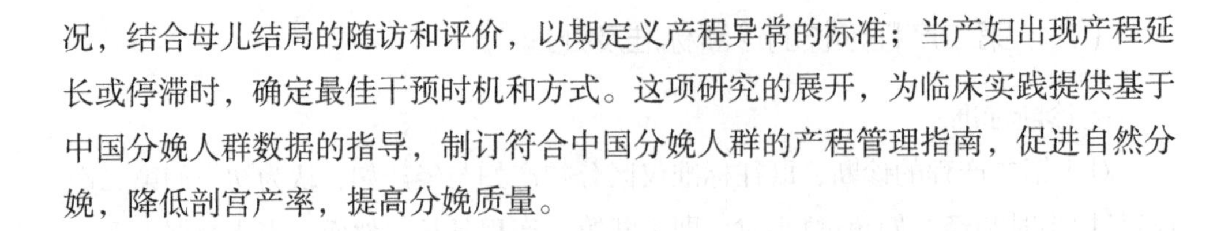

况，结合母儿结局的随访和评价，以期定义产程异常的标准；当产妇出现产程延长或停滞时，确定最佳干预时机和方式。这项研究的展开，为临床实践提供基于中国分娩人群数据的指导，制订符合中国分娩人群的产程管理指南，促进自然分娩，降低剖宫产率，提高分娩质量。

第三节　产时母儿监护

分娩过程无论对母亲还是对胎儿来说都是一种负荷。分娩时的宫缩，除了对产妇带来痛苦外，还可使产妇的精神变得紧张、焦虑，从而造成一系列不良影响。子宫的强烈收缩，可能使胎儿在宫内承受巨大压力，同时宫缩时子宫血流减少，可导致胎儿氧供减少，甚至发生胎儿窘迫。因此，适当的产时监护，无论是对母亲还是胎儿都显得尤为重要。

一、产时母体监护

进入产程后，除了定时监测孕妇体温、脉搏、血压外，还要观察孕妇有无头痛、头晕等相关情况，还应督促孕妇进食、排尿，以及早发现母体的一些危险因素并及时处理。

（一）产妇的一般情况

产程延长的产妇常常会出现烦躁不安、体力衰竭、肠胀气、尿潴留、血尿等症状，尤其是产程超过20小时以上，这些症状会更加明显。查体可发现口唇干裂、口臭、腹部出现病理性缩复环、子宫底抬高等体征，甚至出现电解质紊乱和酸碱平衡失调。产时应多倾听患者主诉，注意观察患者精神状态、排便、排尿等一般情况，及时对产程情况做出正确判断并及时处理。

（二）生命体征监测

1. 血压

血压与子宫收缩的关系密切，子宫收缩时血压可升高5～10 mmHg，子宫收缩的间期恢复正常，故应在子宫收缩的间期测量血压。第一产程一般每4～6小时测量一次血压，如发现异常应增加测量次数，并予以相应的处理，警惕子痫和脑血管意外的发生。胎儿和胎盘娩出后均应常规测量血压，如有产后大出血应密切注意血压变化。偶可见到产后血压突然升高，并有头痛、眼花、恶心等子痫发作的先兆，如未及时察觉，则可能失去防止产后子痫发生的时机。

2. 脉搏

子宫收缩时，由于疼痛可使脉搏加快，如有产前出血和发热时脉搏也可以加快，故第一产程每分钟脉搏可至90次左右。

3. 体温

正常分娩过程中体温应无大变化。如产程延长，产妇脱水时可能出现体温增高，但一般不超过38 ℃。体温升高时要结合胎心率变化、血常规检查等综合分析。胎膜早破的产妇应注意体温变化、羊水性状变化，如体温持续升高，或伴有羊水异味是感染的重要临床表现。

（三）产程进展

不同产妇的产程进展，具有较大的差异性，这与不同产妇的子宫颈条件、子宫收缩情况、产道情况、胎儿大小、胎方位以及产妇体能、精神状态等情况密切相关。产妇发生急产时，产道未能充分扩张，易发生产道裂伤；而产程延长会使产妇体能和精神消耗过度，同时易导致子宫收缩乏力，增加产后出血的可能，对胎儿长时间的子宫收缩刺激和产道压迫易造成胎儿损伤，增加胎儿宫内窘迫的可能性。1952年，Friedman首先提出用产程图观察产程，曾被公认是一种较好的表述产程经过的方法。为了进一步遵循分娩的自然过程，减少产科干预，2014年中华医学会妇产科学分会提出了《新产程标准及处理的专家共识》，为临床产程处理提供了新的建议（详见“先兆临产、临产与产程”相关内容）。

（四）子宫收缩

子宫收缩是影响分娩过程的重要因素，因此，观察子宫收缩亦是产程观察的重要内容，主要包括对子宫收缩的节律和强度，及时发现不协调性子宫收缩、强直性子宫收缩等异常情况。

1. 正常分娩期子宫收缩的特点

分娩期子宫呈阵发性收缩，有其固有的节律性。随着产程的进展，子宫收缩的间歇期逐渐缩短，持续时间逐渐延长。临产开始时，子宫收缩持续时间约30秒，间歇期5～6分钟；当宫口开全时，宫缩持续时间长达60秒，间歇期缩短至1～2分钟。

就每次子宫收缩而言，子宫收缩波形可分为上升段、峰值期和下降段。根据上升段和下降段的情况可将子宫收缩分为三种类型：Ⅰ型的特点是上升段多于下降段；Ⅱ型是上升段与下降段相等；Ⅲ型是上升段少于下降段。在三种类型中，Ⅰ型的子宫收缩最弱，Ⅲ型的子宫收缩最强。

2. 子宫收缩的评价

子宫收缩的性质可从四个方面进行考察，即收缩频率、持续时间、收缩强度和静息压力。

（1）收缩频率：一般以10分钟内子宫收缩的次数计算。选择一次子宫收缩的起点开始观察，至少观察10分钟。以两次子宫收缩开始的时间间距，作为子宫收缩间隔时间，即一个子宫收缩周期。至少观察3～5个子宫收缩周期，以明确子宫收缩频率并判断子宫收缩是否规律。

（2）收缩持续时间：从一次子宫收缩开始至这次子宫收缩结束的时间为子宫收缩持续时间。用不同的方法测量，其结果也不一样。器械测量，尤其是内测量的结果比较准确；手法测得的结果时间偏短。病史记录时，一般将子宫收缩持续时间放在频率之前，如子宫收缩持续时间为30秒，频率为5～6分钟，则在子宫收缩一栏记录为30 s/（5～6）min。

（3）收缩强度：子宫收缩强度可以采用宫内导管测量子宫收缩力、胎儿电子监护和腹部子宫触诊法进行测量，以内测量法最准确，但由于临床条件和产妇接受程度限制，目前仍多采用外测量法和触诊法测量产妇子宫收缩。外测量法测量的结果并不能代表宫腔内的真正力，它只能测到真实宫内压力的60%～

90%，同时受到产妇腹壁脂肪厚度、固定带松紧等因素的影响。触诊法只凭感觉，带有明显的主观性，准确度更差。

（4）静息压力：静息压力是指两次子宫收缩的间歇期，即子宫休息时的宫腔压力。静息压力随孕周的增加而增加，在妊娠晚期为6～12 mmHg，至第二产程时为10～16 mmHg。孕30周前，子宫处于相对静息状态，宫内压很少超过20 mmHg；孕30周后，宫缩逐渐增加，Braxton-Hicks收缩的强度及频率均增加，至临产前一周变化尤为明显。用缩宫素引产者，其静息压力可达20 mmHg。有效的子宫收缩力是实际的宫内压与静息压力差；正常分娩第一产程潜伏期时两者的差为20～30 mmHg，活跃期增至50 mmHg，到第二产程时可达100～150 mmHg。

3. 子宫收缩的监测方法

（1）腹部子宫触诊法：触诊法可以观察到子宫收缩的频率和持续时间，并估计子宫收缩的强度。由于触敏感度的限制，其所感知的部分较仪器测定的结果小，并且会受到监测者主观判断的影响。因此，触诊法虽是最常用的宫缩监测方法，但不够准确。

触诊时把手放在孕妇的腹壁上，可以感到在子宫收缩时，子宫体部隆起变硬，收缩后间歇期子宫松弛变软，然后记录子宫收缩持续的时间，每次至少观察10分钟以上。由于触诊法影响因素较多，如部分腹壁脂肪较厚的产妇，可能出现触诊子宫收缩较弱，而实际子宫收缩较强，产妇主诉疼痛明显的情况。因此，触诊法观察子宫收缩，必须由医护人员亲自操作，同时结合产妇主诉，不能因触诊子宫收缩不明显而忽略产妇主诉，以免造成严重后果。

（2）监护仪描记子宫收缩曲线：可分内监护和外监护两种，能够连续地观察到子宫收缩强度、频率和每次子宫收缩的持续时间，同时还能分析子宫收缩与胎心率变化之间的关系，故被广泛地应用。但胎儿电子监护的结果，可能受子宫收缩探头的位置、固定方法、产妇体位改变和第二产程产妇用力屏气的影响。长时间的胎儿电子监护，限制了产妇的活动，而使产妇不愿接受。此外，产时中心监控虽然能够时时关注产妇子宫收缩和胎心率的变化，但也在一定程度上减少了助产士与产妇的接触，因此，不推荐对低危产妇常规实施产时连续胎儿电子监护。

内监护适用于胎膜已破、宫口扩张1 cm及以上。将内电极固定在胎儿头皮上，测定宫腔静止压力及子宫收缩时压力变化，通过宫口进入羊膜腔内的塑料导管，导管内充满液体，外端连接压力探头记录宫缩产生的压力。所得结果较外监护准确，但有宫腔内感染、电极导致胎儿头皮损伤的缺点，临床较少使用。

外监护临床最常用，适用于第一、二产程任何阶段。将宫缩压力探头固定在产妇腹壁子宫体近子宫底部，连续描记20分钟，必要时描记40分钟。外监护易受宫缩探头位置、固定方法、孕妇腹壁厚度的影响，特别是医护人员经验不足或不能在床旁观察监视时，易导致错误判断，因此，应强调医护人员床旁监测的重要性。

4. 影响子宫收缩监护的因素

（1）产妇体位：当产妇由仰卧位改为侧卧位时，子宫收缩的频率减少而强度加大。坐位时子宫收缩的振幅明显加大，静息压力上升明显。此外，在外测量时产妇体位的变化可以影响探头的位置或干扰记录。

（2）药物的影响：产程中的用药可能会对子宫收缩产生影响。如使用缩宫素时，可能会出现强直性子宫收缩。

（3）子宫收缩前间隙：是指两次子宫收缩间的间歇时间。一般来说，下一次子宫收缩的强度与子宫收缩前间隙成正比，即子宫收缩前间隙长者，下一次的子宫收缩较强。反之，子宫收缩过频，则子宫收缩强度相对减弱，甚至无效。

（4）胎动：胎动对子宫收缩是强有力的刺激，活跃的胎动可使子宫收缩频率增加，强度增大。

（5）产妇活动：当产妇第二产程用力屏气、咳嗽时，腹压会随之增加，从而造成宫缩增加的假象。

（五）子宫颈扩张

子宫颈扩张的程度和速度是决定产程进展的重要指标，可通过肛门指诊或阴道检查两种方法测得。阴道检查较肛门检查安全可行且准确性高，能及时发现异常情况，且能大大减少肛门指诊给产妇带来的不适，不增加产妇感染的发生率，因此，肛门指检已逐渐被阴道检查取代。

1. 阴道检查

阴道检查是常用的用于了解产程进展的助产技术之一，每位临产产妇都应根据阴道检查结果制订个体化评估和护理。进行阴道检查前最好先进行四步触诊法，判断胎头衔接及入盆情况，检查前与产妇充分沟通，得到产妇允许并使产妇放松；嘱产妇排空膀胱，以免膨胀的膀胱使胎头移位，同时也可能会加重产妇不适。

阴道检查的次数应根据产次、子宫收缩情况和产程的阶段决定。通常初产妇在潜伏期每4小时一次，进入活跃期后每2小时一次。经产妇或初产妇子宫收缩短而强时，应酌情缩短检查间隔的时间。在检查前，应注意观察并记录会阴周围的异常情况，如外阴是否静脉曲张、水肿，是否有疣、瘢痕或者溃疡。阴道检查时取截石位，检查前消毒外阴，检查者戴无菌手套。

阴道检查的内容包括：

（1）骨盆情况：示指和中指伸入阴道后先后向两侧摸清坐骨棘，估计坐骨棘间径的距离，检查对角结合径、坐骨棘间径、骶骨弯度以及耻骨弓和坐骨切迹的情况等。

（2）胎先露情况：主要包括先露的部位（如胎头、胎臀等）、胎方位以及先露下降的程度。先露部下降的程度以先露骨质部的最低点与坐骨棘平面的关系来确定。在坐骨棘平面时定为“0”，在坐骨棘平面以上为“－”，在坐骨棘平面以下为“＋”，以“cm”为单位，如胎先露在坐骨棘上2 cm，则先露高低为“－2”。

产瘤是胎儿头皮组织内液体积聚，是压力作用于胎头的结果。产瘤较大时，难以准确评估胎方位和胎头下降程度。有时胎儿的产瘤较大，则误认为先露已下降，应注意分辨。

阴道检查时触摸到胎儿先露部之后，可以通过触摸颅骨的突隆、囟门、骨缝与母体骨盆的关系来推测胎儿枕骨的位置，再通过胎儿枕骨所坐落的假想象限，判断出先露部的方位。有时胎头塑形会使骨缝重叠，囟门不易扪清，增加胎方位判断的难度；产瘤的形成也使得骨缝和囟门鉴别困难，甚至不能鉴别胎方位。

（3）子宫颈情况：包括宫口开大程度，子宫颈位置、硬度、长度及有无水肿等。子宫颈柔软有弹性和先露部紧密接触，常预示正常的宫颈扩张，而坚韧的子宫颈或与先露部接触松散，常提示扩张不良和产程延长。

当检查的手指感觉到的子宫颈是柔软的，像触及嘴唇一样有厚感，说明子宫颈已容受。临产后，子宫颈管逐渐消退，最终手指感觉不到子宫颈凸起，待子宫颈管完全消退时，子宫颈像“纸”一样薄。大多数初产妇在子宫颈管消退之后，才开始宫口扩张。而对于经产妇，子宫颈管消退和宫口扩张同时进行。

示指先摸到胎儿的先露部，然后由中心向外滑动摸清宫口的边缘，示指和中指分别放在子宫颈口的左右中点内侧的位置，示指和中指之间的最短距离就是宫口开大的程度，一般以“cm”为单位。如已摸不到子宫颈边缘表明宫口已开全，一般确定并不困难。有些初产妇子宫前倾，宫口靠后方，在宫口开大以前子宫颈展平变得很薄，加上宫缩时羊膜囊的张力很大，可能将未扩张的子宫颈误认为宫口开全，应注意鉴别。

（4）宫口周围情况：注意宫口周围有无索状物，若有则应特别注意有无血管搏动，因为这可能是脐带先露或脐带脱垂的表现，应立即予以妥善的处理。

（5）胎膜情况：胎头衔接后将羊膜囊分为前后两个部分，故胎膜未破时，在先露部前方可触到一个有弹性的囊状物，即前羊膜囊。检查者应学会辨别胎头顶部胎膜光滑的感觉，它与破膜后胎儿头皮的触觉不同。子宫收缩间歇期胎膜的触感很松弛，当子宫收缩时胎膜会膨出子宫颈口，触感很紧，这时胎膜更容易被触摸到。胎膜的连贯性就像紧贴的胶片，前羊水少时很难触及胎膜。当胎先露没有衔接时，后羊水会流到前羊水，使得胎膜突出子宫颈口，膨胀的胎膜容易破裂，枕后位时更加明显。如果胎膜已破，则可直接地触到先露部。一旦发生胎膜破裂，助产士必须立即听胎心、观察羊水的性状及量，必要时行阴道检查，以确定是否并发脐带脱垂。

（6）软产道情况：包括阴道的伸展度、有无畸形、会阴的厚薄和伸展度等。阴道是否缺损或存在纵隔，注意阴道分泌物的颜色、性状和气味。另外，需记录阴道和盆底肌肌张力，注意是否存在产妇发热的症状，如阴道干燥、过热等。

2. 肛门指检

因肛门指检的有效性、准确性不及阴道检查，多次检查会增加感染机会，且操作让产妇很不舒服，目前国内许多医院已逐渐取消肛门指检，改用阴道检查作为替代。

肛门指检的内容与阴道检查类似，具体方法：产妇取仰卧位，两脚放在床上，两腿屈曲分开。检查者站在产妇的右侧，右手戴手套或指套，蘸肥皂水或润滑油。检查前先按摩肛门部使之松弛，然后将示指轻轻伸入直肠内，并以消毒的卫生纸遮盖阴道入口避免粪便污染。

二、产时胎儿监护

胎儿娩出前，其氧供完全依赖母亲的呼吸和循环、胎盘血流灌注、胎盘气体交换以及脐带和胎儿的血液循环。上述任一环节的异常均可导致胎儿动脉血氧饱和度的下降，并且最终会导致组织缺氧。缺氧的强度、持续时间以及胎儿在此情况下个体变异情况决定了最终的严重性。实施胎儿产时监护，能够及时发现胎儿宫内窘迫，从而在损伤发生前采取恰当的干预措施；及时有效的宫内复苏，也可能避免进一步不必要的产科干预。

（一）入室试验

所有孕妇临产入产房后即刻行20分钟的胎儿电子监护，即入室试验。入室试验由新加坡学者lngemarsson于1986年提出，目的在于筛查低危孕妇胎儿窘迫，了解胎盘储备功能，对产程中是否出现异常进行预测。入室试验还有助于对临产前或临产早期的并发症进行早期诊断，如隐性脐带脱垂、不典型胎盘早剥等，当前在国内广泛应用。但是一次20分钟的入室试验并不能预测产程中一切情况，还需要其他监护技术共同来监护产程中胎儿的状况。

（二）产时胎儿电子监护

心分娩力描记法（CTG）是连续监护胎心率（FHR）和子宫收缩的术语，即我们所说的胎儿电子监护（EFM），可分为间断CTG和连续CTG两种。通过产时监护及时发现胎儿缺氧，以便及时干预处理，预防新生儿不良结局。

1. 产时EFM的指征和频率

目前没有研究证据表明，产程中持续EFM在改善围产儿预后方面优于间断胎心听诊。

（1）低危孕妇：推荐间断胎心听诊。间歇胎心听诊是短时间内进行FHR听诊，而没有图纸结果的听诊技术，是临床上评估胎儿宫内安危的简便方法，目前多采用多普勒胎心听诊器听诊。胎心音通常在胎背所处的孕妇腹壁处最为清晰。不同的胎位其胎心听诊的位置也不同，如枕先露时胎心音在孕妇脐下左或右方，枕后位时偏孕妇腹壁外侧，臀先露时胎心音在孕妇脐上左或右方。

如果发现FHR异常、减速等，有条件时应使用连续EFM，如在一段正常的胎心率之后，FHR低于110 bpm且超过2分钟，提示延长减速或胎儿心动过缓，此时应立即使用EFM。有时减速是由于孕妇仰卧位时增大的子宫压迫下腔静脉而发生，在母亲改变体位后FHR可能会迅速恢复。如果没有快速恢复，或出现反复减速或延长减速，应该进行EFM。

FHR超过160 bpm，持续3次子宫收缩，提示胎儿心动过速，也是使用EFM的指征。大多数情况下，母体和（或）医护人员发现的与胎儿活动相符的大多数加速，是胎儿健康的标志。然而，应该监测至少3次子宫收缩的加速来排除减速的发生。

（2）高危孕妇：可根据当时情况适当增加听诊频率，而是否进行连续EFM，应根据医疗机构情况及患者病情决定。值得注意的是，当进行间断叩诊时，应至少听诊60 s，并包括子宫收缩的前、中、后。如间断听诊发现异常，应立即行连续EFM。

2. 产时EFM的评价方法——三级评价系统

目前国际上存在多种产时EFM的评价系统，结合各评价方法的科学性及实用性，中华医学会围产医学分会目前推荐使用2008年由美国国家儿童保健和人类发展研究所（NICHD）、美国妇产科医师学会（ACOG）和母胎医学会（SlMFM）共同组成的工作组所提出的产时EFM的三级评价系统。

Ⅰ类为正常EFM图形，对于胎儿正常血氧状态的预测价值极高，不需特殊干预。Ⅲ类为异常EFM图形，对于预测胎儿正在或即将出现窒息、神经系统损伤、胎死宫内有很高的预测价值，因此，一旦出现，需要立即分娩。而在这上述两种情况之间的图形被定义为Ⅱ类，是可疑的EFM图形。对于这一类图形需要后期进一步的评估、监测、必要的临床干预以及再评估，直至转为Ⅰ类EFM图形。在各种Ⅱ类EFM图形中，存在胎心加速（包括自发加速及声震刺激引起的加速）或正常变异，对于胎儿正常酸碱平衡的预测价值很高，这对于指导临床干预非常重要。

由于EFM图形反映的是胎儿在监护时间内酸平衡状态，故常需要对其进行动态观察，以动态了解胎儿宫内情况。例如，当出现Ⅱ类EFM图形时，随着宫内复苏措施的实施或产程的进展，Ⅱ类EFM图形可能转变为Ⅰ类或Ⅲ类EFM图形。临床工作中，EFM图形的处理还应该结合患者个体情况、产妇和胎儿是否存在高危因素及产程进展等因素进行综合分析。

产时胎儿监护是一种对高危妊娠高危儿无损伤、简便、有效的监测方法。胎心基线变化是判断胎儿宫内安危最重要的根据之一，可较早地发现宫内胎儿缺氧，是指导临床及早治疗、降低围产儿病死率的很有价值的方法。但胎儿监护亦可受产妇过胖、羊水过多、缩宫素使用不当、过久仰卧位以及应用镇静药、麻醉药和静脉滴注硫酸镁等影响，造成图像描记不清和图形出现一些假象，应引起注意。基于以上原因，单独使用胎儿监护，可使胎儿窘迫的诊断率增高，必然会导致剖宫产手术的增加。所以，胎心监护必须与病史及其他检查指标结合，综合分析，才能做出比较正确的诊断和处理，从而提高胎儿监护的效率，降低剖宫产率。

（三）产时监测的辅助技术

由于CTG在预测胎儿缺氧和酸中毒方面敏感度较高，特异度有限，为了降低CTG过程中假阳性事件以及不必要的医学干预，可选择使用辅助技术来进一步评价胎儿氧合状态。其目的在于采取干预措施，在胎儿缺氧和酸中毒的早期进行干预，而不是预测新生儿不良结局。

1. 胎儿血pH和乳酸的监测

胎儿血样技术（FBS）是指评估胎儿血样中的血气和乳酸的技术。虽然在胎儿供氧不足的情况下胎儿毛细血管血液受血液循环重新分配的影响，使胎儿头皮血不能充分反映胎儿中心循环的情况，但支持胎儿头皮血样技术的观点认为，胎儿监测的目的在于识别早期的缺氧，而不是诊断晚期缺氧。

（1）适应证：FBS技术可以用于可疑或者病理性CTG。当CTG提示胎儿非常危急时，需要立即终止妊娠，不建议进行FBS，这样可能会延误抢救时机。

（2）技术条件：进行FBS的必备条件是胎膜破裂以及宫口开大至少3 cm，并且首先需进行阴道检查评估胎先露的位置和状态。

（3）禁忌证：活跃期生殖道疱疹病毒感染，孕妇有乙型、丙型、丁型、戊型肝炎病史或者HIV血清检查呈阳性，胎儿血液系统可疑疾病，胎先露不明确或者其他不适合行人工破膜术的情况。

（4）结果分析：胎血pH和乳酸测量值的意义如下。

当FBS监测提示胎儿存在酸中毒的情况，必须采取相应干预措施改善胎儿氧合状态，使CTG恢复正常，或尽快结束分娩。当提示可疑酸中毒时，若干预措施不能使CTG恢复正常，需在20～30分钟后再次行FBS，pH或者乳酸正常的情况下通常不需要进一步处理；若胎儿监护一直处于异常状态，60分钟内需再次行FRS。第二产程乳酸值正常可有力地说明无胎儿缺氧和酸中毒，如果胎儿监护持续异常，但是至少3次FHS测定结果正常的情况下，60%可安全阴道分娩。

（5）局限和风险：FBS技术由于患者及医师接受度差，目前应用较少。此外，FBS操作较困难、显示结果时间较长，且存在感染和出血的风险。这导致在分娩早期很难操作，而在分娩后期FBS提供的信息可能很快就失去意义，需要重复进行。

2. 胎儿头皮刺激

胎儿头皮刺激包括检查者用手触摸胎儿头皮、用钳子刺激胎儿皮肤或者摇晃孕妇腹部，其主要目的是在CTG显示变异性下降的情况下，区别胎儿深睡眠、缺氧及酸中毒。

3. 脐血血气分析

技术新生儿脐血血气分析可客观判断是否发生胎儿缺氧和酸中毒。出生后血气和乳酸浓度随时间的延长改变很快，因此，需尽快完成测定，即使脐带双向钳夹，脐血血气分析最好在15分钟内完成。将脐血吸入到1～2mL且预先肝素化的采血管中；如果没有，可以把少量肝素吸入采血管中，尽可能减少空气的混入。采血后，去除时见气泡，盖紧，适度摇晃以混合血液和肝素，并及时在已校准的血气分析仪上检测。

脐动脉血比脐静脉血更能反映胎儿酸碱状态。操作时，为了避免抽血时选错血管，或针头穿透脐动脉刺入脐静脉，而抽到混合血，可同时抽取并测定静脉和动脉血，以确保抽取的血液样品为动脉血。动脉血pH低于静脉血，当与出现两者之间的pH相差<0.02，且$PaCO_2$的差异<5 mmHg时，很可能抽到了混合血或者同一个血管的血液。此外，脐动脉血中几乎不可能出现$PaCO_2$小于22 mmHg，若出现这样的结果，表明样本可能被脐静脉血或者空气污染。

36周后，脐动脉血pH平均值为7.25（7.06～7.37）。代谢性酸中毒的定义为脐动脉血pH<7.0，碱缺失（BD）>12 mmol/L。当胎盘气体交换时，H^+在母儿之间缓慢转移。因此，母亲过度换气会导致胎儿血液pH增高，母亲酸中毒也会逐渐导致胎儿酸中毒。而BD值表示了细胞氧浓度的下降和能量产生的减少，是预测代谢性酸中毒所致损伤的最好的指标。

第四节　分娩体位的选择与应用

分娩过程中，如何选择适合产妇个体、增加产妇舒适度又利于促进产程的分娩体位，一直是国内外助产技术讨论的课题之一。西方传统分娩过程中，产妇可以根据自己意愿自主选择体位或活动。随着19世纪末医学健康护理的兴起，家庭分娩转为医院分娩，逐渐形成了便于医护人员观察产程、监测胎心和接生的仰卧位分娩方式。过度医疗干预、肥胖、连续胎心监护、麻醉镇痛、产妇认知水平等因素都在一定程度上限制了产妇分娩期活动。

国外许多医院在产程中提倡自由体位，鼓励产妇自由选择感觉舒适的体位，采取走、站、蹲、坐、半坐卧、侧卧等姿势，避免单一仰卧位分娩的缺点，充分发挥产妇的内在因素，对缩短产程、降低手术助产、减少产后出血、减少会阴损伤、降低剖宫产率和提高新生儿质量等方面有积极作用。允许产妇自由改变体位还有助于产妇和家属积极参与分娩过程，增加产妇躯体控制感，从而增强自信心，使产妇能够在轻松的环境中实现正性分娩体验。

一、母体体位的意义

（一）改善产妇的心理–情绪状态，减轻压力

产妇的心理–情绪在维持良好的产程进展中起重要作用。当产妇感到羞耻、被围观、不能活动、得不到尊重等负面情绪时，常会经历恐惧、焦虑或其他形式的不良应激，体内儿茶酚胺物质或应激激素大量释放，造成血流重新分配，子宫、胎盘供血减少。紧张、焦虑情绪也可导致产妇对产程中的事件产生悲观和怀疑，进一步影响产程进展，并形成恶性循环。

国外学者将分娩自控感分为三个维度：能够控制卫生保健人员在做的事情；能够控制自己的行为；能够在宫缩时控制自己。鼓励产妇根据自己意愿采取不同体位和进行运动，可以使产妇感到受到尊重，自己可以作为分娩的主体参与

到决策制定中。多项临床研究证实，自由体位和运动可以提高产妇的分娩控制感，从而降低焦虑水平，改善产妇的心理-情绪状态。

（二）纠正胎方位

骨产道形状不规则，足月胎儿胎头径线较大，因此，不是胎头所有径线都能通过骨盆的各条径线。足月胎头需要随着骨盆各平面的不同形态，被动地进行一系列适应性转动。胎儿通过衔接、下降、俯屈、内旋转、仰伸、复位及外旋转、肩娩出等一连串适应性转动，以其最小径线通过产道。

孕晚期孕妇激素变化使得韧带和骨盆关节软组织松弛，使得骶髂关节和耻骨弓有较大的活动度，允许骨盆形状和大小发生微妙变化，这可以使胎头在第一产程处于最有利位置，也有利于第二产程中胎头的俯屈、内旋转和下降。产程中产妇通过频繁地变换体位，骨盆形状发生连续性变化，使得胎头与母体骨盆适应性达到最优。

如果分娩过程中出现枕后位、枕横位和倾势不均持续存在等胎方位异常，通常会影响产程进展，造成难产并增加手术分娩率。胎儿胎方位会受母体体位和运动、宫缩、重力作用、羊水浮力、胎儿运动等多重因素的共同作用而发生变化。不同的母体体位和运动能够改变重力的优势作用和骨盆径线，同时对子宫和骨盆关节形成多种不同压力。胎儿自身的重力和羊水的浮力若形成有效的偶力，也可促使胎儿绕本身的轴产生旋转运动。

1. 胎头持续性倾势不均

如果产程早期的宫缩疼痛而不规则，宫颈扩张无明显进展，则需考虑是否有胎头持续性倾势不均或其他胎头位置异常。通常产程开始时胎头是不均倾的，以一侧顶骨进入骨盆入口，当胎头顺利通过骨盆入口时常变为均倾位置，进一步下降表现为枕先露。如果胎头倾势不均持续存在，则会阻碍胎头进一步旋转和下降，同时胎头下降时不能很好地贴紧宫颈，子宫收缩常常变得不规则且无效。当不规则宫缩或无效宫缩持续时间较长时，变换体位和运动可以纠正胎头倾势不均并改善宫缩。

如果是初产妇，且腹直肌弹性良好，取前倾位俯屈位时胎儿重心前移，有利于胎头旋转到更恰当的位置，也可均匀地分散或增加胎头对宫颈的压力，引发更有效、规则的宫缩。如果产妇腹部肌肉无力或悬垂腹，胎儿重心可能会在母体前方降低，胎轴难以与骨盆入口保持一致，产妇可通过半卧位使得胎儿重心向后移动，使胎头置于宫颈上，引发规律、有效的宫缩。

如果第二产程持续性头盆倾势不均可妨碍胎头俯屈、旋转、塑形和下降，在胎头一侧顶骨上常常形成产瘤。产妇可通过变换体位转变胎儿重力、改变骨盆形状，为胎儿提供更大的空间，促使胎头进一步转动。

2. 枕后位

在自然分娩过程中，胎头多为枕后位或枕横位衔接，枕部在下降过程中，向前旋转成枕前位，以最小径线通过产道自然分娩。临产时枕后位的发生率为10%～20%，其中，部分胎儿在第一产程晚期或娩出时自发地旋转至枕前位而顺利出生，最终约有5%的胎儿以枕后位娩出。

临产前或潜伏期宫缩频繁、不规则、持续时间短暂、同时伴有严重腰骶部疼痛、宫颈扩张缓慢或无扩展时，常与枕后位有关。以枕后位衔接时，胎儿脊柱与母体脊柱接近，不利于胎头俯屈。胎头易以枕额径通过产道，枕额径较枕下前囟径增加1.8 cm，影响胎头在骨盆内旋转。临床表现为临产后胎头衔接较晚及俯屈不良，胎先露部分不易贴紧子宫下段及宫颈内口，常导致协调性宫缩乏力及宫口扩张缓慢。枕骨持续位于骨盆后方压迫直肠，产妇自觉肛门坠胀和排便感，致使产妇过早使用腹压，造成宫颈前唇水肿和产妇疲劳，影响产程进展。

宫缩、重力、骨盆底肌肉弹性、骨盆形状、产妇的体位和运动等多种因素的联合作用，都可促使胎头旋转。产妇通过运动和不断变换体位，可以促使胎儿在体内“翻滚”，在临产时胎儿更有可能以枕前位入盆。如果产妇处于仰卧位可能会加剧胎头位置异常，同时失去重力优势，协助产妇采取前倾体位可能较仰卧位更加舒适，也更有利于胎儿旋转和下降。开放式膝胸卧位可以使骨盆入口低于出口，通过重力作用使胎头退出骨盆，并在胎头再次进入骨盆前朝着枕前位方向重新置位。但是，如果产妇采取闭合式膝胸卧位，大腿屈曲在腹部下方可能会干扰胎儿旋转，不能为胎儿退出骨盆提供足够空间。当产妇处于侧卧位和侧俯卧位时，重力作用对胎儿的影响有很大不同。

（三）减轻宫颈前唇持续存在或宫颈水肿

宫颈前唇持续存在可能与胎先露对宫颈不均匀或是宫颈前唇被压挤在胎头与耻骨弓之间所致。如果不及时处理，宫颈水肿会越来越严重，经常变换体位可缓解这一状况。产妇在自由选择舒适体位时，往往倾向于选择有助于减少宫颈前唇或宫颈水肿的体位。如果无效，采取减少胎头或耻骨弓对宫颈产生压力的体位似乎是更好的方法。重心中立或无重心体位，如手膝位、开放式膝胸卧位，可以将胎头从宫颈上移开而解除一些压力。侧卧位、半卧位或站位也可重新分配宫颈上的压力，减轻持续存在的宫颈前唇或宫颈水肿。

（四）加强子宫收缩

如果产程进展缓慢，宫缩强度较弱，频率和持续时间不足，在排除麻醉镇痛、脱水、紧张焦虑情绪等因素的前提下，产妇长时间卧床休息也可能是宫缩乏力的原因之一。产妇变换体位和运动都可能引起较强的宫缩，可能与胎儿重心转移和活动增加了子宫血液循环有关。此外，当产妇能够自由选择舒适体位时，也可能增加自身的分娩控制感和自信心。如果出现子宫收缩乏力，可协助产妇步行30分钟或频繁改变体位，避免仰卧位。家属或助产士通过抚摸、背部按摩和拥抱等皮肤接触也可提高内源性催产素释放。

（五）改善子宫-胎盘供血

脐带因素是导致胎儿宫内窘迫的常见而难以预防的高危因素之一，脐带受压导致胎儿缺氧，二氧化碳分压上升，化学感受器刺激迷走神经兴奋，胎心率下降，出现变异减速。如果脐带受到轻度压迫或短暂压迫时，缺氧程度轻，当压迫解除后，胎心率可立即恢复；如果压迫程度重或反复压迫时，脐带机械性刺激可使脐带血流明显受阻，胎儿可出现重度窒息。胎心率变化是判断胎儿安危的重要指标之一，在指导产妇自由选择舒适体位时应密切关注胎心率变化，尤其是怀疑隐性脐带脱垂的产妇。对于出现胎心率问题的产妇，可以尝试变换体位，排除仰卧位或长期固定体位所致的脐带压迫。

仰卧位易压迫腹主动脉，不利于子宫-胎盘供血，易造成仰卧位低血压。指导产妇选择侧俯卧位或前倾跪位可以缓解由于脐带受压或仰卧位低血压造成的胎心率问题。临床上对胎膜早破时为预防脐带脱垂大多采用绝对卧床，抬高床尾15°~30°，但该体位影响产妇舒适感，且易造成排尿困难。可以指导产妇选择膝胸卧位，避免脐带脱垂。

（六）缓解宫缩痛、腰骶部疼痛

腰骶部疼痛常伴有胎头位置异常。当胎轴与骨盆轴方向一致时，产妇常感到疼痛减轻。通过尾骶部按压可以减轻骶部疼痛，可能与通过施加一定的压力改变骨盆形状，从而减轻枕后位胎头作用于骶髂关节的压力有关。

二、各种体位的作用和注意事项

当产妇处于不同的体位时，骨盆形状和胎儿位置都可能发生细微变化，但没有哪一种体位对于任何情况或任何时候都合适。应鼓励产妇不断尝试，选择较为舒适的体位。当产程长时间没有进展时，不要总是停留于一种体位。在指导产妇变换体位的同时也要关注产妇的主诉和胎儿心率变化。

（一）卧位

1. 仰卧位

目前，仰卧位仍是第二产程最普遍的建议性体位，许多产妇在整个第二产程都会处于仰卧位或半坐位。该体位更便于医护人员观察产程进展、胎心监护和接生，也是最有利于会阴保护的一种分娩方式。对于有急产倾向、子宫收缩较强和胎儿较小的产妇，为避免产程进展过快所致产道损伤，宜采用仰卧位分娩。

但当产妇处于仰卧位时，由于子宫和自身重力对尾骶骨产生压力，骨盆的可塑性受到影响，骨盆出口前后径变小，胎儿下降阻力增大。从分娩力学分析，产妇平卧位时，胎儿纵轴与产轴不在一条直线上，胎儿重力对宫颈的压迫作用减弱。仰卧位时，子宫压迫下腔静脉，使得回心血量减少，心输出量相对减少，影响子宫胎盘血供。

2. 侧卧位与侧俯卧位

采取侧卧位时，产妇可以在两腿之间放置软枕，或将上面的腿放置在床架上。指导产妇向一边侧卧，下面的腿伸直，上面的腿弯曲呈90°，并在膝盖下放置软枕，使得身体不完全地转向前方。

采取侧卧位或侧俯卧位时胎儿重力方向与产道平面垂直，可以减轻胎头对宫颈和尾骶骨的压迫，使得进展过快的分娩速度降低。也可减少子宫对下腔静脉的压迫，增加回心血量，保证子宫胎盘供血。临产过程中，指导胎儿为枕横位或枕后位的产妇取这两种体位，能够利用胎儿自身重力调整胎方位。分娩时可使会阴放松，减少会阴撕裂，巨大儿肩娩出也更加容易。

但长时间的侧卧或侧俯卧位时易致产妇疲劳，使得产程延长。

值得注意的是，在采取侧卧位和侧俯卧位纠正胎方位时，重力对胎儿的影响是不同的。当胎儿处于枕后位时，如果产妇采取面向胎背侧侧卧15～30分钟，有助于胎儿转为枕横位，再采用前倾体位，可促使胎儿转为枕前位。如果产妇采取面向胎背对侧侧卧时，重力作用可能带动胎儿进入枕后位。如果产妇采取侧俯卧位，则应该选择面向胎背对侧侧卧15～30分钟，该体位下产妇的耻骨更指向床面，有助于胎儿旋转至枕横位，再转至枕别位。

3. 半卧位

指导产妇采取坐位，抬高床头，上身与床呈45° 以上。与仰卧位相比，半卧位能够更好地利用重力，也可以增大骨盆入口平面，减轻子宫对下腔静脉的压迫。但子宫对尾骶骨产生一定压力，可能会影响骨盆出口的扩大。如果伴有胎窘、枕后位或产妇有低血压，应避免该体位。

（二）垂直体位

垂直体位下，可以更好地利用重力作用，有利于胎头下降，缩短产程。常用垂直体位包括站立位、蹲位、坐位和不对称式直立位。

1. 站位

站立位时，减轻了子宫对尾骶部的压迫，骨盆的可塑性不再受到抑制，增加了骨盆出口径线，为胎头旋转增加了空间。同时，该体位也可减轻子宫对腹主动脉及下腔静脉的压迫，增加胎盘供血。

2. 蹲位

蹲位可以增加坐骨结节间径，符合产道的生理结构，使产道曲线与胎儿轴及地心引力一致，增加了胎儿向下、向外的重力，有利于枕前位胎儿的娩出。蹲位与排便体位一致，产妇在分娩时更容易掌握用力技巧。有研究报道，蹲位分娩时，第二产程时间较半卧位分娩缩短了（19.18 ± 13.23）分钟，胎先露下降速度明显大于半卧位组。

蹲位分娩时，产妇会阴损伤较为严重，尤其是初产妇，会阴撕裂率最高。此外，如果胎头位置较高、头盆倾势不均，蹲位可能会妨碍胎头的自然矫正。在胎头未达到坐骨棘水平时，应避免蹲位。

3. 坐位

如果产妇感到疲劳需要休息，可以指导产妇上半身垂直坐于床上、椅子上或分娩球上。该体位也可借助重力优势促使胎头下降，产妇也可以得到休息，促进舒适感。

4. 不对称式直立位

产妇坐、站或跪时，一只脚抬高，同侧膝盖和臀部放松，两只脚不在同一水平面上。当一侧大腿抬高时，其内收肌群收缩可以使坐骨产生横向运动，从而增加骨盆的出口径线，有助于枕后位的胎儿旋转。同时，产妇上半身处于直立位，也可以有效利用重力，促进产程进展，并缓解尾骶部疼痛。可以指导产妇尝试轮流抬高两条腿，并选择感觉更加舒适的一侧。如果产妇感觉该体位加重膝盖、臀部或耻骨联合的疼痛，则不应继续进行。该体位最好在医护人员或家属陪伴下进行，以防产妇无法保持身体平衡或腿部无力支撑发生跌倒。

（三）前倾体位

1. 前倾式站位、坐位、跪位

产妇站立、坐或双膝跪在床上，前倾趴在台面、横栏、椅背、分娩球或家属、医护人员身上，该体位有助于借助重力优势，减轻尾骶部疼痛。产妇前倾时，减少了子宫对脊柱的压迫，同时增大骨盆入口，使得胎轴与骨盆入口一致，促使胎头屈曲，也有利于纠正胎方位。该体位还可以引发较为强烈的宫缩，促进产程进展。

2. 手膝位

产妇双膝跪在床上，身体前倾，双手支撑床垫。该体位有助于减轻尾骶部疼痛，缓解宫颈水肿、帮助宫颈前唇消失，也可以缓解产妇的痔疮问题。

3. 开放式膝胸卧位

产妇双膝和前臂着地，胸部紧贴床面或地板，双臀高于胸部，依靠前臂支撑身体重量，大腿与躯干呈90°以上夹角。该体位可以避免脐带脱垂，也可以使骨盆产生一定的倾斜角度。潜伏期或胎头未固定时，保持该体位30～45分钟，有助于胎头退出骨盆，重新以合适的位置入盆。减少子宫对尾骶部的压迫，缓解宫颈水肿或宫颈前唇持续存在。该体位需在医护人员或家属陪伴下进行，避免产妇过于疲劳。

三、母体运动

除了鼓励产妇自由选择舒适体位，还可以鼓励产妇通过步行或活动改变骨盆形状、倾斜度和骨盆内径大小，促使胎头以合适的位置入盆。

运动有助于解决胎头位置异常，纠正不良胎方位，帮助产妇减轻分娩疼痛，增加分娩的控制感和舒适度，缓解精神压力。

（一）骨盆摆动

产妇位于手膝位，收紧腹部肌肉并拱起背部，然后放松背部回收至身体正中。也可以从一边到另一边摇摆臀部。或借助分娩球向前、向后或做画圆运动。围绕胎头的骨盆摆动有助于改变胎头位置，促使枕后位的胎儿旋转。

（二）弓箭步

产妇位于不对称直立位时，指导产妇首先将重心放在直立的腿上，然后弯曲另一条抬高的腿并前倾身体，重心也随之转移到抬高的腿，同时保持身体直立。重复数次，询问产妇是否感到大腿内侧有拉伸感，如果没有，指导产妇适当加宽两腿之间的距离。弓箭步能够改善骨盆形状，可以矫正轻微的胎方位异常。可以指导产妇分别尝试两侧的弓箭步，并选择较为舒适的一侧。产妇进行弓箭步时，应有医护人员或家属陪伴，帮助产妇维持身体平衡，防止跌倒。

（三）爬楼梯

爬楼梯时，产妇的骨盆关节发生细微的重复变化。爬楼梯时指导产妇有意识地向外打开双脚，步行的同时也在进行弓箭步。如果产妇感到爬楼梯负担过重，可以选择平地步行。无论是爬楼梯或是平地步行，都需要有医护人员或家属陪伴。

成功分娩受到产力、产道、胎儿、心理情绪等多种因素的影响。传统的产程管理方式下，医护人员更倾向于遵循速度和便利原则，而忽视了产妇的心理情绪和内在力量。限制体位、不活动、过早用力等做法实际上干扰了产程进展，不利于自然分娩。产科服务模式的转换直接关系到母婴安全，帮助产妇自主选择舒适、轻松的体位，在转变产科服务模式和促进产科优质服务中有着重要意义。

第五节　催产、引产的应用与护理

一、催产、引产的概念

催产是指正式临产后因宫缩乏力需用人工及药物等方法，加强宫缩促进产程进展，以减少由于产程延长而导致的母儿并发症。引产是指在自主宫缩之前刺激子宫收缩达到阴道分娩的目的，是促使胎儿及早脱离不良的宫内环境，解除与缓解孕妇合并症或并发症所采取的一种措施。引产常用方法包括促宫颈成熟、缩宫素静脉滴注及人工破膜。催产、引产是高危妊娠及产程进展异常时最常用的手段，但如果应用不得当，将危害母儿健康，对母儿都存在潜在的风险，如增加产科并发症（胎盘早剥、子宫破裂、羊水栓塞等）、剖宫产率及胎儿窘迫发生率等。因此，应严格掌握指征、规范应用，密切观察，加强护理，以减少并发症的发生。

二、催产、引产的目的及原则

催产主要应用于分娩过程中因宫缩乏力而出现产程进展缓慢的情况，包括产程延长和产程停滞。现代产程管理理念主张自然分娩，尽量减少不必要的医疗干预，并提出了新产程标准及处理的专家共识。基于促进产程进展的催产方法选择和应用也逐步达成一致。即在充分评估母儿状况后综合考虑，合理应用，密切观察。引产作为解除与缓解母儿不良状况的一种措施，目的在于改善分娩结局及出生转归。引产是否成功主要取决于宫颈成熟度，应用时机及方法的选择直接关系到母儿的安全。因此，催产、引产应遵循如下基本原则。

（1）只有在有明确的医学指征和预期引产的益处大于继续妊娠潜在危害的情况下，才应该施行引产。

（2）在引产时，必须考虑到每位孕妇的实际情况、意愿和偏好，并应特别关注孕妇的宫颈状况、具体的引产方法及相关状况如经产数和是否破膜。

（3）引产时应非常谨慎，因为该操作有引起子宫过度刺激、破裂和胎儿窘迫的危险。

（4）无论在病房或分娩室引产，都应有评估产妇和胎儿安全的设施。

（5）接受催产素、米索前列醇或其他前列腺素引产的孕妇，应该有专人监护。

（6）引产失败不一定表示必须施行剖宫产。

三、催产、引产的应用指征

（一）引产的主要适应证

（1）延期妊娠（妊娠已达41周仍未临产者）或过期妊娠。

（2）妊娠期高血压疾病：妊娠期高血压、轻度子痫前期病人妊娠满37周，重度子痫前期妊娠满34周或经保守治疗效果不明显或病情恶化，子痫控制后无产兆，并具有阴道分娩条件者。

（3）母体合并严重疾病需要提前终止妊娠：如糖尿病、高血压、肾病等。

（4）胎膜早破：足月胎膜早破2小时以上未临产者。

（5）胎儿及其附属物因素：包括胎儿自身因素，如严重胎儿生长受限（FGR）、死胎及胎儿严重畸形；附属物因素如羊水过少、生化或生物物理监测指标提示胎盘功能不良，但胎儿尚能耐受宫缩者。

（二）引产的禁忌证

1. 绝对禁忌证

（1）孕妇严重合并症及并发症，不能耐受阴道分娩者，如心功能衰竭、重型肝肾疾病、重度子痫前期并发器官功能损害者等。

（2）子宫手术史，主要是指古典式剖宫产术、未知子宫切口的剖宫产术、穿透子宫内膜的肌瘤剔除术、子宫破裂史等。

（3）完全性及部分性前置胎盘和前置血管。

（4）明显头盆不称。

（5）胎位异常、横位、初产臀位估计不能经阴道分娩者。

（6）子宫颈癌。

（7）某些生殖道感染性疾病，如疱疹感染活动期。

（8）未经治疗的获得性免疫缺陷病毒感染者。

（9）对引产药物过敏者。

（10）生殖道畸形或有手术史，估计经阴道分娩困难者。

（11）严重胎盘功能不良，胎儿不能耐受阴道分娩者。

（12）脐带先露或脐带脱垂。

2. 相对禁忌证

（1）臀位（符合阴道分娩条件者）。

（2）羊水过多。

（3）双胎或多胎妊娠。

（4）经产妇分娩次数大于等于5次者。

四、催产、引产的应用

（一）评估与准备

（1）严格掌握引产指征。

（2）仔细核对预产期，防止人为的早产和不必要的引产。

（3）判断胎儿成熟度，如果胎肺未成熟，如情况许可，尽可能先促胎肺成熟后再引产。

（4）详细检查骨盆大小及形态、胎儿大小、胎位、头盆关系等，排除阴道分娩禁忌证。

（5）在引产前应行胎心监护和超声检查，了解胎儿宫内状况。

（6）妊娠合并内科疾病及产科并发症者，在引产前，充分估计疾病严重程度及经阴道分娩的风险，并进行相应检查，制定详细的防治方案。

（7）评价宫颈成熟度。目前公认的评估成熟度常用的方法是Bishop评分法，评分大于等于6分提示宫颈成熟。评分越高，引产成功率越高。评分小于6分提示宫颈不成熟，需要促宫颈成熟。

（8）助产医护人员应熟练掌握各种引产方法及其并发症的早期诊断和处理，要严密观察产程，做好详细记录，引产期间需配备有阴道助产及剖宫产的人员和设备。

（二）方法选择

1. 促宫颈成熟

如果宫颈评分<6分，则应进行促宫颈成熟。常用的促宫颈成熟的药物主要是前列腺素制剂：PGE2制剂，如阴道内栓剂（可控释地诺前列酮栓）；PGE1类制剂，如米索前列醇。

2. 催产素静滴引产

小剂量静脉滴注缩宫素为安全常用的引产方法，但在宫颈不成熟时，引产效果不好。其特点是：可随时调整用药剂量，保持生理水平的有效宫缩，一旦发生异常可随时停药，缩宫素作用时间短，半衰期为5～12分钟。

3. 人工破膜术引产

用人工的方法使胎膜破裂，引起前列腺素和缩宫素释放，诱发宫缩。适用于宫颈成熟的孕妇。缺点是有可能引起脐带脱垂或受压、母婴感染、前置血管、破裂和胎儿损伤。不适用于头浮的孕妇。破膜前要排除阴道感染。应在宫缩间歇期破膜，以避免羊水急速流出引起脐带脱垂或胎盘早剥。破膜前后要听胎心、破膜后观察羊水性状和胎心变化情况。单纯应用人工破膜术效果不好时，可加用缩宫素静脉滴注。

（三）促宫颈成熟应用常规

1. 可控释地诺前列酮栓（欣普贝生）的应用

（1）优点：可以控制药物释放，终止带在出现宫缩过强或过频时能方便取出。

（2）应用方法：外阴消毒后将可控释地诺前列酮栓置于阴道后穹隆深处，将其旋转90°，留3 cm终止带以便于取出。在药物置入后，嘱孕妇平卧位20～30分钟以利于吸水膨胀。2小时后复查，仍在原位后可活动。

（3）出现以下情况时应及时取出：①临产。②放置24小时后。③如出现过强和过频宫缩、过敏反应或胎心率异常时。④如取出后宫缩过强、过频仍不缓解，可使用宫缩抑制剂。

（4）是一种可控制释放的前列腺素E_2制剂，含有10 mg地诺前列酮，以0.3 mg/h的速度缓慢释放，应低温保存。

2. 米索前列醇的应用

（1）用于妊娠晚期需要引产而宫颈条件不成熟的孕妇。

（2）每次阴道内放药剂量为25 μg，放药时不要将药物压成碎片。如6小时后仍无宫缩，在重复使用米索前列醇前建议做阴道检查，重新评估宫颈成熟度，了解原放置的药物是否溶化、吸收。如未溶化和吸收者则不宜再放。每日总量不得超过50 μg，以免药物吸收过多。

（3）如需加用缩宫素，应该在最后一次放置米索前列醇后4小时以上，并阴道检查证实药物已经吸收。

（4）使用米索前列醇者应在分娩室观察，监测宫缩和胎心率，一旦出现宫缩过强或过频，应立即进行阴道检查，并取出残留药物。

（5）孕妇患有心脏病、急性肝肾疾病、严重贫血、青光眼、哮喘、癫痫者禁用；有剖宫产史者或子宫手术史者禁用；胎膜早破者禁用。

（6）主要的副作用是宫缩过频、过强，要专人观察和记录，发现宫缩过强或过频及胎心率异常者及时取出阴道内药物，必要时使用宫缩抑制剂。

（7）已临产者及时取出促宫颈成熟度药物。

（四）催产素的应用

催产素是产科临床应用最广泛的药物之一。催产素是第一个人工合成的多肽类激素，使用催产素的目的是诱发足以使宫颈扩张和胎头下降而又避免强度过大造成胎儿窘迫的有效宫缩。催产素静脉滴注3～5分钟子宫开始发生反应，在40分钟后血浆血药浓度达到稳定，出现强直宫缩后立即停止应用常会迅速纠正。催产素应用时应有医师或助产士在旁守护，监测宫缩、胎心、血压及产程进展等状况。

1. 催产素静脉滴注的目的与指征

（1）目的：诱发足以使宫颈扩张和胎儿下降而又避免强度过大造成胎儿宫内窘迫的有效宫缩。

（2）适应证：协调性子宫收缩乏力、宫口开大3 cm、胎心好、胎位正常、头盆相称者；死胎，无明显头盆不称者。

（3）禁忌证：胎位异常或子宫张力过大如羊水过多、巨大胎儿或多胎时避免使用；多次分娩史（6次以上）避免使用；瘢痕子宫且胎儿存活者禁用。

2. 应用方法

将2.5 U缩宫素溶于乳酸钠林格注射液500 mL中，即0.5%缩宫素浓度，以每毫升15滴计算相当于每滴液体中含缩宫素0.33 mU。从每分钟8滴开始，根据宫缩、胎心情况调整滴速，一般每隔20分钟调整1次。应用等差法，即从每分钟8滴（2.7 mU/min）调整至16滴（5.4 mU/min），再增至24滴（8.4 mU/min）；为安全起见也可从每分钟8滴开始，每次增加4滴，直至出现有效宫缩。最大滴速不得超过每分钟40滴，即13.2 mU/min，如达到最大滴速，仍不出现有效宫缩时可增加缩宫素浓度，但缩宫素的应用量不变。增加浓度的方法是以乳酸钠林格注射液500 mL中加5 U缩宫素变成1%缩宫素浓度，先将滴速减半，再根据宫缩情况进行调整，增加浓度后，最大增至每分钟40滴（26.4 mU），原则上不再增加滴数和缩宫素浓度。

3. 注意事项

（1）应用催产素时应由经过训练的助产人员照看。

（2）密切观察宫缩强度、频率、持续时间及胎心率变化并及时记录，调好宫缩后行胎心监护。

（3）破膜后要观察羊水量、有无胎粪污染及其程度，并立即听胎心。

（4）当10分钟内宫缩超过5次或持续＞1分钟，或胎心明显减速时应立即停用。

（5）点滴从2.5 mU/min开始，最大不超过20 mU/min。

（6）因宫缩过强停用后再用，剂量减半（包括开始和增量）。

（7）较长时间内使用较大剂量催产素时，应增加浓度而不单增加稀释溶液的速度。

（8）催产素引产的特点是如果成功则迅速起效，如效果不明显，应尽快作出决策，不能无时限地使用。

（9）警惕过敏反应。

（10）禁止肌内注射、皮下穴位注射及鼻黏膜用药。

（11）用量不宜过大，以防止发生水中毒。

（12）宫缩过强及时停药缩宫素，必要时使用宫缩抑制剂。

（五）人工破膜术的应用

人工破膜，又称低位或前羊水羊膜穿刺术。即用人工的方法使胎膜破裂，刺激内源性前列腺素释放，诱发宫缩。破膜后，胎头直接紧贴子宫下段及宫颈内口，可引起反射性子宫收缩，常被用来加速产程进展。

1. 常见指征

（1）胎盘早剥时减轻宫腔压力。

（2）内置电子胎儿监护仪。

（3）引产诱发宫缩。

（4）加速产程。

（5）羊水胎粪污染情况。

2. 应用方法及注意事项

（1）破膜前行阴道检查，宫口开大≥3 cm，无头盆不称，胎头已衔接，无脐带先露，可行人工破膜。

（2）破膜应在宫缩间歇、下次宫缩将开始时进行。刺破一小口，使羊水缓慢流出。

（3）破膜后术者手指应留在阴道内，经过1～2次宫缩待胎头入盆后，术者再将手指取出。

（4）不要误伤胎头。

（5）破膜前后应监测胎心率。

五、催产、引产护理要点及注意事项

（1）引产时应严格遵循操作规范，严格掌握适应证及禁忌证，严禁无指征的引产。

（2）根据不同个体选择适当的引产方法及药物用量、给药途径。

（3）不能随意更改和追加剂量。

（4）操作应准确无误。

（5）密切观察产程，并仔细记录。

（6）一旦进入产程常规行胎心监护，随时分析监护结果。

（7）若出现宫缩过强、过频、过度刺激综合征、胎儿窘迫以及梗阻性分

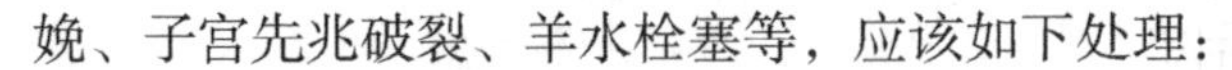

娩、子宫先兆破裂、羊水栓塞等，应该如下处理：

①立即停止使用催产药物。

②立即左侧卧位、吸氧、静脉输液（不含缩宫素）。

③静脉给子宫松弛剂，如利托君或25%硫酸镁等。

④立即行阴道检查，了解产程进展，未破膜者并给予人工破膜术，观察羊水有无胎粪污染及其程度。经上述综合处理，尚不能消除危险因素，短期内又无阴道分娩可能，或病情危重，应迅速选用剖宫产终止妊娠。

第六节　会阴切开的应用与评估

一、会阴切开的发展史

1742年，由Ould首先对难产者自阴道口向肛门方向切开。1799年，Michadis设计出正中切开术，此后其他学者又相继推出垂直于阴道口纵轴的横向切开术。1857年，外阴切开术由对此持不同意见的Braun命名，并沿用至今。1851年就由Taliaferro传入美国，但直到20世纪初才被逐渐接受。1920年后，美国妇产科学界颇有影响的Delee和Williams发表文章，提倡采用外阴切开术分娩，尤其是中侧外阴切开术。

到20世纪80年代初，美国初产妇阴式分娩的外阴切开率已达90%，英国则由1958年的21%上升至1978年的91%。

会阴切开缝合术是产科常用手术。既往认为，阴道分娩时采用会阴切开术，会减少会阴阻力，避免会阴严重裂伤、保护盆底功能，而且还容易修补且愈合更好，因此被普遍施行于产妇。

直至20世纪70年代开始，欧美妇产科医师与助产士逐渐不再偏好会阴切开术，不再将其作为分娩例行手术。1996年，美国爱母分娩行动得到WHO和UNICEF的支持，倡导会阴切开率≤20%，争取≤5%。循证医学已证明阴道分娩时，没有必要做常规会阴切开术，仅用于有指征且知情同意的产妇。

二、盆底、会阴的解剖组织结构

盆底主要由盆膈和尿生殖膈构成。盆膈由强有力的肛提肌及其筋膜组成，呈漏斗状，其耻骨弓下部分有一“V”形裂隙，尿道、阴道和直肠由此通过。尿生殖膈位于盆膈前下方，对盆底前半部起加强作用，尿道和阴道由此穿出并开口于外阴。尿生殖膈有深浅两层。浅层的表面有一层会阴浅筋膜，筋膜深面有坐骨海绵体肌、球海绵体肌及会阴浅横肌各一对深层为会阴深横肌和尿道括约肌及其上、下筋膜。

会阴体位于尿生殖膈后缘的中点，为两侧会阴浅、深横肌的连接点，并融入球海绵体肌后端、肛提肌的内侧部（耻骨直肠肌）及肛门内、外括约肌的部分纤维，形成一个坚实的会阴体中心腱，是盆底结构的重要支柱。

分娩时，胎头下降，压迫盆底组织，使肛提肌纤维伸长、分离；阴道扩展，皱襞消失；会阴体变薄，伸长。以上变化在产后皆可自然恢复。若胎头过大、分娩过快、手术助产或会阴保护不当（包括未及时适当的做会阴切开术），皆可使会阴及阴道各层组织撕裂。臀位分娩者，因臀、肩娩出时产道扩展不足，未经塑形的胎头快速通过时也易造成损伤。原则上发生裂伤都应及时修补，否则，近期出血、感染，远期可发生子宫脱垂及直肠、膀胱膨出，压力性尿失禁，并易引起泌尿生殖道感染，Ⅲ度裂伤者大便失禁。

三、会阴切开的适应证

其在第二产程，根据胎儿情况、产程进展、头盆关系、盆底及会阴条件等，经知情同意，以下情况酌情考虑会阴切开术：

（1）初产头位分娩时会阴较紧、会阴体长、组织硬韧或发育不良、炎症、水肿，或遇急产时会阴未能充分扩展，估计胎头娩出时将发生Ⅱ度以上裂伤者。

（2）各种原因所致头盆不称。

（3）曾做会阴切开缝合的经产妇，或修补后瘢痕大，影响会阴扩展者。

（4）产钳助产、胎头吸引器助产或初产臀位经阴道分娩者。

（5）巨大胎儿、早产、胎儿宫内发育迟缓或胎儿宫内窘迫需减轻胎头受压并及早娩出者。

（6）产妇患心脏病或高血压等疾病需缩短第二产程者。

四、会阴切开的手术方式

（一）会阴正中切开术

会阴正中切开术适用于会阴体较长的自然分娩。被切开的组织有阴唇系带、舟状窝、处女膜环及阴道黏膜、会阴皮肤、球海绵体肌及会阴体。此术式出血少，易缝合，术后局部反应小，愈合好。缺点为易延裂而使肛门括约肌断裂。

（二）会阴侧切开术

会阴侧切开术适用于阴道分娩。切开的组织为小阴唇皮肤、球海绵体肌、会阴深横肌，可包括肛提肌的内侧纤维。此种术式切口小，易延裂，出血稍多，术后稍有疼痛，目前少用。

（三）会阴左（右）中侧切开术

会阴左（右）中侧切开术小切口切开的肌肉包括球海绵体肌，会阴浅、深横肌，适用于正常分娩。大切口除切开上述肌肉外，尚包括肛提肌的耻骨直肠肌甚至耻骨尾骨肌部分，主要用于阴道手术产。出血常较多，术后伤口可有不同程度的水肿和疼痛。若无血肿或感染，3天后即可自然消退。

五、会阴切开的麻醉类型和操作

（一）麻醉类型

1. 局部浸润麻醉

适用于会阴裂伤修补术、会阴体正中切开、侧切开或小型的左（右）中侧切开及缝合术。消毒后，用1%普鲁卡因或1%利多卡因先做一皮丘，然后按预定切开部位或裂口周围做皮内、皮下及阴道前庭黏膜下浸润约10 mL。如行侧切，则同时浸润同侧小阴唇及大阴唇前半部，以阻断髂腹股神经及生殖股神经的分支。

2. 阴部神经阻滞

阴部神经阻滞是解除分娩疼痛的有效麻醉方法，双侧阻滞可使盆底肌肉放松，适用于自然分娩、会阴切开缝合术及手转胎头、产钳或吸引器助产等手术。若施行恰当，几乎无不良影响，而麻醉的成功取决于术者的技巧和对有关解剖的了解。

阴部神经是阴部神经丛的一个分支，其神经纤维来自第2、3、4骶神经，它从坐骨棘的后方往前绕至骶结节韧带和骶棘韧带之间，进入阴部管，以后分为阴蒂背神经、会阴神经和痔下神经，分布于外阴。注意与阴部神经伴行的有会阴动脉和痔下动脉，阻滞时可能受损或将麻药注入血管。

（1）经皮阻滞：取肛门至坐骨结节连线中点，碘酒、75%的乙醇消毒后用麻醉剂打一皮丘，左手示指经阴道或肛门触摸坐骨棘引导，推进至坐骨棘尖端，退回少许，转向内侧约1 cm骶棘韧带处，再进针1.5 cm许，有落空感后，回抽无血，即注入1%普鲁卡因或1%利多卡因5 ~ 10 mL，可维持麻醉1 ~ 1.5小时。为使盆底肌肉松弛，可行双侧阴部神经阻滞。必要时再加局麻。麻药总量为普鲁卡因200 ~ 400 mg，利多卡因160 ~ 300 mg。

（2）经阴道黏膜阻滞，较经皮法简单、快速而直接，但需排除阴道炎及感染性分娩。先用盐水纱布拭净阴道壁与胎头之间的黏液，苯扎溴铵溶液消毒，在手指引导下穿刺阴道黏膜，向侧后下方45°，沿骶棘韧带达坐骨棘，其余同经皮阻滞。

六、会阴切开的具体操作及缝合

（一）会阴切开的具体操作

1. 会阴正中切开术

胎头拨露时即予消毒外阴，铺好无菌巾、单。局麻或阴部神经阻滞麻醉下。胎头一着冠，趁宫缩间歇，示指和中指入阴道撑起会阴体，置入侧切剪（刀）一叶，待宫缩高峰时会阴体膨隆时，剪开会阴体达肛门括约肌前1 cm许，以免延裂及肛门括约肌，待下一阵宫缩时一手保护会阴，另一手助胎头俯屈，使以最小周径娩出。注意把握会阴切开时机，剪开太早则会阴尚未充分扩张，伤口易延裂，但若未着冠时已出血，表示已自然撕裂，应及时剪开。

待胎盘娩出，检查完整，子宫收缩好，出血不多，即可缝合。缝合前清洗伤口，消毒，铺巾，检查有无延裂。

2. 会阴左（右）中侧切开术

外阴准备和麻醉见前。正常分娩者做小切口，时机同正中切开；产钳或吸引器助产或臀位分娩者则在即将分娩前进行，做较大切口。小切口自阴唇后联合正中开始左或右斜向45°一次剪开，会阴体高度膨隆时则略向上呈60°，娩出胎儿后可自然恢复为45°。皮肤切口长约3 cm，黏膜切口不够长者应予延长至与皮肤切口等长。大切口皮肤长达4～5 cm，常需分两次剪开。注意剪断肛提肌，使切口中部无阻力，以免胎儿娩出时切口沿肛提肌内缘延裂至直肠。盐水纱布压伤口止血，有活动出血点应即缝扎止血。待胎儿娩出后羊水流经伤口，其中促凝物质可使渗血立即停止。

产钳助产或臀产常使阴道伤口向上延至穹隆，向下深及直肠前、侧壁，有时除侧切伤口外，会阴体亦裂开，甚至累及肛门括约肌和直肠。这种伤口不整齐，出血多。

会阴左（右）中侧切伤口的缝合见，步骤参考会阴Ⅱ度裂伤修补术。

（二）会阴切开的缝合方法

1. 会阴切开缝合术

用2-0肠线连续缝黏膜，对齐处女膜环，在舟状窝处结扎。抽紧缝线，手指检查切口是否密合、平整。深缝两侧球海绵体肌断端1针，间断缝会阴体。皮下组织较厚者肠线间断缝合，否则可连同皮肤用丝线间断缝合。缝合后清点丝线针数，消毒表皮。

参考会阴Ⅱ度裂伤修补术。

2. 皮肤除丝线间断缝合外，尚可用连续表皮下缝合或“8”字缝合

表皮下缝合系用三角针穿3-0肠线，自切口远端紧贴皮下缝合1针，打结，剪去一头线尾，连续皮下褥式缝合至阴道口，打结，剪去线头。此法适用于较小切口，无复杂裂伤者。术后不需拆线。但如感染化脓，则不如间断缝合易于扩创引流。

“8”字缝合系将皮肤与皮下组织连续缝合，用三角针穿7号丝线。注意要深带皮下组织，结扎松紧适度。此法优点为皮下无线结，拆线后组织软，愈合好。但技术不熟练者易留无效腔。

（三）主要并发症

1. 失血

会阴切口出血多的原因：

（1）侧切或中侧切易伤及会阴动静脉，出血较正中切开的量多。

（2）会阴切开较早，胎头未能压迫会阴组织者出血较多，切口大，未能立即娩出胎儿则出血尤多。

（3）手术产引起复杂裂伤。

（4）妊娠期高血压疾病。

（5）凝血机制障碍，如弥散性血管内凝血、血小板减少性紫癜等。

接产者有时将伤口出血误认为子宫收缩不良出血，以致延误救治。伤口出血一般开始于胎盘娩出前，为持续性活动性流血，与宫缩无关，给予宫缩剂无效。而子宫出血多在宫缩或用手按揉宫底时流出，常含大血块。但亦有伤口流血积于阴道深部，按压子宫时推出的。

接产者应于会阴切开后便注意伤口流血情况，有活动出血处应立即缝扎，不可一味用纱布压迫止血；胎盘娩出后应迅速缝合伤口；属凝血机制障碍者针对病因处理；因失血致休克者补充血容量纠正休克。

2. 会阴血肿

血肿发生的原因：

（1）漏缝扎回缩的血管断端；

（2）出血点未及时缝扎，或基本操作欠正规，止血不完善；

（3）缝针刺破组织内的血管，而当时无从发觉；

（4）深部血管挫裂伤，血液不外流，致术时未发现。故对血肿的预防和处理，除完善术时操作外，尚需术后严密观察，及早发现处理。

产后会阴血肿的症状主要为伤口疼痛逐渐加剧，肛门坠胀，检查局部肿胀和压痛逐渐加重，肛门指诊可及囊性肿块。

会阴血肿小，观察下不继续增大者予冷敷，给予止血药，继续增大者应拆除伤口缝线止血，并重新缝合。

3. 切口感染

感染发生的主要原因：

（1）无菌操作不合要求，切口污染；

（2）缝合技术不佳，留有无效腔，或缝线过密、结扎过紧，影响血供而致组织坏死；

（3）血肿基础上感染；产前原有阴道感染，如滴虫性阴道炎。

感染状态多出现于术后3～5天后，产妇伤口持续疼痛，或一度减轻后加重，常呈跳痛状，局部红肿，用手指按压伤口有软化处，扩开即可见炎性渗出物或脓液溢出，无效腔大小、深浅不一。有些产妇虽诉伤口痛，但检查无明显异常，经用抗生素、热水坐浴等治疗仍不缓解，常于出院后不同时间来诊时出现切口局部隆起，挑开表皮见一至数个线头，清除后可痊愈。感染早期应给予抗生素及局部热敷、坐浴或理疗，一旦发现无效腔或脓肿，即应彻底扩创引流。脓腔通阴道者，应将窦道一下全部扩开，待局部清洁，长出新芽后酌行第二次缝合。

会阴切口二次缝合可在骶麻、阴部神经阻滞麻醉或局麻下进行。先将伤口边缘修剪整齐，轻刮肉芽面造成粗糙面，黏膜用1–0肠线间断缝合，皮肤、皮下及肌肉用7号丝线或尼龙线间断全层，外露线段可穿一细皮管以保护皮肤。5～7天拆线。

（四）伤口愈合时间

皮肤黏膜伤口愈合的时间需要5～7天，而皮下组织和腹膜伤口愈合的时间需要7～14天，筋膜愈合的时间需要21～28天，而会阴肌层伤口愈合时间为7～14天。

（五）伤口愈合的影响因素

1. 与女性生理特点有关

由于解剖位置特殊（前近尿道后邻肛门），易引起会阴侧切切口感染，发生率10%～17%。

2. 与产前、产时有病原菌感染有关

局部组织感染、充血、水肿影响肉芽组织的生长和修复，导致切口感染及裂开。如阴道炎、产时大便感染切口等。

3. 与产妇合并产科并发症及局部会阴情况有关

如妊娠期高血压疾病、妊娠合并糖尿病、产前产后出血所致的贫血、营养不良等，及子宫收缩无力使第一、第二产程过长，过期妊娠胎头过硬压迫局部时间过长而导致局部循环不佳均可以造成外阴水肿，影响组织修复，造成切口感染和切口愈合不佳。

4. 医护因素

医护人员手的带菌率为40%，如果因产程长，阴道检查、阴道内诊及阴道手术操作会使感染几率增加，从而影响切口愈合导致切口感染和切口裂开。另外，接生人员会阴侧切及缝合技术均可影响切口愈合。

5. 产后护理不当

由于会阴切口的疼痛，产后缺乏活动，及产妇饮食习俗不合理、粗纤维食物进食少，导致便秘，产妇在拆线后用力解便的过程中，可引起切口裂开。另外，使用未消毒会阴垫、未及时更换会阴垫、大便后粪便污染、长时间侧卧于会阴切口处、未能及时有效清洗，均可引起切口感染。

七、会阴裂伤的分级及缝合

（一）会阴裂伤一般分为三度

1. 会阴Ⅰ度裂伤

仅皮肤、黏膜和会阴浅筋膜撕裂，未达肌层，会阴体完整，出血不多。

2. 会阴Ⅱ度裂伤

会阴撕裂深达会阴体肌层，不同程度地累及阴道后壁，常沿两侧阴道沟向上延伸，重者达阴道穹隆，导致阴道后壁呈舌形撕裂，肛门括约肌完整，解剖结构模糊，出血较多。

3. 会阴Ⅲ度裂伤

会阴阴道裂伤累及肛门括约肌，甚至直肠。肛门括约肌包膜及部分（不是全部）肛门括约肌撕裂为Ⅲ度不完全裂伤，肛门括约肌完全撕裂为Ⅲ度完全裂伤。

（二）临床上，Ⅰ、Ⅱ度间有时不易分辨

会阴裂伤常伴阴道裂伤，严重者裂至穹隆，甚至腹腔。有时皮肤和黏膜完整，但肛提肌已有部分断裂，以后可导致子宫脱垂。这种情况往往是过分“保护”会阴，未及时行会阴切开术的结果。亦有的产后检查肛门括约肌完整，但直

肠前壁破裂，形成直肠阴道瘘，这种情况可见于急产或阴道发育不良的产妇，若不及时发现。仅按Ⅱ度裂伤修补，将给产妇造成严重痛苦。

（三）会阴裂伤修补术一般可分为四个步骤

（1）修补阴道。

（2）缝合肛提肌内侧的撕裂部分。

（3）修补尿生殖膈（主要修补会阴体）。

（4）缝合皮肤。会阴Ⅲ度裂伤时需缝合肛门括约肌，修复肛管及直肠。

（四）会阴裂伤修补术方法

1. 会阴Ⅰ度裂伤修补术

会阴Ⅰ度裂伤的常见部位有阴唇系带、处女膜环、前庭黏膜及小阴唇内侧等，常延及阴道黏膜，深度一般不超过1 cm，出血不多。有时累及尿道旁、阴蒂及阴蒂脚，则出血稍多。

（1）适应证：裂伤浅，能自然对合者可不缝。有出血或深及黏膜下或皮下组织者皆应缝合。手术应在产后8小时内进行。若无感染，最迟亦应在24小时内完成。

（2）术前准备

①检查娩出的胎盘是否完整，子宫收缩好，无活动性子宫出血。

②无菌生理盐水冲洗外阴，拭净。检查裂伤的部位及深度。碘酒、75%的乙醇消毒皮肤，1%苯扎溴铵（新洁尔灭）消毒黏膜。

（3）体位和麻醉

①膀胱截石位。

②局部浸润麻醉。

（4）手术步骤：用圆针穿2-0可吸收肠线间断缝合止血、恢复组织结构，或酌情连续缝合黏膜。使用3-0可吸收线行会阴皮肤皮内缝合。中号三角针穿中丝线，于裂缘外0.5～1 cm处进针，至伤口底部露针0.2 cm许再刺入对侧组织相应处出针，结扎，留线头长1 cm许，两针间距约1 cm。对合皮缘。清点并记录丝线针数。

（5）术后处理：会阴清洗每日2次，24～48小时后拆丝线，查对针数。

2. 会阴Ⅱ度裂伤修补术

会阴Ⅱ度裂伤主要撕裂会阴体中心腱，球海绵体肌、会阴浅横肌及深横肌，重者累及肛提肌内侧及其筋膜，但肛门括约肌是完整的。裂伤常延及阴道两侧沟，使阴道后壁呈舌状掀起。阴道裂伤向上可达穹隆，向侧方沿肛提肌内缘达直肠、侧壁，暴露直肠筋膜，使修补增加困难。

（1）手术准备：同Ⅰ度裂伤修补。应仔细辨明解剖关系，查明阴道裂伤的深度，排除肛门括约和直肠的损伤。消毒，阴道内塞带尾的盐水纱垫，切忌放置无带纱布，以防遗留。

（2）手术步骤

①先缝合黏膜，再缝肌肉，最后缝皮肤，裂伤深者可先缝肌肉。有活动出血点应先用丝线缝扎。阴道裂伤深的，应持扩张器撑起前壁，术者左手示指、中指压后侧壁，右手持镊子夹盐水纱布拭净伤口血迹，直视下用中或大圆针带2–0肠线连续缝合。第一针应在裂口顶端以上0.5 cm处，以防漏缝退缩的小动脉断端，引起术后血肿。若顶端太深而难以暴露，可先在顶端以下缝1针，留线头向外牵引，使顶端暴露后再缝。

②2–0肠线间断缝合肛提肌和会阴体中心腱。裂伤深者用大圆针，外侧组织多带，内侧少带，以免穿透直肠，并不留死腔。直肠筋膜暴露者，可将筋膜层间断挑起数针，结扎以关闭死腔。若该处伤口整齐，无出血，可自然对合者，亦可不缝或少缝。缝合时可用左手加戴一只手套，示指探直肠内引导。

③球海绵体肌断端位于阴唇系带裂口下方凹陷处，肠线1针缝合。皮下组织深度超过1 cm者可用肠线间断缝合，亦可在缝合皮肤时一并缝合。

④取出阴道内带尾纱垫。裂伤较深者，做肛门指诊检查有无缝线穿通直肠，若有，应予拆除，清洗伤口并消毒后重缝。

（3）术后处理

①清洗外阴每日2次，48 ~ 72小时拆除丝线，查对针数。

②注意局部疼痛、红肿。不消毒分娩、阴道炎或伤口裂伤较重者给予抗生素。真菌性阴道炎者阴道内置制霉菌素粉末，慎用抗生素。

③伤口疼痛加重，肛门坠胀并局部肿胀者应及时做肛门或阴道检查有无血肿。排除血肿后可予热敷、理疗或热水坐浴。

3. 会阴Ⅲ度裂伤修补术

会阴Ⅲ度裂伤多为会阴体裂伤的延伸，使肛门括约肌断裂，严重者向上延伸及直肠前壁。多发生在产力过强、会阴保护不当、胎头娩出时俯屈不足或产钳助产时，尤易发生在胎头未达盆底、阴道扩展不充分而且会阴切口不够大的情况下产钳助产时。产妇年少，会阴发育不良，或高龄产妇盆底及会阴伸展性不良者亦易发生。

检查见肛门皮肤裂开，裂口两侧皮肤可见0.5 cm直径隐窝，即为退缩的肛门外括约肌断端所在，有时可见一侧断端露出于皮下裂口处。裂口常不整齐，致括约肌不易辨认，有时误将会阴浅、深横肌的肌束当作括约肌缝合，使修补失败。

（1）术前准备

①无菌生理盐水彻底冲净伤口，血管钳夹取盐水纱布探入肛门裂口至裂口上端以上2～3 cm处，拭净直肠及肛门内黏液及粪便，苯扎溴铵（新洁尔灭）消毒黏膜，碘酒、75%的乙醇消毒皮肤。

②换无菌巾、单，术者换手套，重铺无菌台，换消毒器械。

③阴部神经阻滞麻醉，或局部浸润麻醉。

④阴道内塞带尾的盐水纱垫。

（2）手术步骤

①肛门裂口内放无菌干纱布。小圆针穿3-0肠线，自裂口顶端开始间断缝合直肠的黏膜下及肌层组织，两侧各宽约0.5 cm，针距＜1 cm，直至肛门皮肤处，使黏膜对合。边缝边退出肛门内纱布。

②用组织钳沿肛门裂口皮下达隐窝处，夹取肛门括约肌断端。

③1-0肠线或7号丝线“8”字缝合或间断缝合肛门括约肌断端2针，务必使肌纤维全部扎入。

④组织钳向伤口两侧深部抓取肛提肌的耻骨直肠肌部，2-0肠线间断缝合2针，使盆底修复，可有力地帮助控制排便，是Ⅲ度会阴裂伤修补成功的关键之一。

⑤其余同会阴Ⅱ度裂伤修补术。

⑥探入肛门检查直肠及肛管的黏膜对合是否平整，肛门有无收缩感。

（3）术中注意要点

①引产后疲劳，刚缝合后的肛门括约肌往往收缩力不强。若手术时解剖关系

清楚，操作规范，可待产后数日观察功能恢复情况。

②肛门括约肌部分断裂者肛管常完整，断裂的肌纤维有时不易寻找，若断裂纤维较少，可不缝，但必须缝合肛提肌以确保盆底修复。

③遇局部感染严重，当日不宜修补，或产妇病情危急，如心力衰竭、羊水栓塞等，需全力抢救生命时，可予局部清洗、消毒后用肠线将肛门括约肌断端缝合1～2针，外表皮肤再缝1针加固，伤口的其余部分置盐水纱布引流，待感染控制或病情好转后再予修补。

（4）术后处理

①给予抗生素预防感染。

②少渣饮食。

③3天内可予鸦片酊口服（1.5 mg/d），或复方樟脑酊4 mL口服，3次/天，3天后改用液状石蜡15 mL口服早晚各一次。

④第5天若未自行排便，可用液状石蜡保留灌肠，促使排便。

⑤7天拆线，视伤口愈合情况停服液状石蜡，同时逐渐恢复正常饮食。

⑥若能控制稀便及排气，表示肛门功能恢复良好，若控制欠完善或仍不能控制，则需观察6个月，无改善者再次修补。

（5）注意事项

①伤口必须洗净，消毒完善；查明裂伤的部位、深度和累及的肌肉。除Ⅲ度裂伤外，应以无菌巾或敷料盖住肛门，接触过肛门的器械、敷料和手套必须立即更换。手持持针器进针前，可先将线尾搭在视野上方的无菌巾上，以减少污染机会。

②有活动出血处先缝扎止血，缝合阴道裂伤的第一针必须超过顶端0.5 cm，以防漏扎断裂的血管而出血。

③操作轻柔，组织层次要对齐，缝线不宜过密，结扎不宜过紧，以免影响血供。一般黏膜或皮肤进针处至伤口边缘的距离与缝针间距离之比为1∶1.5，尽量深入到组织，但注意勿穿透直肠，必要时以手指伸入直肠引导缝合。

④阴道内不得填塞无尾纱布；较深裂伤缝合后常规检查肛管和直肠。

4. 手术难点与技巧

会阴阴道裂伤是阴道分娩常见并发症，恰当止血、组织结构良好对合以及创面清洁处理，是良好愈合和功能恢复的关键。

（1）充分暴露、正确识别和评价会阴阴道裂伤分度是修复的基础。阴道纱条填塞后穹窿及阴道上段上推子宫，良好的麻醉如阴部神经阻滞麻醉、静脉麻醉甚至硬膜外麻醉，术者示指和中指的巧妙应用等，是清晰暴露、准确手术的关键。

（2）撕裂创面的清洁处理，包括0.5%甲硝唑液、聚维酮碘液等冲洗创面，是Ⅱ度以上裂伤修复的必要手术步骤，可进一步辨明解剖结构，判定修复方案，防治产后感染。

（3）止血是修复的第一要务。产时软产道高度扩张，会阴阴道及盆底撕裂的血管产后回缩，导致止血困难。仔细探查创面出血及血肿情况，恰当止血，防治创面积血和血肿形成是撕裂修复的首要任务。要求超过撕裂顶端0.5～1.0 cm“8”字缝合，缝合复杂的阴道壁撕裂及会阴体撕裂不能留死腔。对无活跃性出血的修复困难的复杂阴道撕裂，阴道纱条填塞压迫可能更有效，但应注意填塞压迫撕裂顶端以上的阴道穹隆及撕裂两侧的阴道壁，防止出血及血肿形成。

（4）组织结构对合是修复的重点。断裂处女膜缘及肛门括约肌的完整对合是修复组织结构的标志，缝合修复直肠壁及阴道壁是手术的基础，缝合修复肛提肌及会阴体肌层是盆底功能康复的关键。

（5）直肠腔为高压腔，要防止粪瘘发生。直肠壁修复缝合要密实，针距0.5 cm。要求内翻对合，黏膜下层进、出针尽量靠撕裂缘，将肌层进、出针距撕裂缘0.5 cm。为避免缝线穿过直肠黏膜，必要时助手示指可置入肛门内做引导。

八、会阴裂伤的预防

（一）热敷

若产妇告知身体某处疼痛或有迹象显示其焦虑、肌肉紧张，可提供湿热毛巾（敷物不可过热，45～59 ℃），热敷15分钟左右，每15分钟更换一次，直到进行分娩。第二产程热敷产妇会阴部能促进盆底肌肉松弛，减轻疼痛。

热能增加局部皮肤的温度、血液循环和组织新陈代谢，能降低肌肉痉挛和提高痛阈。还可以减少“应激反应”（表现为颤抖和“鸡皮疙瘩”）。局部热敷或热毛毯包裹可使产妇平静，同时对于皮肤痛觉较敏感的产妇可增加她们对按摩的耐受性。

（二）冷敷

若产妇告知骶部疼痛，可用冰袋、冷湿毛巾、盛有冷水或冷饮的塑料瓶或其他冷敷物在产妇骶部或会阴冷敷；若产妇痔疮过度疼痛，第二产程可在产妇肛门处冷敷，以减轻痔疮疼痛；分娩后冷敷会阴部可减少会阴部肿胀或裂伤缝合的疼痛。

冷敷对肌肉骨骼和关节疼痛有特殊作用，它能减少肌肉痉挛（比热敷维持时间更久）冷敷因降低了组织温度而使产妇局部知觉降低，能够减慢疼痛和其他感觉神经元的传导。冷敷也可冷却皮肤，减轻肿胀。

（三）按摩

会阴部按摩旨在促进产妇放松、降低疼痛。多种形式的触摸或按摩传递给产妇一种关怀、安慰和理解或非语言的支持。

消毒外阴后，助产士右手戴无菌手套，会阴部、右手示指及中指用足够的按摩油湿润，在宫缩时用右手示指、中指轻轻置入会阴体部至手指第2关节处，从3～9点以顺时针方式做环形按摩，宫缩间歇时按摩会阴部3～5次，动作轻柔，注意用力均匀，避免损伤阴道，直至胎头着冠时停止会阴按摩。按摩时间切勿过长，以30分钟左右为宜。避免反复按摩致使会阴水肿增加：按摩时需用力均匀、手法轻柔，避免会阴水肿发生；严密监护胎心、羊水情况，观察产程进展，若分娩困难则需给予剖宫产术。

（四）透明质酸

在会阴部注射透明质酸被广泛地应用于减少会阴裂伤、疼痛。透明质酸是一种酶的复合物，可增加细胞膜和血管的渗透性，松弛皮肤与皮下肌肉间的结缔组织，使其更不容易受到机械力和扩张力的损伤。但目前对于最佳的会阴部透明质酸注射量仍存在争议，并不确定。

第八章　异常孕产妇的护理

第一节　妊娠时限异常患者的护理

一、流产

（一）概述

凡妊娠不足28周，胎儿体重不足1000 g而终止者，称为流产。流产发生在妊娠12周以前者称为早期流产，发生在12周以后至不足28周者称为晚期流产。自然流产的发生率占妊娠总数的10%～15%，其中早期流产占80%以上。流产不仅影响妇女健康，甚至可因急性出血或严重感染而威胁妇女生命。

（二）临床表现

流产的主要症状为停经后出现腹痛和阴道流血，但随着孕周的增加，主要症状出现的顺序有所不同。

1. 早期自然流产

因开始时是绒毛与蜕膜剥离，血窦开放，故先出现阴道流血，继而剥离的妊娠组织和宫腔内的血液刺激子宫收缩，产生阵发性下腹疼痛，并排出妊娠组织物。组织物完全排出后，子宫的收缩使血窦闭合，出血逐渐停止。

2. 晚期自然流产

整个流产过程与早产和足月产相似，先有阵发性腹痛，然后排出胎儿、胎盘，出血不多。

（三）病因

1. 胚胎（或胎儿）因素

染色体异常是早期流产最常见的原因。夫妇任何一方有染色体异常可传至子代。染色体异常包括数目异常和结构异常。数目异常以三体居首位，其次为X单体，三倍体及四倍体少见。结构异常主要是染色体易位、嵌合体等，也有报道染色体断裂、缺失、倒置、重叠等。除遗传因素外，感染、药物等因素也可引起胚胎染色体异常。若发生流产，多为空胚囊或已退化的胚胎。染色体异常的胚胎即使少数妊娠至足月，亦可能娩出畸形儿或有代谢及功能缺陷。

2. 母体因素

（1）全身性疾病：孕妇患全身性疾病如严重感染，可因高热刺激子宫强烈收缩导致流产；细菌毒素或某些病毒如巨细胞病毒、单纯疱疹病毒经胎盘侵入胎儿血液循环，造成胎儿死亡导致流产；孕妇患严重贫血或心衰引发胎儿缺氧、死亡而导致流产；孕妇患慢性肾炎或高血压引发胎盘梗死导致流产。

（2）生殖器官异常：子宫畸形（如子宫发育不良、双子宫、子宫纵隔等）、子宫肿瘤（如子宫黏膜下肌瘤等），均可因妨碍胚胎着床发育而导致流产。有时子宫颈内口松弛、宫颈重度裂伤使宫颈不能承受增大的胎儿胎囊压力，引发胎膜早破而致晚期自然流产。

（3）内分泌异常：黄体功能不全，致蜕膜发育不良，影响孕卵发育而流产；甲状腺功能减退、严重糖尿病血糖未能控制等均可导致流产。

（4）强烈应激与不良习惯：妊娠期严重的躯体不良刺激（如手术、直接撞击腹部、性交过度）和心理不良刺激（如过度紧张、焦虑、恐惧、忧伤等）均有可能导致流产。孕妇的某些不良习惯如过量吸烟、酗酒、过量饮咖啡、吸食二醋吗啡（海洛因）等毒品，均有导致流产的可能。

3. 免疫功能异常

胚胎及胎儿属于同种异体移植物。母体对胚胎及胎儿的免疫耐受是胎儿在母体得以生存的基础。若孕妇于妊娠期间对胎儿免疫耐受性降低可导致流产，如父方的人白细胞抗原（HLA）、胎儿抗原、母胎血型抗原不合、母体抗磷脂抗体过多、抗精子抗体存在、封闭抗体不足等，均是引发流产的危险因素。调节性T细胞与效应性T细胞的平衡是维系免疫反应的关键所在，某些特发性流产与调节性

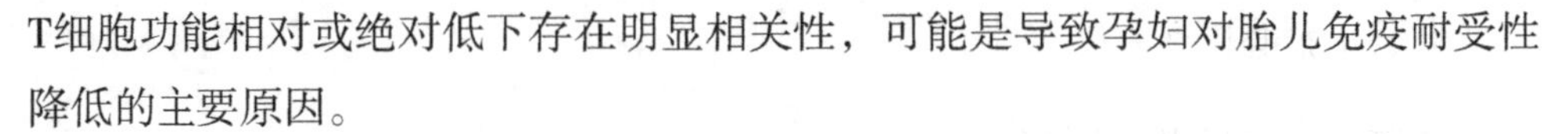

T细胞功能相对或绝对低下存在明显相关性，可能是导致孕妇对胎儿免疫耐受性降低的主要原因。

4. 环境因素

过多接触放射线和砷、镉、铅、有机汞、DDT、甲醛、苯、氯丁二烯、氧化乙烯等化学物质，均可能引起流产。

（四）病理

孕8周前的早期流产，病理变化多数是胚胎先死亡，然后底蜕膜出血并与胚胎绒毛分离，已分离的胚胎组织犹如异物，刺激子宫收缩排出胚胎及胎儿。因此时胎盘绒毛发育不成熟，与子宫蜕膜联系尚不牢固，绒毛较容易与底蜕膜分离，故妊娠物多能完全排出，出血不多。在妊娠8～12周时，胎盘绒毛发育茂盛，密切连接于蜕膜，故流产时妊娠物不易从子宫壁剥离，排出常不完全，部分妊娠物滞留在宫腔内，影响子宫收缩，导致出血量较多。妊娠12周以后的完全流产，因此时胎盘已完全形成，故流产时往往先有腹痛，然后排出胎儿、胎盘。有时由于底蜕膜反复出血，凝固的血块包绕胎块，形成血样胎块而引起出血不止。时间久后，可因血红蛋白被吸收即形成肉样胎块，有时胎儿被挤压，形成纸样胎儿，或胎儿钙化后即称为石胎。

（五）护理评估

1. 健康史

询问患者平时月经是否规律、末次月经时间、早孕反应情况；既往妊娠情况及有无流产史；孕妇有无外伤及手术史；有无过度吸烟或饮酒等，评估是否有诱发流产的病因因素存在。

2. 身体状况

停经后出现阴道流血和腹痛是流产的主要临床症状。通过评估患者阴道流血情况、腹痛的部位、性质、程度及妊娠子宫大小、宫颈情况等，判断流产类型。按自然流产发展的不同阶段，分为以下临床类型。

（1）先兆流产：指妊娠28周前，先出现少量阴道流血，常为暗红色或血性白带，无妊娠物排出，随后出现轻微的阵发性下腹痛或腰骶部坠痛。妇科检查宫颈口未开，胎膜未破，子宫大小与停经周数相符。此时胚胎仍存活，经休息及治疗后，如果症状消失，可继续妊娠；若阴道流血增多或腹痛加剧，可发展为难免流产。

（2）难免流产：指流产已不可避免，一般多由先兆流产发展而来。此时，阴道流血量明显增多，阵发性下腹痛加剧，或出现阴道流液（胎膜破裂）。妇科检查宫颈口已扩张，有时可见胚胎组织或胎囊堵塞于子宫颈口内，子宫大小与停经周数相符或略小。

（3）不全流产：由难免流产继续发展而来。这时，部分妊娠物已排出宫腔，部分残留于宫腔内或嵌顿于宫颈口处，或胎儿排出后胎盘滞留宫腔或嵌顿于宫颈口处，影响子宫收缩，导致大量出血，甚至发生失血性休克。妇科检查宫颈口已扩张，宫颈口有妊娠物堵塞及持续性血液流出，子宫大小小于停经周数。

（4）完全流产：指妊娠物已全部排出，阴道流血逐渐停止，腹痛减轻或消失。妇科检查宫颈口已关闭，子宫接近正常大小。

此外，流产有以下三种特殊情况：

①稽留流产：亦称过期流产，指胚胎或胎儿死亡后滞留在宫腔内未能及时自然排出者。典型表现为早孕反应消失，有一过性先兆流产的症状或无任何症状，子宫不再增大反而缩小。若已到中期妊娠，孕妇腹部不见增大，不出现胎动或胎动消失，不能闻及胎心音。妇科检查宫颈口未开，子宫较停经周数小，质地不软，未闻及胎心。胎死后在宫腔内如稽留时间过长，可发生凝血功能障碍。

②习惯性流产：指连续自然流产3次或3次以上者。近年国际上常用复发性流产取代习惯性流产，改为连续2次或2次以上的自然流产。每次流产多发生在同一妊娠月份，其临床经过与一般流产相同。早期流产常见的原因为胚胎染色体异常、免疫功能异常、黄体功能不足、甲状腺功能减退症等。晚期流产常见的原因为子宫畸形或发育不良、宫颈内口松弛、子宫肌瘤等。

③流产合并感染：指流产合并生殖器官感染，可发生于各种类型的流产，以不全流产较多见。多因流产过程中阴道流血时间过长，有妊娠产物残留于宫腔内或非法堕胎、消毒不严等。常为厌氧菌及需氧菌混合感染，严重时感染可扩展到盆腔、腹腔甚至全身，并发盆腔炎、腹膜炎、败血症及感染性休克等。一般表现为寒战、发热，腹痛，白带呈脓性，阴道反复出血并有腥臭味，子宫及附件压痛。

3. 心理状况

患者面对阴道流血和腹痛往往不知所措，因担心自身及胎儿的安危而焦虑不安。需要手术治疗的患者可能会出现紧张、恐惧的心理。评估患者及其家属的心理感受及情绪反应。

表8-1　各型流产的鉴别

流产类型	病史			妇科检查		辅助检查	
	出血量	下腹痛	组织排出	子宫颈口	子宫大小	妊娠试验	B超
先兆流产	少	无或轻	无	闭	与妊娠周数相符	＋	多有胎心
难免流产	中→多	加剧	无	扩张	相符或略小	＋或－	胎囊塌陷或无胎心
不全流产	少→多	减轻	有	扩张或有物堵塞或闭	小于妊娠周数	＋或－	宫内见残留组织
完全流产	少→无	无	全排出	闭	正常或略大	＋或－	宫腔空虚

4. 辅助检查

（1）实验室检查：多采用放射免疫法对绒毛膜促性腺激素、胎盘生乳素、雌激素进行定量测量，若低于正常值提示有流产的可能。检查血常规及出凝血时间，了解有无贫血和感染。

（2）B型超声检查：可显示有无胎囊、胎心、胎动等。

5. 处理原则及主要措施

（1）先兆流产：保胎治疗。若经2周治疗症状无改善，提示可能有胚胎发育异常，应进一步检查以决定是否继续保胎治疗。

（2）难免流产、不全流产、稽留流产：及时、完整地排出宫腔内容物，防止出血和感染。稽留流产处理前应做凝血功能检查。

（3）完全流产：一般不需要特殊处理。

（4）习惯性流产：查明原因，并予以纠正和治疗。若已妊娠者行保胎治疗。

（5）流产感染：积极控制感染，尽快清除宫腔内感染组织。

（六）护理诊断

1. 有组织灌流量改变的危险

与出血有关。

2. 有感染的危险

与反复或长时间出血、宫腔手术操作有关。

3. 焦虑

与担心胎儿健康等因素有关。

4. 自理能力缺陷

与先兆流产需要卧床休息有关。

（七）护理目标

（1）出血得到控制，生命体征正常。

（2）护理对象未发生感染。

（3）患者能叙述焦虑的原因，自觉焦虑减轻。

（4）患者卧床期间生活需要得到满足。

（八）护理措施

1. 病情监护

（1）观察阴道出血量及持续时间，注意有无组织物排出。出现大量阴道出血时严密监测生命体征变化，并采取相应护理措施防治休克。

（2）观察患者有无腹痛及腹痛的部位、性质、程度等。

（3）注意监测患者体温及阴道分泌物的性质、颜色、气味等，及时发现感染征象。

2. 治疗配合

（1）先兆流产患者的护理：禁止性生活，禁用肥皂水灌肠，慎做妇科检查，以减少各种刺激；按医嘱给予对胎儿危害小的镇静剂；黄体功能不足的孕妇给予黄体酮肌内注射。经治疗2周后，若临床症状加重或B超检查发现胚胎发育不良或已死亡，应及时终止妊娠。

（2）难免流产、不全流产、稽留流产患者的护理

①完成术前准备：子宫小于妊娠12周者，行吸宫术或钳刮术；子宫大于妊娠12周者，静脉滴注缩宫素，促进宫缩，排出胎儿及附属物，必要时行清宫术。护士术前按手术种类和要求做好孕妇的准备、手术器械及其他用物的准备；做好输液、输血准备；稽留流产的患者，按医嘱口服己烯雌酚以提高子宫对缩宫素的敏感性。配合医生完成凝血功能检查，有异常者纠正后再行手术。

②术中严密监测孕妇的生命体征，积极协助医师完成手术过程。

③术后注意观察患者的血压、体温、阴道流血量及子宫收缩情况，刮出物及时送病理检查。

（3）流产感染患者的护理

①出血不多，先控制感染，后行清宫术。

②出血量多，在输血和抗感染的同时，将宫腔内的感染组织夹出，术后继续按医嘱使用抗生素和宫缩剂，待感染控制后再行彻底清宫。

3. 一般护理

（1）休息：先兆流产的患者绝对卧床休息，并告知卧床的重要性，为孕妇提供日常生活护理。流产感染者嘱半卧位，以利于炎症局限及分泌物排出。

（2）饮食：合理饮食，加强营养，增强机体抵抗力。

（3）加强会阴护理：每日擦洗会阴2次，保持会阴清洁。严格执行无菌操作规程，防止感染。

4. 心理护理

耐心向患者介绍疾病的有关知识，听取患者的诉说，并给予同情和支持，解除其紧张心理，稳定情绪，使患者能积极配合治疗。鼓励家属关心体贴患者，给予心理支持。

5. 健康指导

（1）指导患者加强营养，纠正贫血，增强机体抵抗力。

（2）嘱清宫术后患者若出现阴道出血多于月经量或持续10天以上，甚至有发热、腹痛时应及时到医院就诊。注意保持外阴清洁，禁止盆浴和性生活1个月。

（3）与患者及其家属共同讨论本次流产的原因，向他们讲解流产的相关知识，指导下一次妊娠。有习惯性流产史的患者，下一次妊娠应在妊娠早期即采取积极措施进行干预，其保胎治疗期必须超过以往发生流产的妊娠月份。

二、早产

（一）概述

妊娠满28周至不满37足周间分娩者称为早产。此时娩出的新生儿称早产儿，体重在2500 g以下，各器官发育尚不成熟，出生孕周越小，体重越轻，其预后也越差。在我国，早产占分娩总数的5%～15%。约15%的早产儿于新生儿期死亡，防止早产是降低围产儿死亡率的重要措施。近年，由于早产儿治疗学及监护手段的进步，其生存率明显提高，伤残率下降，国外学者建议将早产时间上限提前到妊娠20周。

（二）临床表现

早产的主要临床表现是子宫收缩，起初为不规则宫缩，常伴有少许阴道流血或血性分泌物，以后可发展为规律宫缩，其过程与足月临产相似，但胎膜早破发生率较足月产高。

妊娠满28周至不足37周出现至少10分钟一次的规律宫缩，伴宫颈管缩短，可诊断为先兆早产。如规律宫缩20分钟≥4次，宫缩持续时间≥30秒，伴宫颈管缩短≥75%，宫颈扩张2 cm以上，可诊断为早产临产。部分患者可伴有少量阴道流血或阴道流液。

（三）病因

（1）胎膜早破、绒毛膜羊膜炎最常见，30%～40%早产与此有关。

（2）下生殖道及泌尿道感染，如B族溶血性链球菌、沙眼衣原体、支原体感染等。

（3）孕妇合并全身急、慢性疾病及妊娠并发症，如妊娠合并流感、慢性肾炎、急性肾盂肾炎、病毒性肝炎、急性阑尾炎、严重的心脏病、高血压、重度贫血、重度营养不良、妊娠期高血压疾病、妊娠期肝内胆汁淤积症等。

（4）子宫过度膨胀及胎盘因素，如羊水过多、多胎妊娠、胎盘功能不全、前置胎盘及胎盘早剥等。

（5）子宫病变，如子宫畸形（如双角子宫、纵隔子宫、鞍形子宫等）、子宫肌瘤、宫颈内口松弛等。

（6）其他，如外伤、妊娠晚期性交、从事重体力劳动、精神刺激、每日吸烟≥10支、酗酒等，既往有晚期流产史、早产史及产伤史者容易发生流产。

（四）护理评估

1. 健康史

询问孕妇既往有无流产、早产史。详细了解孕妇有无下生殖道及泌尿道感染；有无妊娠合并症及并发症、妊娠期高血压疾病、前置胎盘等早产病因因素存在。

2. 身体状况

评估孕妇是否出现规律性腹痛，了解宫缩持续时间、间歇时间、阴道流血或阴道流液情况。早产的临床表现与足月产相似，但胎膜早破发生率较足月产高。

（1）先兆早产：最初为不规则子宫收缩并常伴有阴道少量流血或血性分泌物，以后可发展为至少10分钟一次的规则宫缩

（2）早产临产：若出现规则子宫收缩20分钟≥4次，伴宫颈缩短≥75%，宫颈扩张2 cm以上，则为早产临产。部分孕妇可伴有阴道流液。

3. 心理状况

出现早产征兆时，孕妇及其家属无思想准备，对妊娠结果及胎儿情况不可预知而产生猜疑、恐惧、焦虑等情绪反应。

4. 处理原则

（1）胎儿存活、胎膜未破、无胎儿宫内窘迫者，应设法抑制宫缩，尽可能维持妊娠，延长孕龄。

（2）若早产已不可避免时，应尽力提高早产儿的存活率。

（五）护理诊断

1. 焦虑

与担心早产儿安危及健康有关。

2. 有围产儿受伤的危险

与早产儿发育不成熟、抵抗力低有关。

（六）护理目标

（1）孕产妇及其家属的焦虑情绪减轻。

（2）围产儿受伤的危险降至最低。

（七）护理措施

1. 病情监护

严密观察宫缩、胎心及产程进展情况，注意阴道流血及胎膜破裂情况。教会孕妇自数胎动，有异常及时采取应对措施。

2. 治疗配合

（1）药物治疗的护理

①抑制宫缩：先兆早产的主要治疗为抑制宫缩，护理人员除按医嘱给予药物治疗外，还应注意观察药物的疗效，并能识别药物不良反应，以避免毒性作用的发生。

A. β-肾上腺素能兴奋剂：可兴奋子宫平滑肌中的β_2受体，抑制子宫收缩。常用药物有沙丁胺醇、利托君。此类药物副作用为心率加快、血压下降、血糖增高、恶心呕吐、出汗、头痛等，应予注意。

B. 硫酸镁：镁离子拮抗钙离子对子宫收缩的作用，从而抑制宫缩。

C. 前列腺素抑制剂：可减少前列腺素的合成和释放，以抑制宫缩。常用药物有吲哚美辛及阿司匹林等。此类药物可导致胎儿动脉导管过早关闭，引起胎儿血循环障碍，临床上较少用，必要时仅能短期（不超过1周）应用。

②镇静剂：若孕妇精神紧张可给予地西泮、苯巴比妥等，但镇静剂能抑制新生儿呼吸，故临产后慎用，避免发生新生儿呼吸抑制的情况。

③糖皮质激素：地塞米松促进肺表面活性物质的形成和释放，促使胎儿肺成熟，避免早产儿发生呼吸窘迫综合征。

④抗生素：感染是早产的重要诱因，应用抗生素控制感染对早产可能有益，特别适用于阴道分泌物培养B族链球菌阳性或羊水细菌培养阳性及泌尿道感染者。

（2）提高早产儿存活率：当早产已不可避免时，应尽量提高早产儿存活率。①促进胎肺成熟。分娩前按医嘱给予孕妇地塞米松5 mg，肌内注射，每日3次，连用3天。情况紧急时可地塞米松10 mg羊膜腔内注入。②产程中常规给产妇吸氧，严密观察产程及胎儿情况，做好新生儿窒息的抢救准备。③预防颅内出血。产前给孕妇维生素$K_1$10 mg肌内注射，每日1次，连用3日。分娩时行会阴切开术，减少胎头娩出时在盆底所遇到的阻力，防止早产儿颅内出血的发生。④新生儿出生后立即断脐，以免增加早产儿心脏负担及加重生理性黄疸，加强对早产儿的护理。

3. 一般护理

（1）休息：卧床休息，取左侧卧位，以增加子宫血流量，改善胎盘功能。

（2）减少刺激：禁止性生活，注意勿刺激乳头及腹部，慎做肛查和阴道检查，避免诱发宫缩。

4. 心理护理

孕妇常有焦虑、紧张心理，担心早产儿的安危，护士应安定患者的情绪，讲解分娩过程、治疗程序和早产儿出生后将接受的治疗和护理，减轻孕妇及其家属的焦虑，积极配合治疗和护理。如早产已难免或围产儿死亡，应耐心开导，注意做好家属工作，使患者尽快摆脱忧郁心情。

5. 健康指导

（1）做好孕期保健，加强孕期指导，增加营养。保持平静的心情，避免诱发宫缩的活动、保证休息，取左侧卧位为宜。积极防治妊娠合并症及并发症，宫颈内口松弛者应于妊娠14～18周行宫颈口环扎术，避免早产的危险因素存在。

（2）告知孕妇早产的征象，若出现先兆早产症状及时就诊。

（3）向孕妇及其家属传授早产儿的喂养知识及其他护理知识。

（八）护理评价

（1）焦虑、恐惧情绪消除，积极配合治疗和护理。

（2）实施有效措施，母婴平安出院。

三、过期产

（一）概述

凡平时月经周期规律，妊娠达到或超过42周尚未分娩者，称为过期妊娠。过期妊娠使围产儿的患病率、死亡率增加，妊娠43周时，围产儿死亡率为正常足月分娩者的3倍，故过期妊娠被列为高危妊娠的范畴。

（二）临床表现

妊娠期限超42周，随着时间的推移，孕妇及其家属因担心母儿的安危而焦虑、烦躁不安，也有孕妇记不清末次月经时间。

（三）病因

病因尚不明确，可能与妊娠晚期雌、孕激素比例失调导致孕激素过多、头盆不称、畸胎、胎儿肾上腺皮质功能不全或遗传因素等有关。

（四）病理

1. 胎盘功能正常

胎儿继续生长发育，可出现巨大胎儿或因颅骨钙化变硬、骨缝变窄、分娩时胎头不易变形而易造成难产、头盆不称、宫缩乏力、产程延长、产后出血，手术产机会也增加。

2. 胎盘功能减退

（1）胎盘供血供氧不足：缺氧胎儿不再继续生长，可相继出现胎脂消失，皮下脂肪减少，皮肤干燥、多皱，貌似“小老人”。因胎儿缺氧，肛门括约肌松弛，胎粪排出，羊水及胎儿皮肤粪染。胎儿在宫内处于缺氧的不利环境，易致胎儿窘迫、新生儿窒息、胎粪吸入综合征等，增加围产儿患病率及死亡率。

（2）羊水量减少：妊娠过期时，羊水量逐渐减少，妊娠42周后约30%减少至300 mL以下。羊水量少，脐带易受压，胎儿窘迫的发生率更高。

（五）护理评估

1. 健康史

（1）了解孕妇平时月经情况，评估孕妇或家族中有无过期妊娠史及有无引起过期妊娠的病因存在。

（2）诊断为过期妊娠之前，必须首先核实孕周。

①月经周期规律、正常，根据末次月经计算孕周。

②月经周期不规律或末次月经不清者，可根据以下情况进行综合分析以判断

妊娠是否过期：A. 受孕月基础体温升高的排卵期。B. 早孕反应或胎动开始的时间。C. 早孕妇科检查的子宫大小记录。D. 产前检查宫底高度记录。E. 孕早、中期B超测得的孕囊大小和胎儿各部位径线等。

2. 身体状况

了解孕妇体重是否继续增加；测量宫底的高度及腹围并判断与孕周是否相符；监测胎心、胎动计数有无异常。

3. 心理状况

妊娠期限超过预产期后，随着时间的推移，孕妇及其家属因担心母儿的安危而焦虑、烦躁不安。也有孕妇对医生提出的引产建议不理解，有顾虑而又不愿意接受，产生矛盾心理。

4. 辅助检查

以下检查可判断胎盘功能及监测胎儿安危状况，如胎动计数、胎儿电子监护仪监测、B超监测、测定尿雌激素与肌酐（E/C）比值、羊膜镜检查。

5. 处理原则及主要措施

明确诊断后及早终止妊娠。终止妊娠的方法应视宫颈成熟度或胎儿胎盘功能综合考虑。

（六）护理诊断

1. 有围产儿受伤的危险

与胎盘功能减退、难产手术有关。

2. 知识缺乏

缺乏过期妊娠的知识，与缺乏信息来源有关。

3. 焦虑

与担心围产儿的安全有关。

（七）护理目标

（1）围产儿受伤的危险降至最低。

（2）孕妇及其家属能说出过期妊娠对母儿的危害，积极配合治疗和护理。

（3）孕妇自述焦虑症状减轻或消失。

（八）护理措施

1. 病情监护

（1）监护胎儿情况：严密观察胎心变化，教会孕妇自测胎动，注意观察羊水的颜色、性状，必要时行胎儿电子监护，以便及时发现胎盘功能减退和胎儿窘迫。

（2）协助辅助检查：协助医生进行各项辅助检查，并向孕妇及其家属简要解释各种检查的目的、方法等。

2. 治疗配合

（1）剖宫产：引产失败者，胎盘功能减退，胎儿有宫内窘迫、羊水过少或有产科指征，均应行剖宫产。按要求做好剖宫产的术前准备、术中配合及术后护理，做好新生儿窒息的抢救准备，确保孕产妇及围产儿的受损程度降至最低。

（2）阴道分娩：胎盘功能及胎儿情况良好，无其他产科指征者，在严密监护下经阴道分娩。

①宫颈条件未成熟者：按医嘱用促宫颈成熟的药物，如前列腺素制剂或宫颈扩张球囊。

②宫颈条件成熟者：Bishop评分＞7分，行人工破膜和静脉滴注缩宫素引产。A. 人工破膜术：嘱产妇排尿后取膀胱截石位；常规消毒、铺巾，术者戴无菌手套；一手指伸入宫颈管触及前羊膜囊，另一手持有齿钳或穿刺针在宫颈内手指的引导下，钳破或刺破胎膜，使羊水缓慢流出；破膜后立即听胎心音，观察羊水颜色、性状，记录破膜时间；嘱产妇卧床休息，保持外阴清洁，必要时按医嘱用抗生素预防感染。B. 缩宫素静脉滴注：缩宫素静脉滴注1次引产用液不宜超过1000 mL，不成功者次日可重复应用。

（3）产程中的护理

①严密观察胎心及产程进展，适时行胎心监护。②左侧卧位，常规吸氧。③出现胎儿窘迫情况，若宫口开全，行阴道手术助产；若宫口未开全，短时间内不能从阴道分娩者，立即改行剖宫产。④产后常规用宫缩剂，预防产后出血。⑤在新生儿出现第一次呼吸前及时彻底清除呼吸道分泌物及羊水，特别是粪染羊水应尽力清除。⑥新生儿按高危儿加强护理，密切观察，按医嘱给予药物治疗。

3. 一般护理

（1）体位：嘱孕妇取左侧卧位，吸氧。

（2）协助复核孕周：仔细询问孕妇末次月经时间，引导其回忆本次妊娠的有关情况，协助医生重新认真复核孕周。

4. 心理护理

妊娠过期后，孕妇或家属有的担心胎儿安危，急于要求人工终止妊娠；有的认为“瓜熟才蒂落”而不愿接受人工终止妊娠。护士应仔细倾听他们的诉说，了解孕妇的心理活动，耐心向患者、家属说明病情及适时终止妊娠的必要性，讲解治疗护理计划，对他们提出的问题给予积极、明确、有效的答复，解除其思想顾虑，鼓励患者积极配合治疗。

5. 健康指导

加强孕期宣教，向孕妇及其家属介绍过期妊娠对母儿的不良影响和适时终止妊娠的必要性。教会孕妇自我监测胎动的方法，嘱其坚持每日按要求自测胎动，了解胎儿宫内安危，有异常情况及时就诊。超过预产期1周未临产者应及时到医院检查、处理。嘱产妇注意休息，保持外阴清洁，防止感染。指导避孕措施。

第二节　妊娠期特有疾病患者的护理

一、妊娠期高血压疾病

（一）概述

妊娠期高血压疾病是妊娠期特有的疾病，我国发病率为 9.4% ~ 10.4%。本病命名是强调生育年龄的妇女发生高血压、蛋白尿等症状与妊娠之间的因果关系。该病多发生在妊娠 20 周以后至产后 24 小时内。多数病例是在妊娠期出现一过性高血压、蛋白尿等症状，在分娩后即随之消失，严重病例则可出现抽搐、昏迷、心肾功能衰竭，甚至母婴死亡，所以本病是孕产妇和围生儿发病率及死亡率的主要原因。

（二）分类与临床表现

妊娠期高血压疾病分类与临床表现见表8-2。

表8-2 妊娠期高血压疾病分类与临床表现

分类	临床表现
妊娠期高血压	血压≥18.7/12 kPa（140/90 mmHg），妊娠期首次出现，并于产后12周恢复正常；尿蛋白（—），患者可伴有上腹部不适或血小板减少，产后方可确诊。
子痫前期轻度	孕20周以后出现，血压≥18.7/12 kPa（140/90 mmHg），伴尿蛋白≥300 mg/24 h或（＋），可伴有上腹部不适、头痛等症状。
子痫前期重度	血压≥21.3/14.7 kPa（160/110 mmHg）；尿蛋白≥5.0 g/24 h或（＋＋＋）；血肌酐＞106 μmol/L；血小板＜100×10^9/L微血管病性溶血（血LDH升高）；血清ALT或AST升高；持续头痛或其他脑神经或视觉障碍；持续性上腹部不适。
子痫	子痫前期孕妇抽搐不能用其他原因解释。
慢性高血压并发子痫前期	高血压孕妇妊娠前无尿蛋白，若出现尿蛋白≥300 mg/24 h，或妊娠前有蛋白尿，妊娠后尿蛋白明显增加，血压进一步升高或血小板＜100×10^9/L。
妊娠合并慢性高血压	孕20周以前，血压≥18.7/12 kPa（140/90 mmHg），妊娠期无明显加重，或孕20周后首次诊断高血压并持续到产后12周后。

1. 通常正常妊娠、贫血及低蛋白血症均可发生水肿，妊娠期高血压疾病之水肿无特异性，因此不能作为妊娠期高血压疾病的诊断标准及分类依据。

2. 血压较基础血压升高30/15 mmHg，但低于140/90 mmHg时，不作为诊断依据，须严密观察。

3. 重度子痫前期是血压升得更高，或有明显的尿蛋白，或肾、脑、肝和心血管系统等受累引起的临床症状。

子痫前可有不断加重的重度子痫前期，但子痫也可发生于血压升高不显著、无蛋白尿或水肿病例。子痫可发生在产前、产时及产后，以产前子痫最常见。

子痫抽搐进展迅速，前驱症状短暂，表现为抽搐、面部充血、口吐白沫、

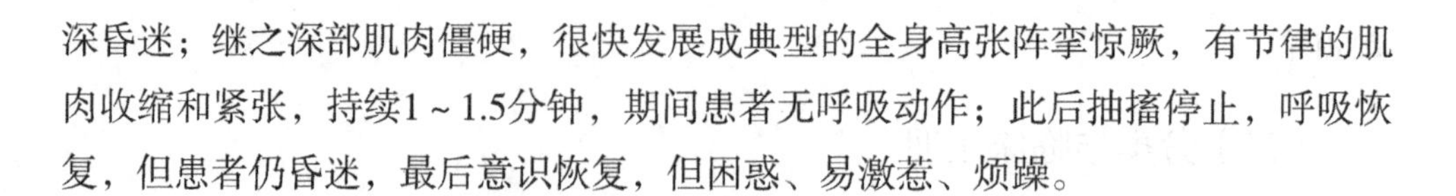

深昏迷；继之深部肌肉僵硬，很快发展成典型的全身高张阵挛惊厥，有节律的肌肉收缩和紧张，持续1～1.5分钟，期间患者无呼吸动作；此后抽搐停止，呼吸恢复，但患者仍昏迷，最后意识恢复，但困惑、易激惹、烦躁。

（三）高危因素与病因

1. 高危因素

下列因素与妊娠期高血压疾病的发病风险增加密切相关：初产妇、孕妇年龄过小或>35岁，多胎妊娠，有妊娠期高血压病史及家族史、慢性高血压、慢性肾炎、糖尿病、肥胖、营养不良、低社会经济状况等。

2. 病因

确切病因至今尚无定论，多数学者认为当前较合理的原因如下。异常滋养细胞侵入子宫肌层：研究认为子痫前期患者胎盘有不完整的滋养层细胞侵入子宫动脉，蜕膜血管与血管内滋养母细胞并存，子宫螺旋动脉发生广泛性改变，包括血管内皮损伤、组成血管壁的原生质不足、肌内膜细胞增殖、脂类在肌内膜细胞中积聚等，最终可发展为动脉粥样硬化。动脉粥样硬化使螺旋动脉不能适应常规功能，还使螺旋动脉腔狭窄、闭锁，引起胎盘血流灌注减少，引发妊娠期高血压一系列表现。

免疫机制：妊娠被认为是成功的自然同种异体移植，胎儿在妊娠期内不受排斥，主要是胎盘的免疫屏障作用。研究者发现患本病者同种异体抗原超负荷，使母胎免疫平衡失调，封闭抗体产生不足，从而导致妊娠期高血压疾病的发生。

（3）血管内皮细胞受损：细胞毒性物质和炎性介质可引起血管内皮损伤，当血管内皮细胞受损时，导致血管的收缩因子和舒张因子比例失调，致使血压升高，从而导致一系列的病理变化。

（4）遗传因素：妊娠期高血压疾病的家族多发性提示该病可能存在遗传因素。

（5）营养缺乏：已发现多种营养缺乏如低清蛋白血症和钙、镁、锌、硒等缺乏与子痫前期的发生发展有关。研究发现，妊娠期高血压疾病患者细胞内钙离子升高，血清钙下降，导致血管平滑肌收缩，血压上升。对有高危因素的孕妇从孕20周起每天补钙2 g可降低妊娠期高血压疾病的发生率；硒可防止机体受脂质过氧化物的损害，提高机体的免疫功能，维持细胞膜的完整性，避免血管壁损伤；锌在核酸和蛋白质的合成中有重要作用；维生素E和维生素C均为抗氧化剂，可抑制磷脂过氧化作用，减轻内皮细胞的损伤。若自孕16周开始每天补充维生素E400 U和维生素C100 mg可使本病的发生率下降18%。

（6）胰岛素抵抗：近年研究发现，妊娠期高血压疾病患者存在胰岛素抵抗，高胰岛素血症可导致NO合成下降及脂代谢紊乱，影响前列腺素E_2的合成，增加外周血管的阻力，导致血压升高。

（四）病理生理变化及对母儿的影响

本病的基本病理生理变化是全身小血管痉挛，引起全身各系统各脏器的血液灌流量减少，对母儿造成危害，甚至导致母儿死亡。

1. 脑

脑血管痉挛，通透性增加导致脑水肿、充血、局部缺血、血栓形成及出血、脑梗死等。脑组织缺氧而出现头晕、头痛、呕吐，严重时可发生抽搐、昏迷等症状；脑血管痉挛时间较长可发生脑血栓，加重抽搐和昏迷；颅内压增高可导致脑出血、脑疝甚至死亡。子痫前期脑血管阻力和脑灌注压均增加，高灌注压可致明显头痛，研究认为子痫与脑血管自身调节功能丧失相关。

2. 肾脏

肾血管痉挛，使肾小球缺血、缺氧，血管壁通透性增加，血浆蛋白自肾小球漏出形成蛋白尿，蛋白尿的多少标志着妊娠期高血压疾病的严重程度。由于血管痉挛，肾血流量及肾小球滤过率下降，导致血浆尿酸浓度及肌酐值升高，肾脏功能损害严重时可致少尿及肾衰竭。

3. 肝脏

子痫前期可出现肝功能异常，各种转氨酶水平升高，血浆碱性磷酸酶升高。肝脏的特征性损伤是门静脉周围出血，严重时可出现门静脉周围坏死。肝包膜下血肿形成，可导致肝破裂危及母儿生命。

4. 心血管

血管痉挛，心肌收缩力和射血阻力增加，心排出量明显减少，引起心肌缺血、间质水肿、心肌点状出血或坏死、肺水肿，严重时导致心力衰竭。

5. 血液

全身小血管痉挛，血管壁渗透性增加，使血液浓缩，故大部分患者的血容量在妊娠晚期不能像正常孕妇那样增加，而使血细胞比容上升。妊娠期血液已处于高凝状态，患妊娠期高血压疾病的重症患者可发生微血管病性溶血，主要表现为血小板减少，血小板＜100×10^9/L，肝酶升高、溶血（也称HELLP综合征），反映了凝血功能的严重损害及疾病的严重程度。

6. 内分泌及代谢

由于血浆孕激素转换酶增加，妊娠晚期盐皮质激素、去氧皮质酮升高可致钠潴留；以蛋白尿为特征的上皮受损降低了血浆胶体渗透压，患者细胞外液可超过正常妊娠，引起水肿，但水肿与妊娠期高血压疾病的严重程度及预后关系不大。

7. 子宫胎盘血流灌注

血管痉挛导致胎盘血液灌流量下降；异常滋养细胞侵入使螺旋动脉平均直径仅为正常孕妇的1/2，加之伴有内皮损害及胎盘血管急性动脉粥样硬化，使胎盘功能下降、胎儿生长受限、胎儿窘迫。若胎盘床血管破裂可致胎盘早剥，严重时导致母儿死亡。

（五）护理评估

1. 健康史

询问既往有无高血压病史及家族史，有无慢性肾炎及糖尿病病史，是否存在妊娠期高血压疾病高危因素。

2. 身体状况

（1）评估血压、蛋白尿、水肿程度及有无上腹部不适、头痛、视力改变等症状，以了解妊娠期高血压疾病的分类。

体重异常增加是许多妊娠期高血压疾病患者的首发症状，孕妇体重突然增加≥0.9千克/周，或2.7千克/月是子痫前期的信号。

本病水肿的特点是自踝部逐渐向上延伸的凹陷性水肿，经休息后不缓解。水肿按轻重程度分为四度，以“＋”表示：

Ⅰ度：“＋”指水肿局限于膝以下。

Ⅱ度：“＋＋”指水肿延及大腿。

Ⅲ度：“＋＋＋”指水肿延及外阴和腹壁。

Ⅳ度：“＋＋＋＋”指全身水肿或伴有腹水者。

子痫大多数发生于妊娠晚期或临产前，称为产前子痫；少数发生于分娩过程中，称产时子痫；个别发生于产后24小时至10日内，称为产后子痫。

（2）评估有无并发症存在：妊娠期高血压疾病，尤其是重度妊娠期高血压疾病患者可引起胎盘早剥、心力衰竭、肺水肿、肾衰竭、脑出血、凝血功能障碍、胎儿宫内窘迫等严重并发症。

3. 心理状况

孕妇及其家属对妊娠期高血压疾病缺乏认识，病情较轻时孕妇由于身体未感明显不适而不予重视，随病情发展，当出现自觉症状时，则担心自身及胎儿的安危而产生自责、紧张、焦虑、恐惧的心理。

4. 辅助检查

（1）尿液检查：测尿常规、尿比重，当尿比重＞1.020时说明尿液浓缩，尿蛋白（＋＋＋＋）时尿蛋白含量5 g/24 h。重度妊娠期高血压疾病者应每2日检查1次尿蛋白。

（2）血液检查：测定血红蛋白含量、血细胞比容、全血黏度检查，了解有无血液浓缩；查血小板计数、纤维蛋白原、凝血酶原时间等，了解有无凝血功能异常。根据病情轻重可反复检查。

（3）肝、肾功能测定检查：血尿素氮、肌酐、尿酸、谷丙转氨酶等，判断有无肝肾功能受损。重度子痫前期和子痫应测定电解质与二氧化碳结合力，以早期发现酸中毒。

（4）眼底检查：观察视网膜小动脉痉挛程度可了解全身小动脉痉挛程度，这是反映妊娠期高血压疾病严重程度的一项重要标志。眼底动静脉比例可由正常的2∶3变为1∶2，甚至1∶4，或出现视网膜水肿、絮状渗出或出血等。

（5）其他检查：酌情可做心电图、胎儿电子监护、胎儿成熟度、胎盘功能、B超等检查。

5. 处理原则及主要措施

（1）妊娠期高血压：门诊或住院治疗。以休息、调节饮食、间断吸氧，必要时给予镇静剂，密切监护母儿状态。

（2）子痫前期：住院治疗，防止发生子痫及并发症。治疗原则为解痉、镇静、降压，合理扩容和必要时利尿，密切监测母体和胎儿状态，适时终止妊娠。

（3）子痫：子痫是妊娠期高血压疾病最严重的阶段，是导致母儿死亡的最主要原因，应积极处理。处理原则为控制抽搐，纠正缺氧和酸中毒，控制血压，及时终止妊娠。

（六）护理诊断

1. 有母亲受伤的危险

与妊娠期高血压疾病引起的血压升高、子痫抽搐或硫酸镁治疗有关。

2. 有胎儿受伤的危险

与子宫胎盘灌注下降或胎盘早剥有关。

3. 焦虑

对疾病缺乏了解，担心胎儿和自身的健康。

4. 潜在并发症

胎盘早剥、心力衰竭、肾衰竭、凝血功能障碍、脑出血。

（七）护理目标

（1）未发生母体损伤及硫酸镁中毒现象，子痫抽搐得到及时控制。

（2）胎儿宫内窘迫得到有效防治。

（3）孕妇自觉焦虑减轻，主动参与执行护理计划。

（4）护士能及时发现胎盘早剥、心力衰竭、肾衰竭等并发症，并积极配合抢救。

（八）护理措施

1. 病情监护

（1）血压：定时监测血压，尤其是舒张压的变化。

（2）蛋白尿：按医嘱定时送检尿常规及尿蛋白等。

（3）水肿：每日测体重，观察水肿程度。

（4）自觉症状：随时观察和询问孕妇有无头痛、眼花、视物模糊、上腹部不适等症状出现。一旦发现，应及时报告医生，并准备好抢救物品，如压舌板、开口器、气管插管、吸痰器、氧气等。

（5）抽搐和昏迷：注意观察抽搐发作的次数、持续时间、间歇时间、神志情况等。

（6）并发症：重症病例注意观察有无胎盘早剥、心力衰竭、肾衰竭、凝血功能障碍等并发症发生，发现异常，应立即配合医生做好相应的紧急处理。

（7）胎儿情况监护：定期听胎心，指导孕妇自测胎动，必要时行胎儿电子监护、B超检查监测胎儿宫内情况，以及时发现胎儿缺氧，做好胎儿宫内窘迫的防治。

2. 治疗配合

（1）解痉：首选药物是硫酸镁。

①硫酸镁的药物知识：A. 镁离子能抑制运动神经末梢释放乙酰胆碱，阻断神经肌肉间的传导，从而使骨骼肌松弛。B. 使平滑肌细胞内钙离子水平下降，从而解除血管痉挛，减少血管内皮损伤。C. 刺激血管内皮细胞合成有扩张血管作用的依前列醇增多，血压下降。D. 提高孕妇和胎儿血红蛋白的亲和力，改善氧代谢。

②用药方法：静脉给药结合肌内注射。A. 静脉给药，首次负荷量25%硫酸镁20 mL加入10%葡萄糖20 mL中，缓慢静脉注射，15 ~ 20分钟注完；继以25%硫酸镁60 mL加入10%葡萄糖500 mL中静脉滴注。滴速为15 ~ 30滴/分，1 ~ 2克/小时。B. 肌内注射，根据血压情况可加用25%硫酸镁20 mL加2%利多卡因2 mL，臀部深部肌肉注射，每日1 ~ 2次。每日总量为20 ~ 30 g。

③毒性反应：硫酸镁的治疗浓度和中毒浓度相近，若过量会出现中毒现象。首先为膝反射消失，随着血镁浓度的增加，进一步出现全身肌肉张力减退及呼吸困难、语言不清，严重者可出现呼吸肌麻痹，甚至呼吸、心搏骤停，危及生命。

④注意事项：A. 注意检测指标。在每次用药前及用药过程中均应检测以下指标，膝反射必须存在；呼吸不少于16次/分，尿量不少于400 mL/24 h（或不少于17 mL/h）。B. 备用解毒剂。硫酸镁治疗时，必须备有10%的葡萄糖酸钙10 mL作为解毒剂，一旦出现中毒现象，立即停用硫酸镁，并按医嘱给解毒剂静脉注射。C. 加强观察。静脉滴注硫酸镁期间，护士应注意观察患者情况，严格掌握药物用量及控制滴速，嘱患者及其家属不得擅自改变滴速，并教会患者自测镁离子中毒症状，如有异常及时报告医护人员。

（2）镇静：适当镇静可消除患者的精神紧张和焦虑，达到降低血压、缓解症状和预防子痫发作的作用。常用地西泮口服或肌内注射，对胎儿和新生儿影响较小。冬眠合剂仅应用于硫酸镁治疗效果不佳者。这些药物可通过胎盘抑制胎儿呼吸，临产后慎用。冬眠合剂可致血压急速下降，用药期间应严密观察血压变化，并嘱产妇绝对卧床休息，以防发生体位性低血压，突然跌倒发生意外。

（3）降压：适川于血压≥160/110 mmHg或舒张压≥110 mmHg，原发性高血压、妊娠前高血压已用降压药的孕妇。常用药物有肼屈嗪、拉贝洛尔、硝苯地平等。因血压大幅度升降会影响胎盘血供而危及胎儿，用药期间注意胎心监护及血压监测，根据血压调节药物滴速。

（4）扩容：不主张应用扩容剂，仅用于贫血、严重的低蛋白血症。常用人血白蛋白、全血、血浆等。因扩容可增加心脏负担导致肺水肿和心力衰竭发生，在用药过程中护士应注意液体出入量及速度，密切观察孕妇的生命体征和尿量的变化，若出现胸闷、心慌、呼吸困难、发绀等不适，应及时报告医生，迅速处理。

（5）利尿：一般不主张应用利尿剂，因可加重血液浓缩和电解质紊乱，故仅用于急性心力衰竭、肺水肿、脑水肿或全身水肿的孕妇。常用药物有呋塞米、甘露醇等。用药期间严密监测孕妇的水和电解质平衡情况，准确记录液体出入量，注意患者有无乏力、腹胀等低血钾的表现。

（6）适时终止妊娠：妊娠期高血压疾病是孕产妇特有的疾病，一旦妊娠终止，病情可自行缓解。终止妊娠是治疗妊娠期高血压疾病的有效措施。

①终止妊娠的指征：子痫控制后2小时；子痫前期患者经积极治疗24～48小时仍无明显好转者；子痫前期患者孕龄已超过34周；子痫前期患者孕龄不足34周，胎盘功能减退而胎儿已成熟者；子痫前期患者孕龄不足34周，胎盘功能减退而胎儿尚未成熟者，用地塞米松促胎肺成熟后终止妊娠。

②终止妊娠的护理：妊娠期高血压疾病孕妇根据母儿的情况选择剖宫产或经阴道分娩终止妊娠。经阴道分娩者，A. 第一产程，保持安静、密切监测产妇的血压、脉搏、尿量、胎心及子宫收缩情况。注意询问有无自觉症状，有异常时及时与医生联系。B. 第二产程，应尽量缩短产程，避免产妇用力，必要时行手术助产。C. 第三产程，防止产后出血，胎儿前肩娩出后，立即注射缩宫素（禁用麦角新碱），注意子宫收缩情况，检查胎盘、胎膜是否及时完整娩出。D. 产褥期，产后24小时至5日内仍有发生子痫的可能，故不可放松防治及护理。产后48小时内应每4小时测量血压1次；继续进行解痉、镇静等治疗；注意观察子宫复旧情况和阴道出血量；加强会阴护理，防止感染发生。

3. 一般护理

（1）休息：嘱孕妇注意保证充足的休息和睡眠，必要时给予镇静剂。若有头晕、眼花时应立即平卧或坐下休息，以防摔倒。休息时宜采取左侧卧位，以解除右旋子宫对下腔静脉的压迫，改善胎盘血液循环。

（2）饮食：指导孕妇摄入高蛋白、高维生素和富含铁、锌、钙等微量元素的食品。食盐不必严格限制，以免引起低钠血症，导致产后血液循环衰竭或因影响孕妇食欲而减少蛋白质的摄入，对母儿均不利。全身水肿者适当限制食盐摄入量。

（3）加强产前检查：门诊治疗的妊娠期高血压疾病孕妇，应根据病情需要，增加产前检查的次数，密切注意病情变化，防止发展为重症。

4. 子痫患者的护理

子痫为妊娠期高血压疾病最严重的阶段，直接关系到母儿安危，因此，子痫患者的护理极为重要。

（1）专人特护：做好特别护理记录，详细记录病情观察、检查结果和治疗经过，作为医生拟定下一次治疗方案以供参考。

（2）避免刺激：任何刺激均可诱发患者再次抽搐，应将患者安置在单间暗室，保持空气流通，保持绝对安静，避免声光刺激，护理操作尽可能集中进行，动作轻柔。

（3）防止外伤：床边应加床挡，以防患者坠地受伤。不可用暴力强行制止抽搐，以免发生骨折。将开口器或包纱布的压舌板置于患者上、下臼齿之间，以防抽搐时舌唇咬伤。

（4）保持呼吸道通畅：将昏迷患者头偏向一侧，及时吸出呼吸道分泌物及呕吐物，以免引起窒息或吸入性肺炎。必要时吸氧。患者昏迷或未完全清醒时应禁食、禁水和禁口服药。

（5）配合检查和药物治疗：按医嘱及时、准确地应用解痉、镇静、降压等药物，迅速控制抽搐，同时注意观察疗效及不良反应。协助医生进行各种检查。

（6）严密观察病情：每小时测血压、脉搏、呼吸1次，观察抽搐的持续时间、间歇时间、次数和昏迷时间。留置尿管，记24小时出入量。抽搐可促使子宫收缩的产生，加速产程的进展，因此必须同时注意产科情况，如胎心音、产程进展情况等。

（7）其他：定时翻身，按摩受压部位，做好皮肤护理，防止褥疮；定时进行口腔护理、外阴护理，防止感染。

5. 心理护理

指导孕妇保持心情愉快，有助于抑制妊娠期高血压疾病的发展。告知孕妇有关配合治疗和预后的知识，并说明妊娠期高血压疾病及时治疗可以取得较好疗效且产后多能恢复，解除其思想顾虑、增强信心，积极配合治疗。嘱孕妇听音乐、与人交谈，鼓励家属给予爱的表达，取得家属的支持，以减轻孕妇紧张、忧虑的情绪。

6. 健康指导

（1）强调加强孕期监护的重要性，使孕妇自觉定期接受产前检查。指导孕妇合理饮食，增加蛋白质、维生素及富含铁、钙、锌的食物，减少过量脂肪和盐分摄入。从妊娠20周开始，每日补充钙剂2 g。嘱孕妇取左侧卧位休息，保持心情愉快，均有助于妊娠期高血压疾病的预防。

（2）对血压尚未正常的产妇应告知坚持用药治疗，定期随访，防止病情发展及转为高血压病。

（3）做好计划生育指导，对无子女者，再次妊娠应在半年以后。虽然下次妊娠时不一定发生妊娠期高血压疾病，但她们仍属高危人群，应提醒她们在下次妊娠时予以重视，尽早接受孕期保健指导，加强孕期检查。

二、妊娠剧吐

（一）概述

少数孕妇早孕反应严重，频繁恶心、呕吐，不能进食，以致发生体液失衡及新陈代谢障碍，甚至危及孕妇生命，称为妊娠剧吐。其发生率为0.35%～0.47%。

（二）临床表现

多见于年轻的初孕妇，停经40天左右出现早孕反应，初为晨起或饭后恶心、呕吐，进而发展到嗅到某种气味或想到某种食物即产生呕吐，以致不能进食。呕吐物为食物、黏液、胆汁和血液（胃黏膜出血）。反复剧烈的呕吐可使患者出现精神不安、焦虑、失眠等精神症状。患者极度疲乏，出现体重明显减轻，面色苍白、皮肤干燥、眼窝下陷、大便秘结、尿量减少等脱水表现，严重时可有体温轻度升高、血压下降、脉搏细数、精神萎靡不振，呼气中有醋酮味。如病情进一步恶化，可出现黄疸、血胆红素和转氨酶、肌酐和尿素氮均升高，少尿、无尿、尿中出现蛋白和管型等肝、肾功能受损的表现，甚至出现嗜睡、意识模糊、谵妄、昏迷等。

频繁呕吐、进食困难可致两种严重的维生素缺乏症：

（1）维生素B_1缺乏可致韦尼克脑病综合征，表现为中枢神经系统症状：眼球震颤、视力障碍、共济失调、语言增多、近事记忆障碍，以后逐渐精神迟钝、嗜睡，个别发生木僵或昏迷。如不及时治疗，死亡率达50%。

（2）维生素K缺乏可致凝血功能障碍，常伴血浆蛋白及纤维蛋白原减少，孕妇出血倾向增加，可发生鼻出血、骨膜下出血，甚至视网膜出血。

（三）病因

病因至今尚不明确。通过临床观察，目前多认为妊娠剧吐可能与HCG水平升高有关；另外，临床上发现精神过度紧张、焦虑及生活环境和经济状况较差的孕妇易发生妊娠剧吐，提示本病可能与精神、环境及社会因素有关；近年研究发现，妊娠剧吐可能与幽门螺旋杆菌感染有关。

（四）病理

1. 脱水与电解质紊乱

频繁剧烈的呕吐，导致大量消化液丢失，机体又得不到水分及糖、盐、蛋白质的补充，从而引起脱水。脱水后血容量不足，血液浓缩，出现电解质平衡的失调。

2. 代谢性酸中毒

长期饥饿，造成了低血糖，消耗大量肝糖原，动员贮备脂肪，可因脂肪氧化不全而产生中间产物酮体，使血、尿中酮体增加，出现代谢性酸中毒，严重者可引起肝、肾功能的损害。

3. 其他

较长时间的营养和维生素缺乏，可能出现多发性神经炎、视网膜炎，甚至视网膜出血。

（五）护理评估

1. 健康史

询问既往有无高血压病史及家族史，有无慢性肾炎及糖尿病病史，是否有葡萄胎可能，有无精神紧张及营养不良。

2. 身体状况

评估恶心、呕吐等症状，以了解妊娠剧吐的严重程度。评估有无出现精神不安、焦虑、失眠等精神症状；有无出现体重明显减轻、面色苍白、皮肤干燥、眼窝下陷、大便秘结、尿量减少等脱水表现；有无体温轻度升高、血压下降、脉搏细数、精神萎靡不振，呼气中有醋酮味；有无出现嗜睡、意识模糊、谵妄、昏迷等。

3. 心理状况

孕妇及其家属对妊娠剧吐缺乏认识，担心自身及胎儿的安危而产生自责、紧张、焦虑、恐惧的心理。

4. 辅助检查

（1）B型超声检查：可明确是否为妊娠，并排除葡萄胎。

（2）尿液检查：测定尿量、尿比重、酮体，注意有无蛋白尿及管型尿。

（3）血液检查：测定红细胞数、血红蛋白含量、血细胞比容、全血及血浆黏度以了解有无血液浓缩；进行动脉血气分析，测定血液pH、二氧化碳结合力等，了解酸碱平衡情况。还应测定血胆红素和转氨酶、尿素氮和肌值来了解肝、肾功能的损害情况，检测血钾、钠、氯的含量，了解有无电解质紊乱。

（4）必要时可行眼底检查和神经系统检查。

5. 处理原则

轻症患者可在门诊对症处理，重症患者应住院治疗。

（六）护理诊断

1. 有母亲受伤的危险

与引起脱水及电解质紊乱及维生素缺乏症有关。

2. 有胎儿受伤的危险

胎儿出现代谢性酸中毒、胎儿宫内发育迟缓。

3. 焦虑

对疾病缺乏了解，担心胎儿和自身的健康。

4. 潜在并发症

凝血功能障碍、韦尼克脑病综合征。

（七）护理目标

（1）未发生母体损伤及电解质紊乱现象。

（2）胎儿宫内发育迟缓得到有效防治。

（3）孕妇自觉焦虑减轻，主动参与执行护理计划。

（4）护士能及时发现并发症，并积极配合治疗。

（八）护理措施

1. 病情监护

观察患者呕吐症状，注意患者电解质紊乱、脱水等临床表现。

2. 治疗配合

（1）心理疗法：对精神情绪不稳定的孕妇，应予心理治疗，解除其思想顾虑。

（2）饮食疗法：轻症患者应鼓励进食，消除可能引起呕吐的因素（如避免油烟味和污浊物的刺激），少量多餐，进清淡、易消化食物，照顾其口味。

（3）补充营养和纠正酸中毒：呕吐严重者，可暂时禁食，根据化验结果明确失水量及电解质紊乱情况，酌情补充水分和电解质，每日补液量不少于3000 mL，使其尿量维持在1000 mL以上。输液中应加入氯化钾、维生素B_6、维生素C等，并给予维生素B_1肌内注射。止吐剂如异丙嗪、丙氯拉嗪等可肌内或静脉给药。合并有代谢性酸中毒者，可给予碳酸氢钠或乳酸钠纠正。营养不良者应静脉补充氨基酸制剂、脂肪乳注射剂，一般经上述治疗2～3日后，病情多可好转。可嘱孕妇在呕吐停止后，试进少量流质饮食，如无不良反应可逐渐增加进食量，同时调整补液量。

（4）终止妊娠经以上治疗后病情仍不好转，出现下列情况者，应及时终

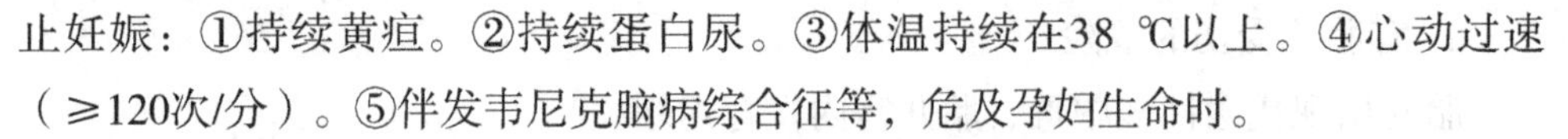

止妊娠：①持续黄疸。②持续蛋白尿。③体温持续在38 ℃以上。④心动过速（≥120次/分）。⑤伴发韦尼克脑病综合征等，危及孕妇生命时。

3. 一般护理

患者应置于安静、舒适、清洁、通风良好的环境中，避免油烟味或污浊物等一切不良刺激，以保证充分的休息。能进食者饮食宜清淡，容易消化，少食多餐。

4. 心理护理

护理人员应鼓励患者说出内心的感受，以亲切和蔼的态度，富有同情心和责任心，深入了解患者的思想状况，给予安慰和支持，解除其思想顾虑，使孕妇树立继续妊娠的信心。

5. 健康指导

（1）强调加强孕期监护的重要性，使孕妇自觉定期接受产前检查。指导孕妇合理饮食，增加蛋白质、维生素及富含铁、钙、锌的食物，减少过量脂肪和盐分摄入。

（2）对早孕期妇女，要强调少吃多餐，多吃清淡的食物，少吃油腻的食物。

第三节　异位妊娠患者的护理

一、疾病概要

受精卵在子宫体腔以外着床发育者，称为异位妊娠，习称为宫外孕。根据着床部位不同，有输卵管妊娠、卵巢妊娠、腹腔妊娠、宫颈妊娠及子宫残角妊娠等，其中以输卵管妊娠最为多见，约占异位妊娠的95%，故本节以输卵管妊娠为代表进行讲述。

异位妊娠是妇产科常见急腹症，发病率约1%，是孕产妇的主要死亡原因之一。当输卵管妊娠流产或破裂急性发作时，可引起腹腔内严重出血，如不及时诊断、积极抢救，可危及生命。

输卵管妊娠的发病部位以壶腹部最多，占55%～60%；其次为峡部，占20%～25%；再次为伞端，占17%；间质部妊娠最少，仅占2%～4%。

（一）临床表现

输卵管妊娠的临床表现，与受精卵着床部位、有无流产或破裂以及内出血量多少与时间长短等有关。

1. 症状

典型的症状为停经、腹痛与阴道流血。

（1）停经：患者多有6～8周的停经史，输卵管间质部妊娠停经时间较长，可达12～16周。有20%～30%患者无停经史，常将异位妊娠的不规则阴道流血误认为月经，或月经过期仅数日而不认为是停经。

（2）腹痛：这是输卵管妊娠患者的主要症状。输卵管妊娠发生流产或破裂之前，由于胚胎在输卵管内逐渐增大，常表现为一侧下腹部隐痛或酸胀感。当发生输卵管妊娠流产或破裂时，突感一侧下腹部撕裂样疼痛，常伴有恶心、呕吐。若血液局限于病变区，主要表现为下腹部疼痛；当血液积聚于直肠子宫陷凹处时，可出现肛门坠胀感；随着血液由下腹部流向全腹时，疼痛可向全腹部扩散，刺激膈肌，引起肩胛部放射性疼痛及胸部疼痛。

（3）阴道流血：胚胎死亡后，常有不规则性阴道流血，为暗红色或深褐色，少于月经量，或呈点滴状，少数患者类似月经。阴道出血可伴有蜕膜管型或蜕膜碎片排出。当病灶排除后出血方可停止。

（4）晕厥与休克：由于腹腔内出血以及剧烈腹痛，轻者出现晕厥，重者出现失血性休克。出血量越多，症状越严重，但与阴道出血量不成正比。

（5）腹部包块：输卵管妊娠流产或破裂所形成的血肿时间较久者，由于血液凝固及与周围组织发生粘连而形成包块，当包块较大且位置较高时，腹部可扪及。

2. 体征

（1）一般情况：腹腔内出血较多时，呈贫血貌。可见面色苍白、脉搏细弱、血压下降等休克表现。体温多正常，但休克时略低，内出血被吸收时体温略高，一般不超过38 ℃。

（2）腹部检查：下腹部有明显压痛及反跳痛，尤以患侧为著，但肌紧张较轻。内出血量多时，可叩及移动性浊音。有些患者下腹部可触及包块，若出血呈反复并积聚，包块可不断增大变硬。

（3）盆腔检查：阴道常可见来自宫腔的少许出血，呈暗红色或褐色。输卵管妊娠未发生流产或破裂者，除子宫稍大、变软外，仔细检查可触及胀大的输卵管且有轻度的压痛。输卵管妊娠流产或破裂者，阴道后穹隆饱满，有触痛；宫颈软，上抬或左右摆动宫颈时可引起剧烈疼痛，称为宫颈举痛或摇摆痛，此为输卵管妊娠的主要体征之一，是为拨动宫颈时加重对腹膜的刺激所致；内出血量多时，子宫有漂浮感；有时在子宫的一侧或后方能触到肿块，其大小、形状、质地常有变化，边界不清，触痛明显。病变持续较久时，肿块可机化变硬，边界逐渐清楚。输卵管间质部妊娠时，子宫大小与停经月份基本相符，但子宫不对称，一侧子宫角部突出，破裂所致的征象与子宫破裂极其相似。

（二）病理

1. 输卵管妊娠的病理结局

输卵管管腔狭小，管壁肌肉薄弱且缺乏黏膜下组织，妊娠时不能形成完好的蜕膜，不利于胚胎的生长发育，其肌层远不如子宫肌层厚与坚韧，妊娠后常发生以下结局：

（1）输卵管妊娠流产：多见于妊娠8～12周的输卵管壶腹部妊娠。受精卵着床于输卵管黏膜皱襞内，由于蜕膜形成不完整，发育中的囊胚常向管腔突出，最终突破包膜而出血，囊胚与管壁分离，若整个囊胚剥离落入管腔，刺激输卵管逆蠕动经伞端排出到腹腔，则形成输卵管妊娠完全流产，出血一般不多。若囊胚剥离不完整，妊娠产物部分排出到腹腔，部分尚附着于输卵管壁，则形成输卵管妊娠不全流产，滋养细胞继续侵蚀输卵管壁可导致反复出血，形成输卵管血肿或输卵管周围血肿，血液不断流出并积聚在直肠子宫陷凹形成盆腔血肿，量多时亦可流入腹腔。

（2）输卵管妊娠破裂：多见于停经6周左右的输卵管峡部妊娠。受精卵多着床于输卵管黏膜皱襞间，囊胚生长发育时绒毛向管壁方向侵蚀肌层及浆膜层，最终穿破浆膜，形成输卵管妊娠破裂。因输卵管肌层血管丰富，短期内可发生大量腹腔内出血，使患者出现休克，出血量远较输卵管妊娠流产多，腹痛亦剧烈，也可反复出血，在盆腔与腹腔内形成血肿，若孕囊自破门排出，可种植于任何部位，囊胚较小时可被吸收，若过大则可在直肠子宫陷凹内形成包块或钙化为石胎。

输卵管间质部妊娠虽少见，但后果严重，结局几乎均为输卵管妊娠破裂。输卵管间质部管腔周围肌层较厚，血运丰富，因此破裂常发生于妊娠12～16周。其破裂犹如子宫破裂，腹痛及出血等症状极为严重，往往在短时间内即可出现低血容量休克症状。

（3）陈旧性宫外孕：输卵管妊娠流产或破裂后，如内出血停止，病情稳定，胚胎死亡并可被吸收。但若长期反复内出血所形成的盆腔血肿不消散，血肿可机化变硬并与周围组织发生粘连，临床上称为陈旧性宫外孕。

（4）继发性腹腔妊娠：无论输卵管妊娠流产或破裂，胚胎从输卵管排入腹腔内或阔韧带内，多数均死亡。偶有存活者，其绒毛组织附着于原位或排至腹腔后重新种植而获得营养，可继续生长发育形成继发性腹腔妊娠。

2. 子宫的变化

输卵管妊娠和正常妊娠一样，合体滋养细胞产生HCG维持黄体生长，使甾体激素分泌增加，月经停止来潮，子宫增大、变软，子宫内膜出现蜕膜反应。

胚胎受损或死亡，滋养细胞活力消失，蜕膜将自宫壁剥离而发生阴道出血。有时蜕膜可完整剥离，形成三角形蜕膜管型随阴道流血排出；有时呈碎片样排出。但排出物见不到绒毛，经组织学检查无滋养细胞，此时血β-HCG下降。

子宫内膜的形态学改变呈多样性，若胚胎死亡已久，内膜可呈增生期改变，有时可见A-S反应（即镜检见内膜腺体上皮细胞增生、增大，细胞边界不清，腺细胞排列成团突入腺腔，细胞极性消失，细胞核大、深染，细胞质有空泡），是子宫内膜过度增生和分泌的反应，可能为甾体激素过度刺激所致。若胚胎死亡后，部分深入肌层的绒毛仍存活，黄体退化迟缓，内膜仍可呈分泌反应。

二、护理

（一）护理评估

1. 健康史

评估有无慢性输卵管炎及发生异位妊娠的其他高危因素存在。

2. 身体状况

（1）停经：评估患者有无停经史及停经时间的长短。异位妊娠70%～80%的患者有长短不一的停经史，多数停经6～8周，间质部妊娠停经时间可达12～16周。少数患者也可无停经史或仅月经过期数天。

（2）评估腹痛的性质、部位、程度：腹痛是输卵管妊娠孕妇就诊的最主要症状。输卵管妊娠流产或破裂前可出现下腹一侧隐痛、胀痛。当发生输卵管妊娠流产或破裂时，患者突感下腹一侧有撕裂样疼痛，伴恶心、呕吐。随着病情发展，血液积聚在不同部位而出现不同的症状。

（3）评估阴道出血的量、色及阴道排出物的性质：胚胎死亡后常有不规则少量阴道出血，深褐色点滴状，一般不超过月经量。可伴有蜕膜管型或蜕膜碎片排出。

（4）评估患者有无晕厥和休克：因剧烈腹痛及急性腹腔内出血，患者出现头晕、眼花、面色苍白、四肢厥冷、脉搏细速、血压下降等晕厥与休克的表现，其严重程度与腹腔内出血速度及出血量呈正比，但与阴道出血量不成比例。

（5）评估腹部检查情况：患者下腹部有明显的压痛及反跳痛，尤以患侧为甚；出血多时，叩诊有移动性浊音；有些患者下腹部可触及包块。

（6）评估妇科检查情况：阴道后穹隆饱满、触痛；宫颈举痛明显，子宫稍大而软；内出血多时检查子宫有漂浮感，一侧附件区或子宫后方可触及肿块，边界不清，压痛明显。

3. 心理状况

患者在较短时间内经历剧烈腹痛、晕厥、休克等，面临着死亡的威胁，承受失去胎儿的悲伤，担心未来再次受孕能力，突如其来的变化使孕妇及其家属都难以接受，常处于极度的恐惧及忧伤之中而表现出哭泣、自责、无助、抑郁等行为。

4. 辅助检查

（1）阴道后穹隆穿刺：这是一种简单而可靠的诊断方法。若抽出暗红色不凝固血，提示腹腔内有出血，但穿刺阴性也不能排除输卵管妊娠。腹部检查有移动性浊音时可经腹腔穿刺。

（2）B型超声检查：宫腔内无妊娠囊而在输卵管的部位看到妊娠囊或胎心搏动即可确诊。

（3）HCG测定：β-HCG测定是早期诊断异位妊娠的重要方法。异位妊娠时，患者体内HCG水平较宫内妊娠低，需采用灵敏度高的放射免疫法测定血β-HCG，该实验可进行定量测定，对保守治疗的效果评价具有重要意义。若能将β-HCG测定与B超相配合，对确诊帮助很大。

（4）腹腔镜检查：这是异位妊娠诊断的金标准，诊断准确性可达99%，而且可在确诊的情况下起到治疗作用。尤其适用于输卵管妊娠尚未破裂或流产的早期患者。大量腹腔内出血或伴有休克者禁做腹腔镜检查。

（5）子宫内膜病理检查：将宫腔排出物或刮出物做病理检查，见到绒毛可诊断为宫内妊娠，仅见蜕膜未见绒毛有助于诊断异位妊娠。

5. 处理原则及主要措施

（1）手术治疗：主要治疗方法。输卵管妊娠流产和破裂急性内出血时，在积极纠正休克的同时急诊手术，行输卵管切除术或保守性手术。

（2）非手术治疗：未发生输卵管妊娠流产或破裂，无明显内出血且要求保留生育功能者，可在严密观察下采取中药或化学药物全身或局部用药的方法非手术治疗。

（二）护理诊断

1. 潜在并发症

出血性休克。

2. 疼痛

与输卵管妊娠流产或破裂时的内出血刺激有关。

3. 恐惧

与担心生命安危及接受手术治疗有关。

（三）护理措施

1. 病情监护

非手术治疗期间严密观察病情变化，随时做好抢救和手术的准备。若治疗过程中有严重内出血征象或怀疑输卵管间质部妊娠或胚胎继续生长，应及时手术。

（1）严密监测患者生命体征及神志变化，注意有无贫血和休克征象。

（2）密切观察患者腹痛及腹腔内出血情况，注意腹痛的部位、性质、

程度。

（3）观察阴道出血量、颜色，尤其注意阴道出血量，常与腹腔内出血量不成比例。观察阴道有无组织物排出，有排出物送病理检查。

（4）重视患者的主诉，并告知患者病情发展的指征，如出现出血增多、腹痛加剧、肛门坠胀感明显等应立即报告医生，并配合医生进行抢救处理。

2. 治疗配合

（1）急性大出血或休克患者的护理

①患者立即平卧位、吸氧、保暖。

②迅速建立静脉通道，及时给予输液，行交叉配血试验，做好输血准备。

③按医嘱及时补充血容量、纠正酸中毒和给予抗休克的药物治疗。

④严密监测生命体征：每隔10～15分钟测量血压、脉搏、呼吸1次；观察患者的神志、面色、肢体温度、尿的颜色及尿量的变化，注意休克早期症状并详细做好记录。

（2）急诊手术患者的护理：迅速完成腹部急诊手术常规术前准备，如嘱患者禁食、禁水，行普鲁卡因皮试、交叉配血、备皮、留置导尿管、给术前基础麻醉药、家属签字、送手术通知单等。

（3）检查的护理：向患者解释各项检查的目的，协助医生完成各项检查。做好阴道后穹隆穿刺或腹腔穿刺术的术前准备工作和术中配合；护送患者做B超检查；协助正确留取血、尿标本送检，以监测病情及治疗效果。阴道排出物或手术切除组织注意及时送病理检查。

（4）药物治疗的护理：按医嘱应用活血化淤、消炎、止血的中药或化学药物甲氨蝶呤治疗。甲氨蝶呤可抑制滋养细胞增生，破坏绒毛，使胚胎组织坏死、脱落、吸收而免于手术。

3. 一般护理

（1）休息：非手术治疗的患者，嘱其绝对卧床休息。加强巡视，及时发现患者需要，并提供相应的日常生活护理。

（2）饮食：指导患者摄取高营养的食物，尤其是富含铁蛋白的食物；多食含粗纤维的食物，保持大便通畅，避免吃不洁或刺激性强的食物，以防发生便秘或腹泻，诱发活动性大出血。

（3）避免刺激：忌随意搬动患者及按压患者下腹部，禁性生活，禁止灌肠。嘱患者避免突然变换体位、用力排便、咳嗽等增加腹压的动作，以免诱发活动性出血。

4. 心理护理

向患者及其家属解释病情、治疗计划及手术必要性，减少和消除患者的紧张、恐惧心理，协助其接受治疗方案。对因为失去孩子而又担心不能再孕而悲观、自责的患者，运用有关妊娠生理方面的知识，解释再次怀孕的机会，向患者介绍成功病例，以增强其对治疗的信心

5. 健康指导

（1）帮助制订和落实出院后家庭修养的计划，包括休息、活动、饮食等。

（2）教育患者保持良好的卫生习惯，注意经期卫生，保持外阴清洁，勤洗浴，性伴侣稳定，防止发生盆腔感染。患盆腔炎后必须立即彻底治疗，以免延误病情。

（3）由于输卵管妊娠者中有10%的再发生率和50%～60%的不孕率，护士应告诫患者，下次妊娠时须及时就医，并且不宜轻易终止妊娠。已生育者应积极采取避孕措施，防止再次发生异位妊娠。

第四节　妊娠晚期出血性疾病患者的护理

一、前置胎盘

（一）疾病概要

正常胎盘附着于子宫体部。妊娠28周后，胎盘附着于子宫下段甚至胎盘下缘达到或覆盖子宫颈内口，其位置低于胎儿先露部，称为前置胎盘。前置胎盘是妊娠晚期的严重并发症，也是妊娠晚期阴道流血最常见的原因。其发病率国外为0.5%，国内为0.24%～1.57%。

1. 临床表现

（1）症状：前置胎盘的典型症状为妊娠晚期或临产时发生的无诱因、无痛性反复阴道流血。妊娠晚期子宫下段逐渐伸展，牵拉宫颈内口，宫颈管缩短；临产后的规律宫缩使宫颈管消失成为软产道的一部分；当子宫下段伸展，宫颈外口扩张。在发生以上三种变化时，附着于其上的胎盘前置部分，不能相应地伸展，而与其附着处错位剥离，使血窦破裂致阴道出血。出血特点：

①前置胎盘出血前无明显诱因，初次出血量一般不多，剥离处血液凝固后，多可自然停止；也有初次即发生致命性大出血而导致休克，但多数是由于子宫下段不断伸展，前置胎盘的出血呈反复性发生，且出血量也越来越多。

②阴道流血发生的时间、次数、出血量与前置胎盘的类型有关。完全性前置胎盘初次出血时间早，多在妊娠28周左右，出血量较多，称为“警戒性出血”；边缘性前置胎盘出血多发生在妊娠晚期或临产后，出血量一般较少；部分性前置胎盘的初次出血时间、出血量及反复出血次数介于两者之间。

（2）体征：患者全身情况与出血量的多少有关。大量出血时可呈现面色苍白、皮肤湿冷、乏力、口渴、烦躁不安、脉搏微弱、血压下降等休克征象。完全性的前置胎盘出血时间早，出血量大，常一次性出血即可导致休克；也有反复、频发、较多量出血导致休克，对母儿的生命威胁较大。反复出血者可导致贫血，且贫血的程度与出血量成正比。腹部检查，子宫软、无压痛、大小与妊娠周数相符；当前置胎盘附着于子宫前壁时，可在耻骨联合上方听到胎盘血管杂音；临产时检查宫缩为阵发性，间歇期子宫可完全松弛。因子宫下段有胎盘占据，影响了胎先露进入骨盆，使胎先露高浮，易并发胎位异常。因反复性出血或一次性出血量过多可引起胎儿宫内缺氧，严重者可致胎儿窘迫，甚至胎死宫内。

2. 分类

根据胎盘下缘与宫颈内口的关系，将前置胎盘分为三类：

（1）完全性前置胎盘：又称中央性前置胎盘，胎盘组织完全覆盖于宫颈内口上。

（2）部分性前置胎盘：胎盘组织部分覆盖宫颈内口。

（3）边缘性前置胎盘：胎盘附着于子宫下段，边缘到达宫颈内口，未覆盖宫颈内口。

胎盘附着于子宫下段，边缘极为接近但未达到宫颈内口，称为低置胎盘。胎盘下缘与子宫颈内口的关系是可随妊娠进展的推移、宫颈管的消失、宫口的扩张而发生改变的。前置胎盘的类型也可因诊断时期的不同而改变。如有些完全性的前置胎盘可在临产后因宫颈口的扩张而成为部分性的前置胎盘，故目前临床上均依据处理前最后一次检查结果来决定其分类。

（二）护理

1. 护理评估

（1）健康史：了解孕妇是否属于高危人群，如高龄产妇（>35岁）、经产妇及多产妇，是否有吸烟及吸毒史。评估孕妇有无剖宫产术、人工流产术及子宫内膜炎等前置胎盘的易发因素存在。

（2）身体状况

①评估阴道流血情况：妊娠晚期或临产时，反复发生无诱因、无痛性反复阴道出血是前置胎盘的主要症状。在妊娠晚期或临产后，子宫下段逐渐伸展，宫颈管消失、宫颈口扩张，而附着于子宫下段或宫颈内口的胎盘不能相应地伸展，导致前置部分的胎盘与附着处发生错位剥离，血窦破裂而出血。剥离处血液凝固后，出血可暂时停止。但随着子宫下段的不断伸展，出血常反复发生，出血量越来越多。阴道流血发生时间的早晚、次数、流血量的多少，与前置胎盘的类型有关（表8–3）。

②评估贫血及休克情况：由于反复多次或大量阴道出血，患者可出现贫血征象，贫血程度与阴道出血量成正比。严重者可呈现面色苍白、脉搏微弱、血压下降等休克征象。

③评估腹部检查情况：前置胎盘时子宫软、无压痛，子宫大小与妊娠周数相符，胎位、胎心清楚。如出血量多可导致胎儿窘迫，甚至死亡。因胎盘前置，使胎先露入盆受阻，故易发生胎先露高浮或胎位异常。

表8–3　前置胎盘类型与阴道流血的关系

类型	初次出血时间	出血量	反复出血次数
完全性前置胎盘	早（孕28周左右）	多	频
边缘性前置胎盘	晚（孕37～40周或临产后）	少	稀
部分性前置胎盘	均介于两者之间		

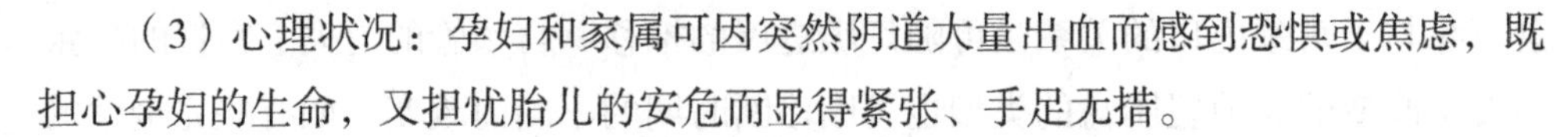

（3）心理状况：孕妇和家属可因突然阴道大量出血而感到恐惧或焦虑，既担心孕妇的生命，又担忧胎儿的安危而显得紧张、手足无措。

（4）辅助检查

①超声检查：B型超声检查可以诊断前置胎盘并明确类型，胎盘定位准确率达95%以上，是目前最安全有效的首选辅助检查方法，而且可重复检查，国内外均已广泛应用，已基本取代了其他辅助检查方法，如阴道检查、放射性同位素扫描定位、间接胎盘造影等。

②阴道检查：阴道检查有扩大胎盘剥离面引起大出血的危险。近年来B型超声检查已广泛普及，故阴道检查已很少采用。若无B型超声设备，需要通过阴道检查明确诊断；或为终止妊娠决定分娩方式时，则必须在输液、输血和做好手术准备的情况下方可进行阴道检查。怀疑前置胎盘者禁止做肛门检查和灌肠。

③产后检查胎盘及胎膜：胎盘的前置部分可见陈旧血块附着，呈紫黑色或暗红色，若这些改变位于胎盘边缘且胎膜破口距胎盘边缘在7 cm以内，则为前置胎盘。

（5）处理原则及主要措施

前置胎盘的治疗原则是制止出血、补充血容量和预防感染。根据出血量多少、孕周、产道及胎儿情况等综合分析，制订治疗方案。

①期待疗法：在保证孕妇安全的前提下，尽量使胎儿达到或接近足月，提高胎儿成活率。适用于孕妇一般情况好，阴道出血不多，妊娠不足37周，估计胎儿体重小于2300 g者。

②终止妊娠：适用于阴道大量出血、反复多次出血或期待疗法期间又发生大出血者。抗休克的同时立即终止妊娠，选择剖宫产术或阴道分娩。

剖宫产术：剖宫产能在短时间内娩出胎儿，并可达到迅速止血目的，对母儿均较安全，是目前处理前置胎盘的主要手段。适用于完全性前置胎盘、部分性前置胎盘及边缘性前置胎盘出血量多、短时间内不能结束分娩及胎心异常者。

阴道分娩：适用于边缘性前置胎盘，胎先露为头位，临产后产程进展顺利，估计在短时间内能结束分娩者。

2. 护理诊断

（1）组织灌注量改变：与前置胎盘所致的出血有关。

（2）有胎儿受伤的危险：与母体失血、胎儿供氧不足有关。

（3）恐惧：与反复阴道流血，甚至大出血、威胁自身和胎儿的安危有关。

（4）自理能力缺陷：与前置胎盘需绝对卧床休息有关。

（5）有感染的危险：与胎盘剥离面接近宫颈口；细菌易从阴道侵入胎盘剥离面及出血多，导致机体抵抗力下降有关。

3. 护理措施

（1）病情监护

①注意阴道流血情况：严密观察并准确记录患者的阴道流血量、次数、时间。保留24小时会阴垫以观察出血量。孕妇入睡以后，应加强夜间巡视，以及时发现异常情况。产后注意继续观察阴道出血情况及子宫收缩情况。

②监测生命体征：观察、记录孕妇的血压、脉搏、神志、面色等情况，注意休克的早期症状。如有大出血或休克征象，应立即采取抗休克的护理措施并迅速做好手术准备。

③胎儿宫内情况的监护：监测胎心率的变化，必要时行胎心监护。指导孕妇自测胎动，如有异常情况，及时报告医护人员。

④定时测量体温、脉搏、呼吸，注意观察阴道分泌物的性状、气味，以及时发现感染征象。

（2）治疗配合

①期待疗法期间的护理：按医嘱给予药物治疗。沙丁胺醇、硫酸镁抑制宫缩，可延长孕周，预防早产，并阻止因宫缩产生的胎盘错位分离。地塞米松促胎儿肺成熟。服用铁剂、叶酸、维生素C及钙剂等纠正贫血，必要时输血。抗生素预防感染。适当给予地西泮等镇静剂。止血药如酚磺乙胺（止血敏）、维生素K_1等。

②终止妊娠的护理：迅速采取抗休克的护理措施。决定行剖宫产者，迅速做好腹部急诊手术的术前准备。阴道分娩者协助行人工破膜，使先露下降压迫胎盘止血，并可加强子宫收缩；按医嘱静脉滴注缩宫素以加强宫缩；严密观察宫缩、胎心、阴道流血情况和产程进展情况；胎儿娩出后及早按医嘱使用宫缩剂预防产后出血；分娩后注意检查宫颈有无裂伤，有裂伤及时缝合。

③预防感染加强会阴护理，保持会阴清洁、干燥，每天用消毒溶液擦洗会阴2次。严格执行无菌操作规程，杜绝医源性感染的发生。

（3）一般护理

①休息：嘱患者绝对卧床休息，以左侧卧位为佳。做好日常生活护理，定时间断吸氧，每日3次，每次半小时，以提高胎儿血氧供应。

②饮食：加强饮食指导，建议孕妇多摄入高蛋白、高维生素及含铁丰富的食物，如动物肝脏、绿叶蔬菜以及豆类等，以纠正贫血，增强机体抵抗力；多食粗纤维食物，保持大便通畅，禁止用力排便，以防诱发出血。

③避免刺激：期待疗法期间禁止做阴道检查、肛门检查和灌肠；少做腹部检查，必要时应操作轻柔；禁止性生活，以防刺激引起再次大出血。

（4）心理护理：加强与孕妇及其家属的沟通，给予精神安慰，引导孕妇说出恐惧的心理感受。讲解本病的知识，满意解答有关问题，使孕妇及其家属获得所需要的知识和信息，消除顾虑，充满信心，积极主动地配合治疗和护理。鼓励家属给予爱的表达。

（5）健康指导

①告知孕妇在妊娠期间若发生阴道出血，无论量多少均应及时就医。指导产妇出院后注意休息，加强营养，纠正贫血，增强抵抗力，预防产后出血和感染的发生。

②指导避孕措施，避免多次刮宫或宫腔感染，注意经期卫生，以免子宫内膜受损或发生子宫内膜炎，减少前置胎盘的发生机会。

二、胎盘早剥

（一）疾病概要

妊娠20周以后或分娩期，正常位置的胎盘在胎儿娩出前，部分或全部从子宫壁剥离，称胎盘早剥。胎盘早剥是妊娠晚期严重并发症，起病急、发展快，若不及时诊断和处理可危及母儿生命。其发病率：国外为1%～2%，国内为0.46%～2.1%。

1. 临床表现

根据病情的严重程度，Sher（1985年）分类法将胎盘早剥分为3度：

Ⅰ度：多见于分娩期，胎盘剥离面积小，患者常无腹痛或腹痛较轻，贫血体征不明显。腹部检查，子宫软，大小与妊娠月份相符，胎位清楚，胎心率正常。

产后检查胎盘母体面发现有凝血块及压迹即可诊断。

Ⅱ度：胎盘剥离面为胎盘面积在1/3左右。主要症状为突然发生持续性腹痛、腰酸或腰背痛，疼痛程度与胎盘后积血的多少成正比；无阴道流血或阴道出血量少，贫血程度与阴道流血量不符。腹部检查，子宫大于妊娠月份，宫底随胎盘后血肿增大而升高；胎盘剥离处压痛明显，宫缩尚有间歇，胎位可扪及，胎儿存活。

Ⅲ度：胎盘剥离面超过胎盘面积的1/2。临床症状较Ⅱ度明显加重；可出现恶心、呕吐、面色苍白、四肢湿冷、脉搏细数、血压下降等休克症状，且休克程度大多与阴道流血量不成正比。腹部检查，子宫硬如板状，宫缩间歇时不能松弛，胎位扪不清，胎心消失。若患者无凝血功能障碍属Ⅲa，有凝血功能障碍属Ⅲb。

2. 病因

胎盘早剥确切的原因及发病机制尚不清楚，可能与以下因素有关：

（1）孕妇血管病变：当孕妇患重度子痫前期、慢性高血压、慢性肾脏疾病或全身血管病变时，胎盘早剥的发生率增高。发生上述疾病时，底蜕膜螺旋小动脉痉挛或硬化，引起远端毛细血管变性坏死甚至破裂出血，血液流至底蜕膜层与胎盘之间形成胎盘后血肿，致使胎盘与子宫壁分离。

（2）机械性因素：外伤，如腹部直接受到撞击或挤压；脐带因素，如脐带过短、脐带绕颈或绕体相对过短，分娩过程中胎儿下降牵拉脐带造成胎盘剥离；误伤，羊膜腔穿刺时刺破前壁胎盘附着处，血管破裂出血引起胎盘剥离。

（3）宫腔内压力骤减：双胎妊娠分娩时第一胎儿娩出过速，或羊水过多者破膜时羊水流出过快，均可使宫腔内压力骤减，子宫骤然收缩，导致胎盘与子宫壁发生错位剥离。

（4）子宫静脉压突然升高：妊娠晚期或临产后，孕妇长时间仰卧位时，较大的妊娠子宫可压迫下腔静脉，使回心血量减少，血压下降，子宫静脉淤血，静脉压升高，底蜕膜静脉床淤血或破裂，形成胎盘后血肿，导致部分或全部胎盘剥离。

（5）其他：一些高危因素如高龄孕妇、吸烟、可卡因滥用、孕妇代谢异常、孕妇有血栓形成倾向、子宫肌瘤（尤其是胎盘附着部位的肌瘤）等与胎盘早剥发生有关。有胎盘早剥史的孕妇再次发生胎盘早剥的危险性大约比无胎盘早剥史者高10倍。

3. 病理

胎盘早剥的主要病理变化是底蜕膜出血，形成血肿，使胎盘从附着处分离。按病理特点可分为显性、隐性及混合性出血三种类型。如胎盘轻微早剥，底蜕膜出血量少，出血很快停止，多无明显临床表现，仅在产后检查胎盘时发现母体面有凝血块及压迹。如底蜕膜继续出血，形成胎盘后血肿，胎盘剥离面随之增大，血液冲开胎盘边缘并沿胎膜与子宫壁间经宫颈管向外流出，称显性剥离或外出血。如胎盘边缘仍附着于子宫壁，或胎先露固定于骨盆入口，使血液积聚于胎盘与子宫壁之间，称为隐性剥离或内出血。由于子宫内有妊娠产物存在，子宫肌不能有效收缩以压迫血窦而止血，血液不能外流，胎盘后血肿逐渐增大，子宫底随之升高。若出血量达到一定程度，血液终将冲开胎盘边缘而外流，此时称为混合性出血。

胎盘早剥内出血时，血液积聚于胎盘与子宫壁之间，随着胎盘后血肿压力的增高，血液可渗入到子宫肌层，引起肌纤维分离、断裂甚至变性，当血液渗透至子宫浆膜层时，子宫表面呈现紫蓝色淤斑，称为子宫胎盘卒中，又称库弗莱尔子宫。子宫肌层由于血液浸润，严重影响子宫收缩力，引起产后出血。有时血液还可渗入到输卵管系膜内、卵巢生发上皮下和阔韧带内。

严重的胎盘早剥，其剥离处的胎盘绒毛和蜕膜中可释放大量的组织凝血活酶，进入母体血循环，激活凝血系统，导致弥散性血管内凝血（DIC），肺、肾等脏器的毛细血管内微血栓形成，造成脏器缺血和功能障碍。胎盘早剥持续时间越长，促凝物质不断进入母血，激活纤维蛋白溶解系统，产生大量的纤维蛋白降解产物（FDP），继发纤溶亢进，消耗大量凝血因子，最终导致凝血功能障碍。

4. 并发症

（1）DIC和凝血功能障碍：胎盘早剥是妊娠期发生凝血功能障碍最常见的原因，特别是伴有死胎时，约1/3患者可发生。临床表现为皮肤、黏膜及注射部位出血，子宫出血不凝或凝血块较软，甚至发生血尿、咯血和呕血。一旦发生DIC，病死率较高，应积极预防。

（2）产后出血：发生子宫胎盘卒中时，可严重影响子宫肌层的收缩而导致产后出血，经积极治疗多可好转。但若并发DIC，产后出血的可能性更大且难以控制。大量出血导致休克、多脏器功能衰竭、垂体及肾上腺皮质坏死。

（3）急性肾衰竭：胎盘早剥多继发于妊娠期高血压疾病、慢性高血压、慢性肾脏疾患等使肾血管壁损伤致肾缺血，加之失血过多、DIC等因素，使肾灌流量严重减少，导致肾皮质或肾小管缺血坏死，出现急性肾衰竭。

（4）羊水栓塞：胎盘早剥时，剥离面血窦开放，羊水可经此处进入母血循环，其有形成分形成栓子，导致羊水栓塞。

5. 对母儿的影响

胎盘早剥对母婴预后影响极大。贫血、剖宫产、产后出血、DIC等发生率均升高。出血多时可引起胎儿急性缺氧，使早产、新生儿窒息发生率及围生儿死亡率升高。近年发现胎盘早剥新生儿可有严重后遗症，表现为显著神经系统发育缺陷、脑性麻痹等。

（二）护理

1. 护理评估

（1）健康史：评估有无妊娠期高血压疾病、慢性肾炎病史，有无外伤史及子宫内压力骤减或子宫静脉压突然升高等病因因素存在，特别是妊娠期高血压疾病及外伤史是常见的诱发因素。

（2）身体状况：胎盘早剥的临床特点是妊娠晚期突然发生的腹部持续性疼痛伴有或不伴有阴道出血。

①评估腹痛情况：重型胎盘早剥主要症状为突然发生持续性剧烈腹痛或腰痛，严重时可伴有恶心、呕吐等症状，轻型胎盘早剥腹痛轻微或无腹痛。

②评估阴道流血情况：重型早剥阴道出血量少或无明显阴道出血，但患者全身失血症状突出，严重时可出现面色苍白、出冷汗、脉搏细弱、血压下降等休克表现，故阴道流血量的多少与贫血程度不相符。轻型早剥主要症状为阴道流血，量较多，出血量与贫血程度成正比。

③评估腹部检查情况：重型早剥子宫硬如板状，压痛明显，以胎盘附着处显著。子宫处于高张状态，在收缩间歇期也不能放松。子宫底升高，子宫大于妊娠周数。胎位、胎心不清。如剥离面超过胎盘面积的1/2，往往胎儿因缺氧而发生胎死宫内，胎心音消失；轻型早剥子宫软，无压痛或仅有局部轻压痛（胎盘剥离处），子宫大小与孕周相符，胎位、胎心清楚。如出血量多时可出现胎心率的改变。

（3）心理状况：突然发生的腹痛及阴道流血出乎孕妇及其家属的意料，而且病情变化快，母儿生命将面临着威胁，因此，孕妇及其家属可能措手不及且无法接受而表现出忧伤、担心、紧张、害怕甚至恐惧的心理。

（4）辅助检查

①B型超声：检查B超检查显示胎盘与子宫壁之间有液性暗区，胎盘增厚。同时可观察有无胎动和胎心搏动，以了解胎儿情况。

②实验室检查：主要了解贫血程度和凝血功能。检查血常规、血小板计数、出血时间、凝血时间、凝血酶原时间、纤维蛋白原测定、尿常规及肾功能等。

（5）处理原则及主要措施：胎盘早剥的治疗原则为纠正休克，及时终止妊娠。迅速补充血容量是纠正失血性休克的关键。胎盘早剥一旦确诊，必须及时根据病情采取剖宫产或经阴道分娩终止妊娠。

2. 护理诊断

（1）潜在并发症：出血性休克、凝血功能障碍、肾衰竭等。

（2）恐惧：与大出血、担心胎儿和自身的安危有关。

（3）有胎儿受伤的危险：与胎盘功能障碍有关。

（4）自理能力缺陷：与绝对卧床休息有关。

（5）疼痛：与出血导致子宫肌肉受刺激、宫缩有关。

3. 护理措施

（1）病情监护

①监测生命体征：观察面色、神志，注意休克的早期症状，一旦发现异常，迅速采取抗休克的护理措施。

②观察腹痛情况：观察腹痛的性质、程度，尤其注意子宫硬度、有无压痛、定时测量并标记腹部的子宫底高度、腹围大小。如出现腹痛剧烈，子宫硬如板状，宫缩无间歇，宫底上升，腹围增大，提示隐性出血，病情严重，应配合医生紧急处理。

③观察阴道出血：观察和记录患者阴道出血时间、量，发现阴道出血增多或全身情况与阴道出血量不成正比，提示有内出血，应立即报告医生。

④监测胎儿情况：监测胎心、胎动情况，定时间断吸氧，以改善胎盘血液供应，增加胎儿供氧。

⑤及时发现并发症：观察凝血功能，注意有无皮下、黏膜或注射针孔出血、鼻出血、牙龈出血、咯血、呕血或阴道出血不凝等出血倾向。观察肾功能，准确记录24小时尿量，注意有无少尿或无尿症状出现，及时送检尿常规、尿素氮、肌酐、尿酸等，监测肾功能，以及时发现肾衰竭。

（2）治疗配合

①剖宫产者：重型胎盘早剥，尤其是初产妇，不能在短时间内结束分娩者；轻型胎盘早剥，胎儿宫内窘迫者，均应及时行剖宫产。护士应迅速做好腹部急诊手术的术前准备，术中配合进行应急抢救工作。

②阴道分娩：适用于轻型胎盘早剥，宫口已开大，估计在短时间内能结束分娩者。护士协助行人工破膜，破膜后用腹带紧裹孕妇腹部，可压迫胎盘，防止胎盘继续剥离，同时可促进子宫收缩，诱发和加速分娩。按医嘱静脉滴注缩宫素，加强宫缩，缩短产程。产程中严密观察产妇血压、脉搏、子宫底高度、子宫体压痛、阴道流血情况及胎心情况，做好阴道助产新生儿抢救准备。

③预防产后出血：分娩后按医嘱及时给予宫缩剂并配合按摩子宫。若剖宫产术中发现子宫胎盘卒中，经注射宫缩剂和按摩子宫后，子宫仍不收缩，出血多且血液不凝或无法控制出血者，应配合治疗方案迅速做好子宫切除术准备。

（3）一般护理：嘱产妇绝对卧床休息，做好床边生活护理。

（4）心理护理：加强与孕妇及其家属的沟通，鼓励他们说出恐惧及担心等心理感受，并给予心理支持。适时提供信息，及时给予解释，培养孕妇及其家属对医护人员的信任感，解除恐惧心理，使其积极配合治疗和护理。

（5）健康指导

①加强孕期保健，指导孕妇在妊娠期取左侧卧位休息，以减少血管受压，改善胎盘供血。避免长时间处于仰卧位，防止腹部外伤。妊娠期高血压疾病患者或慢性肾脏疾病的孕妇应及时到医院就诊治疗。

②指导患者出院后注意休息，加强营养，纠正贫血，增强抵抗力。做好母乳喂养指导，保持外阴清洁，防止感染。指导避孕措施，剖宫产术2年后方可再孕。

第五节　多胎妊娠患者的护理

一次妊娠同时有两个或两个以上胎儿时称多胎妊娠。根据大量资料推算出在自然状态下，多胎妊娠的发生公式为1：80^{n-1}（n代表一次妊娠的胎儿数）。随着近年辅助生殖技术的广泛开展，多胎妊娠发生率明显增高。多胎妊娠的孕妇孕期、分娩期并发症增多，早产发生率及围生儿死亡率均高，故属高危妊娠范围，应予高度重视。

一、疾病概要

（一）分类

双胎妊娠分单卵双胎和双卵双胎两类。

1. 双卵双胎

由两个卵子分别受精形成，占双胎妊娠的2/3。因两个胎儿的基因不同，故胎儿的性别、血型、容貌似兄弟姐妹。两个胎儿有各自独立的胎囊和胎盘，有时两个胎盘紧贴或融合在一起，但两者间血液循环互不相通。

2. 单卵双胎

由一个受精卵分裂而形成，占双胎妊娠的1/3。因胎儿基因相同，故胎儿的性别、血型相同，容貌相似，甚至难于辨认。两个胎儿的胎囊和胎盘情况根据受精卵复制发生在桑葚期、囊胚期或羊膜囊形成后的不同时间而有差异。如受精卵在原始胚盘形成之后才分裂复制，则形成联体双胎。

（二）病因

双卵双胎的发生与种族、遗传、年龄、胎次、医源性原因有关，而单卵双胎的发生原因不明，其发生不受上述因素的影响。

（三）并发症

双胎妊娠属于高危妊娠，母儿并发症均较多。

1. 孕产妇的并发症

（1）妊娠期高血压疾病：这是双胎妊娠最重要的并发症，比单胎妊娠多3～4倍，且发生早、程度重，容易出现心肺并发症和子痫。

（2）贫血：双胎妊娠并发贫血是单胎的2.4倍，与铁及叶酸缺乏有关。

（3）羊水过多：多见于单卵双胎妊娠，与双胎输血综合征及胎儿畸形有关。

（4）前置胎盘：双胎妊娠胎盘面积大，有时可向子宫下段扩展甚至达宫颈内口，形成前置胎盘。

（5）胎盘早剥：这是双胎妊娠产前出血的主要原因，与妊娠期高血压疾病发生率增加可能有关。第一个胎儿娩出后，宫腔容积骤然缩小，也可使第二个胎儿的胎盘早剥。

（6）胎膜早破：约14%双胎妊娠并发胎膜早破，可能与宫腔内压力过高有关。

（7）妊娠期肝内胆汁淤积症：发生率是单胎的2倍，胆汁酸常高出正常值10倍以上，易引起早产、胎儿窘迫、死胎、死产，围生儿死亡率增高。

（8）宫缩乏力：双胎妊娠子宫过大，肌纤维过度伸展，常发生原发性宫缩乏力，致产程延长。

（9）胎位异常：双胎妊娠因羊水较多、胎儿较小，常伴胎位异常。也可因第一个胎儿娩出后第二个胎儿活动范围增大而转为异常胎位，如横位。

（10）产后出血及产褥感染：经阴道分娩的双胎妊娠平均产后出血量在500 mL以上，与子宫肌纤维过度伸展致产后宫缩乏力及胎盘附着面积大、产后血窦开放较多有关。因双胎妊娠并发症多，常伴贫血，抵抗力差以及阴道助产等情况，产褥感染机会增多。

2. 围生儿的并发症

（1）早产：约50%双胎妊娠并发早产，多因胎膜早破或宫腔内压力过高及严重母儿并发症所致。

（2）胎儿生长受限：可能与胎儿拥挤、胎盘占蜕膜面积相对小有关。此外，两个胎儿间生长不协调，与双胎输血综合征、一胎畸形或一胎胎盘功能严重不良有关。有时，妊娠早中期双胎中的一个胎儿死亡，可被另一个胎儿压成薄片，称纸样胎儿。

（3）双胎输血综合征：这是双羊膜囊单绒毛膜单卵双胎的严重并发症。通过胎盘间的动-静脉吻合支，血液从动脉向静脉单向分流，使一个胎儿成为供血儿，另一个胎儿成为受血儿，造成供血儿贫血、血容量减少，致使生长受限、肾灌注不足、羊水过少，甚至因营养不良而死亡；受血儿血容量增多、动脉压增高、各器官体积增大、胎儿体重增加，可发生充血性心力衰竭、胎儿水肿、羊水过多。双羊膜囊单绒毛膜单卵双胎的两个胎儿体重相差＞20%、血红蛋白相差＞50 g/L，提示双胎输血综合征。

（4）脐带异常：单羊膜囊双胎易发生脐带互相缠绕、扭转，可致胎儿死亡。脐带脱垂也是双胎常见并发症，多发生在双胎胎位异常或胎先露未衔接而出现胎膜早破时，以及第一个胎儿娩出后，第二个胎儿娩出前，是胎儿急性缺氧死亡的主要原因。

（5）胎头交锁及胎头碰撞：胎头交锁多发生在第一个胎儿为臀先露、第二个胎儿为头先露者，分娩时第一个胎儿头部尚未娩出，而第二个胎儿头部已入盆，两个胎儿头颈部交锁，造成难产；胎头碰撞为两个胎儿均为头先露，同时入盆，胎头碰撞难产，又称胎头嵌顿。

（6）胎儿畸形：发生率是单胎的2倍，有些畸形为单卵双胎所特有，如联体双胎、无心畸形等。

二、护理

（一）护理评估

1. 健康史

了解孕妇家族中有无多胎史，询问孕妇的年龄、胎次及此次妊娠前是否使用过促排卵药物。

2. 身体状况

（1）双胎妊娠早孕反应较重，妊娠晚期因子宫过度膨大易出现压迫症状：询问早孕反应出现的时间及严重程度，评估孕妇有无呼吸困难、胃部饱满、心悸、下肢水肿及静脉曲张等压迫症状。

（2）评估腹部检查情况：子宫大于孕周，可触及多个小肢体及两个胎头或三个以上的胎极（即头或臀），在不同部位听到两个不同速率的胎心音，每分钟相差10次以上或两个胎心音之间隔有无音区。双胎妊娠时胎位多为纵产式，以两个头位或一头一臀为多见，两个均为臀较少。

3. 心理状况

双胎妊娠的孕妇及其家属既感到非常高兴和骄傲，但同时也会为孩子的养育、父母的工作、家庭的经济等问题而担忧。他们得知双胎妊娠属于高危妊娠，并发症多，常常担心母儿的安危，出现焦虑不安。

4. 辅助检查

（1）B超检查：孕6周在宫腔内可见到两个妊娠囊，妊娠13周后可清楚显示两个胎头及各自拥有的脊椎、躯干、肢体等。B型超声对妊娠中晚期的双胎诊断率几乎达到100%。

（2）多普勒胎心仪：孕12周后听到两个不同频率的胎心音。

5. 处理原则

（1）妊娠期：加强孕期保健，注意休息，增加营养，防止并发症。

（2）分娩期：根据产科情况决定分娩方式。

（3）产褥期：预防产后出血和产褥感染。

（二）护理诊断

1. 舒适的改变

与子宫过度膨大引起的压迫症状有关。

2. 有胎儿受伤的危险

与双胎妊娠引起早产、脐带脱垂、胎盘早剥有关。

3. 潜在并发症

早产、胎膜早破、脐带脱垂、产后出血、产后休克等。

4. 焦虑

与担心母儿安危和抚养两个婴儿有困难有关。

（二）护理措施

1. 病情监护

双胎妊娠时并发症多，应严密观察，注意有无贫血、早产、妊娠期高血压疾病、羊水过多、前置胎盘、胎盘早剥、胎位异常、胎膜早破、脐带脱垂、双胎输血综合征、胎儿生长受限、宫缩乏力、产程延长、产后休克、产褥感染等并发症出现。

2. 治疗配合

（1）观察产程及胎心：严密观察产程进展及胎心率变化，若发现宫缩乏力、产程延长及胎儿异常等情况时配合医生及时处理。

（2）防止脐带脱垂：胎膜破裂嘱产妇立即卧床，并抬高臀部，避免站立行走，防止脐带脱垂。

（3）有下列情况之一应考虑剖宫产：

①第一个胎儿为肩先露、臀先露或易发生胎头交锁和碰撞的胎位。

②联体双胎孕周>26周。

③宫缩乏力致产程延长，经保守治疗效果不佳。

④胎儿窘迫，短时间内不能经阴道结束分娩。严重妊娠并发症需尽快终止妊娠。如重度子痫前期、胎盘早剥、脐带脱垂等。

（4）正确处理第二产程：

①第一个胎儿娩出后，立即断脐，夹紧胎盘端的脐带，防止第二个胎儿失血。

②检查并固定第二个胎儿的胎位，使其保持纵产式。

③严密观察胎心、阴道流血等情况，并等待自娩。通常在20分钟左右第二个胎儿娩出。

④若等待15分钟无宫缩，则行人工破膜，加缩宫素静脉滴注，促进第二个胎儿娩出。

⑤如发现胎盘早剥或脐带脱垂征象应及时行手术助产娩出第二个胎儿。第二个胎儿娩出后，腹部置沙袋或用腹带紧裹腹部，以免腹压骤降，引起休克。立即按医嘱注射宫缩剂，防止产后出血。产后仔细检查胎盘、胎膜是否完整，同时判别是单卵或双卵双胎。

（5）产后处理无论阴道分娩还是剖宫产，均需积极防治产后出血：

①临产时应备血。

②胎儿娩出前建立静脉通道。

③第二个胎儿娩出后立即使用宫缩剂，并使其作用维持到产后2小时以上。

3. 一般护理

（1）休息：孕期减少活动，避免过劳。30周后多卧床休息，左侧卧位，以防止早产；坐或卧时抬高下肢，增加静脉回流，减轻水肿或下肢静脉曲张；有呼吸困难、心悸等压迫症状的产妇应取半卧位，并给氧。

（2）饮食：给予饮食指导，鼓励孕妇少量多餐，加强营养，补充足够的热量、蛋白质、铁、钙、叶酸、维生素等以满足两个胎儿的生长发育需要，预防贫血和妊娠期高血压疾病的发生。

4. 心理护理

向孕妇及其家属介绍双胎妊娠的有关知识，并协助孕产妇家庭做好思想上、物质上的准备，解除其忧虑，积极配合治疗和护理。

5. 健康指导

（1）注意休息，加强营养，保持愉快情绪，使乳汁充足。宣传新生儿护理的有关知识，教会产妇正确地哺乳，以满足抚育两个孩子的需要。

（2）嘱产妇注意外阴清洁，防止感染，指导产妇采取避孕措施。

第六节　羊水量异常患者的护理

一、羊水过多

正常妊娠羊水量随孕周的增加而增多，妊娠38周时约1000 mL，以后逐渐减少，妊娠足月时羊水量约800 mL。凡在妊娠任何时期羊水量超过2000 mL者，称羊水过多，发病率为0.5%～1%。羊水过多时羊水的外观、性状与正常者并无差异，多数孕妇羊水是在长时期内缓慢增多形成的，称为慢性羊水过多，较常见；

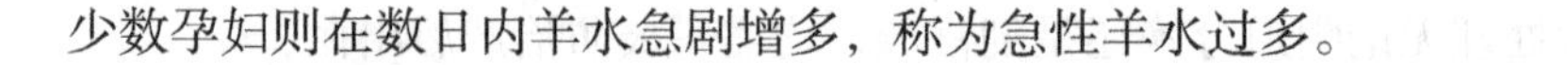

少数孕妇则在数日内羊水急剧增多，称为急性羊水过多。

（一）疾病概要

1. 临床表现

（1）急性羊水过多：较少见，多发生在妊娠20～40周。由于羊水急速增多，数日内子宫急剧增大，似双胎妊娠或足月妊娠大小，并产生一系列压迫症状。孕妇感腹部胀痛，由于腹腔脏器向上推移，横膈上升，孕妇出现气促、心悸、呼吸困难，甚至发绀，不能平卧，表情痛苦，行走不便，胃肠道功能减弱，进食减少，常发生便秘。检查见腹壁皮肤紧张发亮，严重者皮肤变薄，可清晰见到皮下静脉。巨大的子宫压迫下腔静脉，影响静脉回流，出现下肢、外阴水肿和静脉曲张。子宫明显大于妊娠月份，胎位摸不清，胎心遥远。

（2）慢性羊水过多：较常见，多发生在妊娠晚期，数周内羊水缓慢增多，孕妇多能适应，仅感腹壁增大较快，可无明显不适或出现轻微压迫症状，如胸闷、气急等，但多能忍受。检查见腹部膨隆，腹壁皮肤发亮、变薄，测量宫高及腹围大于同期正常孕妇。触诊时感到皮肤张力较大，有液体震颤感。胎位摸不清，胎心遥远。

2. 病因

约1/3羊水过多的原因不明，称为特发性羊水过多。约2/3羊水过多可能与胎儿畸形及妊娠合并症、并发症有关。

（1）胎儿畸形：羊水过多孕妇中约25%合并胎儿畸形。以中枢神经系统畸形和消化道畸形最常见。中枢神经系统畸形如无脑儿、脊柱裂、脑积水等，因脑脊膜裸露，脉络膜组织增生，渗出增加，致使羊水过多。另外，胎儿缺乏中枢吞咽功能或缺乏抗利尿激素，使尿量增多，而导致羊水量增加。消化道畸形以食管及十二指肠闭锁最常见，胎儿不能吞咽羊水，导致羊水积聚而发生羊水过多。18–三体、21–三体、13–三体胎儿可出现吞咽羊水障碍引起羊水过多。

（2）多胎妊娠及巨大胎儿：双胎妊娠羊水过多的发生率约为单胎妊娠的10倍，尤以单卵双胎居多，因两个胎儿间血液循环相互沟通，体重较大的优势胎儿的循环血量多，尿量增加，致使羊水过多。巨大胎儿也容易合并羊水过多。

（3）胎盘脐带病变：胎盘绒毛血管瘤直径＞1 cm时，15%～30%合并羊水过多。巨大胎盘、脐带帆状附着也能导致羊水过多。

（4）孕妇疾病：母儿血型不合时，因胎儿免疫性水肿、胎盘绒毛水肿影响液体交换，致羊水过多。妊娠合并糖尿病时，胎儿血糖也增高，产生渗透性利尿及胎盘胎膜渗出增加，使羊水过多。妊娠期高血压疾病、严重的贫血、急性病毒性肝炎等均容易发生羊水过多。

3. 对母儿的影响

（1）对母体的影响：羊水过多时因子宫过度膨胀，孕妇易并发妊娠期高血压疾病。胎膜早破、早产率增加。破膜时羊水突然流出且速度过快，致宫腔压力骤然降低，可引起胎盘早剥。由于子宫肌纤维过度伸展，产后易引起子宫收缩乏力而导致产后出血。

（2）对胎儿的影响：羊水过多时，胎儿较小，宫腔内活动范围较大，胎位异常增多。破膜后羊水快速流出，易致脐带脱垂、胎儿宫内窘迫。羊水过多常并发胎儿畸形、早产，围生儿的死亡率较高，是正常妊娠的7倍。

（二）护理

1. 护理评估

（1）健康史：评估孕妇有无妊娠期高血压疾病、糖尿病、多胎妊娠、母儿血型不合等疾病，胎儿有无畸形。

（2）身体状况

①急性羊水过多：较少见。多发生在妊娠20～24周。由于羊水在数日内急剧增加，子宫迅速增大，出现明显的压迫症状。评估孕妇有无心悸、呼吸困难、不能平卧、消化不良、呕吐、便秘等症状；是否出现外阴、下肢水肿或静脉曲张。

②慢性羊水过多：较多见。多发生在妊娠晚期。羊水在数周内缓慢增加，多数孕妇能逐渐适应而无自觉不适。

③腹部检查：评估孕妇子宫大小、胎位、胎心情况。羊水过多时子宫大于妊娠月份，皮肤紧张发亮，触诊时有液体震荡感，胎位不清，胎心遥远或听不清。

④并发症：了解孕妇是否出现妊娠期高血压疾病、早产、胎位异常、胎盘早剥、胎膜早破、脐带脱垂、产后出血等并发症。

（3）心理状况：因子宫迅速增大，担心自身和胎儿安危，因腹部不适和活动受限而紧张、烦躁不安。羊水过多往往合并胎儿畸形，孕妇会出现自卑情绪。

（4）辅助检查

①B型超声检查：这是羊水过多的重要辅助检查方法，能了解羊水量和胎儿情况，如无脑儿、脊柱裂、胎儿水肿及多胎等。B型超声诊断羊水过多的标准有两个。A. 测量羊水最大暗区垂直深度（羊水池）（AFV），＞7 cm诊断为羊水过多；B. 计算羊水指数（AFI），将孕妇腹部经脐横线与腹白线作为标志线，分为4个区，各区羊水最大暗区垂直深度之和，即为羊水指数。国内资料显示，羊水指数＞18 cm诊断为羊水过多。国外资料显示，羊水指数＞20 cm诊断为羊水过多。经比较，AFI明显优于AFV。

②甲胎蛋白（AFP）测定：母血及羊水中AFP明显增高提示胎儿畸形。胎儿神经管畸形及上消化道闭锁，羊水AFP呈进行性升高。羊水AFP平均值超过同期正常妊娠平均值3个标准差以上；孕妇血清AFP平均值超过同期正常妊娠平均值2个标准差以上，有助于临床诊断。

③其他：必要时可对孕妇进行葡萄糖耐量试验，以排除妊娠期糖尿病。胎儿水肿者可检查孕妇Rh、ABO血型，排除母儿血型不合。羊水细胞培养或采集胎儿血培养做染色体核型分析，了解染色体数目及结构有无异常以排除胎儿染色体异常疾病。

（5）处理原则及主要措施：主要取决于胎儿有无畸形及症状的轻重程度。

①胎儿无畸形者：症状较轻者，继续妊娠，定期随访；压迫症状显著，妊娠未足月者，在B超监测下行羊膜腔穿刺或放羊水，以缓解症状。

②胎儿畸形者：一旦确诊胎儿畸形，应及时终止妊娠。

2. 护理诊断

（1）舒适的改变：与羊水过多引起呼吸困难、心悸、不能平卧等压迫症状有关。

（2）有胎儿受伤的危险：与羊水过多易并发早产、脐带脱垂、胎盘早剥有关。

（3）焦虑：与担心胎儿畸形及母儿安危有关。

3. 护理措施

（1）病情监护

①注意羊水量的增长：定期测量宫高、腹围和体重。

②及时发现并发症：密切观察胎心、胎动、宫缩及阴道流血情况，及时发现

早产、胎儿窘迫、脐带脱垂、胎盘早剥和产后出血。

（2）治疗配合

①羊膜腔穿刺放羊水的护理：向孕妇及其家属讲解穿刺的目的及过程，取得同意。做好穿刺前的各项准备，如做好输液、输血准备，备好穿刺包，协助患者排空膀胱，取半卧位或平卧位。协助做B超检查，确定穿刺部位。配合医生经腹行羊膜腔穿刺缓慢放出羊水，注意严格无菌操作。控制放出羊水量及速度，羊水流出速度以每小时500 mL为宜，一次放羊水量不宜超过1500 mL，以孕妇症状缓解为度。术中注意监测孕妇生命体征，询问有无自觉症状，以及时发现休克、早产、胎盘早剥等异常情况。按医嘱给镇静剂、宫缩抑制剂预防早产，给抗生素预防感染。

②终止妊娠的护理：高位人工破膜，使羊水缓慢流出，若羊水流出过快，可抬高臀部，将多层纱布裹于手上，再用手堵住阴道口，控制羊水流速，防止脐带脱垂。边放水边在腹部放置沙袋或加腹带包扎，以免腹压骤降引起休克、胎盘早剥。放水时注意从腹部固定胎儿为纵产式。监测母儿情况，严密观察羊水颜色、量，胎心音，孕妇的血压，脉搏及阴道流血情况。破膜24小时仍无宫缩，静脉滴注缩宫素引产。破膜12小时仍未分娩，给抗生素预防感染；产后按医嘱注射宫缩剂，预防产后出血。胎儿娩出后，仔细检查有无畸形，详细记录。因胎儿畸形引产者，应将胎儿送病理检查，明确诊断。

（3）一般护理

①休息：嘱产妇多卧床休息，左侧卧位，少活动，必要时按医嘱用镇静药。每日吸氧1次，每次30分钟，以改善胎儿缺氧症状。如胎膜破裂应嘱产妇立即平卧，抬高臀部，防止脐带脱垂。

②饮食：指导孕妇低盐饮食，注意多食水果、蔬菜，保持大便通畅，以防用力排便时导致胎膜破裂。勿刺激乳头及腹部，以防诱发宫缩导致早产。

（4）心理护理：耐心、主动地与孕妇及其家属交流，讲解羊水过多的有关知识，解答他们的疑问，进行心理疏导，取得孕妇及其家属的理解并主动积极地配合治疗，以减少危险发生。

（5）健康指导：指导孕妇的休息和饮食，介绍羊膜腔穿刺术的目的、过程。嘱出院后注意休息，加强营养，增强抵抗力，防止产后出血和感染的发生。指导产妇再次受孕后应进行遗传咨询和产前检查，加强孕期检查，进行高危监护。

二、羊水过少

妊娠晚期羊水量少于300 mL者，称羊水过少。羊水过少可发生在妊娠各期，以晚期妊娠最常见，发生率为0.4%～4%。羊水过少严重影响围生儿预后，若羊水量少于50 mL，围生儿死亡率高达88%，应高度重视。

（一）疾病概要

1. 临床表现

羊水过少的临床症状多不典型。孕妇于胎动时可感到腹痛，若胎盘功能不良时，常有胎动减少。腹部检查：宫高、腹围较同期妊娠者小，合并胎儿宫内生长受限者更明显，有子宫紧裹胎体感。子宫敏感性高，轻微刺激即可引发宫缩，临产后阵痛明显，宫缩多不协调，宫口扩张缓慢。阴道检查：前羊膜囊不明显，胎膜紧贴胎儿先露部，人工破膜后见羊水量极少，多有污染。易发生胎儿宫内窘迫与新生儿窒息，围生儿死亡率较高。如为过期妊娠、胎儿宫内生长受限、妊娠期高血压疾病的孕妇，在临产前已有胎心异常者应高度警惕羊水过少的存在。

2. 病因

羊水过少主要与羊水生成减少或羊水吸收、外露增加有关。部分羊水过少的原因不明。常见原因如下：

（1）胎儿畸形：以泌尿系统畸形为主，如胎儿先天性肾缺如、肾发育不全、输尿管或尿道狭窄、梗阻所致的少尿或无尿。

（2）胎盘功能异常：过期妊娠、胎儿生长受限、妊娠期高血压疾病、胎盘退行性变，均可导致胎盘功能异常，胎儿宫内慢性缺氧使其血液循环重新分配，为保障脑和心脏的供血，而使肾血流量下降，胎儿尿的生成减少，导致羊水量过少。

（3）羊膜病变：某些原因不明的羊水过少可能与羊膜本身的病变有关。

（4）母亲因素：孕妇脱水、血容量不足、母体血浆渗透压高使胎儿血浆渗透压相应增高，胎儿尿液形成减少。孕妇服用某些药物（如利尿剂、吲哚美辛等），也可能引起羊水过少。

（5）胎膜早破：羊水外漏速度超过羊水生成速度，导致羊水过少。

3. 对母儿影响

（1）对母体影响：产程延长，手术产率和引产率增加。

（2）对胎儿影响：围生儿发病率和死亡率明显增高，死因主要是胎儿缺氧和胎儿畸形。羊水过少发生在妊娠早期，胎膜与胎体粘连造成胎儿畸形，甚至肢体短缺；发生在妊娠中晚期，子宫外压力直接作用于胎儿，引起胎儿肌肉骨骼畸形，如斜颈、曲背、手足畸形等。羊水过少还可能导致胎儿肺发育不全，可见羊水过少是胎儿危险的重要信号。

（二）护理

1. 护理评估

（1）健康史：评估孕妇有无妊娠期高血压疾病、糖尿病等疾病，胎儿有无畸形，有无过期妊娠、胎儿生长受限，有无服用某些药物。

（2）身体状况

①胎动情况：评估孕妇有无胎动时腹痛，有无胎盘功能减退，有无胎动异常。

②腹部检查：评估孕妇子宫大小、胎位、胎心情况。羊水过少时宫高腹围较同期孕周小，有子宫紧裹胎儿感。子宫敏感，轻微刺激易引发宫缩。临产后阵痛明显，且宫缩多不协调。

③阴道检查：前羊膜囊不明显，胎膜紧贴胎儿先露部，人工破膜时羊水流出极少。

（3）心理状况：因子宫增大不明显，担心自身和胎儿安危，因腹部不适和活动受限而紧张、烦躁不安。羊水过少往往合并胎儿畸形，孕妇会出现自卑情绪。

（4）辅助检查

①B型超声检查：妊娠晚期AFV≤2 cm为羊水过少，为严重羊水过少；AFI≤8 cm为可疑羊水过少，≤5 cm可诊断为羊水过少。此外，B型超声检查可发现羊水和胎儿交界面不清，胎儿肢体挤压蜷曲，胎盘胎儿面与胎体明显接触，还可较早地发现胎儿生长受限以及胎儿肾缺如、肾发育不全等畸形。

②直接测量羊水量：破膜时羊水量少于300 mL即可诊断为羊水过少，多见羊水呈黏稠、浑浊、暗绿色。其缺点是不能早期诊断。

③胎心电子监护仪：羊水过少的主要威胁是脐带及胎盘受压，使胎儿储备能力降低，NST呈无反应型，一旦子宫收缩使脐带受压加重，可出现胎心的变异减速或晚期减速。

（5）处理原则及主要措施

处理方式主要取决于胎儿有无畸形和孕周大小。

①羊水过少合并胎儿畸形：一经确诊胎儿畸形，应尽早终止妊娠。多选用经羊膜腔穿刺注入依沙吖啶引产。

②羊水过少合并正常胎儿：

期待治疗：妊娠未足月，胎儿肺未成熟者，可增加羊水量期待治疗，延长孕周。通过羊膜腔内灌注液体可解除脐带受压，降低胎心变异减速发生率、羊水粪染率及剖宫产率，提高围生儿的存活率。还可降低因羊水过少所导致的体表、肌肉骨骼的畸形和肺发育不良等。

常用方法：常规消毒腹部皮肤，在B型超声引导下行羊膜腔穿刺，以每分钟10～15 mL的速度输入37 ℃的0.9%氯化钠注射液200～300 mL，与此同时，应选用宫缩抑制剂预防流产或早产。

终止妊娠：妊娠已足月，应终止妊娠，如合并胎盘功能不良、胎儿宫内窘迫或破膜时羊水少且胎粪严重污染，估计短时间内不能结束分娩者，应尽快行剖宫产术，以降低围生儿的死亡率。如胎儿储备能力尚好，无明显宫内缺氧，可行人工破膜，密切观察产程进展，连续监测胎心变化，观察羊水情况。

2. 护理诊断

（1）焦虑：与担心胎儿缺氧及胎儿畸形有关。

（2）有胎儿受伤的危险：与胎儿缺氧、手术产率增高有关。

3. 护理措施

（1）病情监护

①监测羊水及胎心：破水后，及时测量羊水量，观察羊水性状，注意有无出现因脐带受压而导致的胎心变化，及时通知医生。

②观察产程及胎儿：需密切观察产程进展及胎儿情况，羊水过少，胎盘功能减退，胎儿在宫内的情况瞬息万变，及时发现异常，及时处理。

（2）治疗配合：羊水过少者手术产率增加，护理人员应及早做好各项相关的准备工作，备好阴道分娩及剖宫产的器械及新生儿抢救的准备物品。必要时配合手术及新生儿抢救。

（3）一般护理

①休息：嘱产妇多卧床休息，左侧卧位，少活动，必要时按医嘱用镇静药。每日吸氧1次，每次30分钟，以改善胎儿缺氧症状。如胎膜破裂应嘱产妇立即平卧，抬高臀部，防止脐带脱垂。

②饮食：指导孕妇低盐饮食，注意多食水果、蔬菜，保持大便通畅。

（4）心理护理：羊水过少时伴畸形或导致胎儿窘迫，孕妇和家属多感不安，情绪不稳定。护理人员应陪伴关心产妇，解答相关疑问，缓解紧张情绪，促使他们积极配合，顺利度过分娩期。

（5）健康指导：指导孕妇的休息和饮食，介绍羊膜腔穿刺术的目的、过程。出院后注意休息，加强营养，增强抵抗力，防止产后出血和感染的发生。指导产妇再次受孕后应进行遗传咨询和产前检查，加强孕期检查，进行高危监护。

第七节　胎膜早破患者的护理

胎膜在临产前破裂，称为胎膜早破，可引起早产、脐带脱垂及母儿感染，增加围生儿的死亡率。妊娠满37周后的胎膜早破发生率为10%，妊娠不满37周的胎膜早破发生率为2.0%～3.5%。孕周越小，围生儿预后越差。

一、疾病概要

（一）临床表现

孕妇突感较多的液体自阴道流出，或经常性少量间断流出，有时可混有胎脂及胎粪，无腹痛等其他产兆，咳嗽、打喷嚏、负重等腹压增加时，阴道流液增多。破膜后如脐带受压，可出现胎心异常。阴道内诊或肛诊时前羊膜囊消失，将先露上推，阴道流液增多。症状不明显时可行阴道窥器检查，见阴道后穹隆有羊水积聚或有羊水自宫口流出，即可确诊胎膜早破。伴羊膜腔感染时，阴道流液有臭味，并有发热、母儿心率增快，子宫压痛，白细胞计数增高，血C反应蛋白升高。隐匿性羊膜腔感染时，无明显发热，但常出现母儿心率增快。

（二）病因

导致胎膜早破的因素很多，往往是多种因素综合作用的结果，常见的因素：

1. 胎膜炎

生殖道病原微生物上行性感染引起胎膜炎，使胎膜局部张力下降而破裂。

2. 营养因素

缺乏维生素C、锌及铜等营养物质，可使胎膜抗张能力下降而致胎膜早破。

3. 羊膜腔压力增高

常见于羊水过多、多胎妊娠及妊娠晚期性交。

4. 胎膜受力不均

头盆不称、胎位异常、骨盆狭窄等，使胎先露部与骨盆不能紧密衔接，前羊水囊所受压力不均，导致胎膜破裂。

5. 宫颈内口松弛

产伤、手术创伤、先天性宫颈组织结构薄弱等造成宫颈内口松弛，使前羊水囊楔入，受压不均，加之此处胎膜接近阴道，缺乏宫颈黏液保护，易受病原体感染，导致胎膜早破。

6. 细胞因子

IL-6、IL-8、TNF-α升高，可激活溶酶体酶，破坏羊膜组织导致胎膜早破。

（三）对母儿影响

1. 对母体的影响

破膜后，阴道内的病原微生物易上行感染，感染程度与破膜时间有关，破膜超过24小时以上，感染率增加5～10倍；羊膜腔感染易发生产后出血；若突然破膜，可能引起胎盘早剥；常合并胎位异常与头盆不称。

2. 对胎儿的影响

胎膜早破常诱发早产，早产儿易发生呼吸窘迫综合征，增加围产儿死亡率；并发绒毛膜羊膜炎时，易致新生儿吸入性肺炎，严重者发生败血症、颅内感染等；胎膜早破易发生脐带受压、脐带脱垂等可致胎儿窘迫。发生胎膜早破时孕周越小，胎肺发育不良发生率越高。

二、护理

（一）护理评估

1. 健康史

询问是否有创伤史、妊娠后期性交史、妊娠羊水过多的病史等。

2. 身体状况

（1）阴道流液：孕妇突感较多液体自阴道流出，不能自控，继而少量间断性排出。评估阴道液体流出的情况，是否咳嗽、打喷嚏、负重等腹压增加时流量增多。

（2）检查：阴道窥器检查见液体自宫口流出或阴道后穹隆有较多混有胎脂和胎粪的液体，肛诊时触不到羊膜囊，如上推先露部时可有羊水流出，伴胎脂。评估流出羊水的量、性状。

3. 心理状况

由于突然发生了不可自控的阴道流液，孕妇可能会不知所措，担心羊水流出过多造成分娩困难，担心早产、产褥感染等影响胎儿及自身的安全。

4. 辅助检查

（1）阴道液酸碱度检查：用石蕊试纸测定pH≥6.5，视为阳性，胎膜破裂可能性大。

（2）阴道液涂片检查：阴道液干燥片检查有羊齿状结晶出现；美蓝染色可见淡蓝色或不着色胎儿皮肤细胞及毳毛；用苏丹Ⅲ染色见橘黄色脂肪小粒，可确定为羊水。

（3）羊膜镜检查：可直视胎先露部，看不到前羊膜囊。

5. 处理原则及主要措施

（1）期待疗法：适用于妊娠28～35周、胎膜早破不伴感染、羊水池深度＞3 cm者。严密观察，尽量延长孕龄，预防感染。

（2）终止妊娠：妊娠＞35周、胎肺成熟者，可终止妊娠。

（二）护理诊断

1. 自理能力缺陷

与预防脐带脱垂需平卧有关。

2. 有胎儿受伤的危险

与脐带脱垂、吸入感染羊水发生胎儿宫内窘迫及胎儿、新生儿肺炎有关。

3. 有感染的危险

与胎膜破裂后，下生殖道内病原体上行感染有关。

4. 焦虑

与诱发早产、担忧胎儿安危有关。

（三）护理措施

1. 病情监护

（1）监测胎儿宫内窘迫征象：观察胎心率变化，必要时行胎儿电子监护，监测胎动及胎儿宫内安危。

（2）监测羊水及感染征象：注意观察羊水性状、颜色、气味，注意有无羊水胎粪污染。定时测体温、脉搏，查血常规，了解子宫有无压痛等情况，及时发现感染征兆。

2. 治疗配合

（1）期待疗法的护理

①防止脐带脱垂：破膜后及时听取胎心音，观察羊水性状，记录破膜时间。胎先露未衔接者，应绝对卧床休息，以左侧卧为宜，适当抬高臀部，减少羊水流出，防止脐带脱垂。如发现有胎心异常，应及时给予吸氧等处理，并协助医生进一步检查。若有脐带先露或脐带脱垂应在数分钟内结束分娩。

②积极预防感染：保持外阴清洁，做好会阴护理。用消毒液擦洗外阴，2次/日，并勤换消毒会阴垫。破膜超过12小时，分娩未结束者，常规给抗生素预防感染。

③防治早产：按医嘱给予子宫收缩抑制剂，如硫酸镁、沙丁胺醇、利托君等；给予地塞米松10 mg，静脉滴注，每日1次，共2次，促进胎儿肺成熟。

④纠正羊水过少：如羊水池深度＜2 cm，孕周＜35周，可行经腹羊膜腔

输液，减轻脐带受压。输入液体温度37 ℃左右，每天250 ~ 500 mL，速度15 ~ 30 mL/h，使羊水池深度达到5 ~ 8 cm。输入中注意预防感染。

（2）协助终止妊娠：妊娠已足月，等待自然临产；12 ~ 18小时未临产应予引产；有产科指征者做好术前准备并配合医生进行剖宫产；若发生感染，无论胎龄大小均应及时终止妊娠。

3. 一般护理

（1）休息：患者应住院待产，卧床休息。协助患者做好生活护理。

（2）减少刺激：禁止灌肠，避免不必要的肛门检查与阴道检查。

4. 心理护理

胎膜早破会使患者及其家属因不知妊娠结果如何，而焦虑不安。为此，护士应与患者及其家属交谈，了解他们的心理活动，针对具体心理症结给予疏导，使其配合处理。如胎儿夭折，应帮助患者及其家属度过悲哀期。

5. 健康指导

（1）向患者说明卧床的必要性，即防止脐带脱垂和羊水流出过多，避免胎儿受伤，以取得患者的合作。

（2）告知患者重视妊娠期卫生保健，妊娠最后2个月禁止性交，同时，避免负重及腹部受撞击。

（3）加强产前检查，及时矫正异常胎位。一旦发现胎膜破裂，应立即平卧，并抬高臀部，禁止行走。

第八节　高危妊娠妇女的护理

高危妊娠是指妊娠期因某种并发症、合并症或致病因素，可能危害孕产妇、胎儿、新生儿或导致难产者。凡具有高危妊娠因素的孕妇均称为高危孕妇，高危妊娠孕妇分娩的新生儿均属于高危儿。

一、疾病概要

高危妊娠子宫往往不能与另一侧发生较好的宫腔沟通，从而使残角子宫以下述两种可能方式受精：一是精子经对侧输卵管外游走至患侧输卵管内与卵子结合而进入残角；一是受精卵经对侧输卵管外游到患侧输卵管而进入残角着床发育。高危妊娠残角子宫肌壁多发育不良，不能承受胎儿生长发育，多数于妊娠14～20周发生肌层完全破裂或不完全破裂，引起严重内出血，症状与输卵管间质部妊娠破裂相似。偶有妊娠达足月者，分娩期亦可出现宫缩，但因不可能经阴道分娩，胎儿往往在临产后死亡。高危妊娠确诊后应及早手术，电子腹腔镜监护下宫腹腔镜联合切除残角子宫，若为活胎，应先行剖宫产，然后切除残角子宫。正常情况下，妇女怀孕后胚胎种植在子宫腔内称为宫内孕，若种植在子宫腔外某处则称宫外孕，医学上又称为异位妊娠。高危妊娠（宫外孕）部位最多见于输卵管，少数也可见于卵巢、宫颈等处。如输卵管妊娠中存活的孕卵脱落在腹腔内，偶尔还在腹腔内脏器官如大网膜上继续生长，则形成腹腔妊娠。输卵管内植入的孕卵若自管壁分离而流入腹腔则形成输卵管妊娠流产；孕卵绒毛穿破管壁而破裂则形成输卵管妊娠破裂；二者均可引起腹腔内出血，但后者更严重，常由于大量的内出血而导致休克，甚至于危及生命。

二、护理

（一）护理评估

1. 健康史

高危妊娠几乎包括所有病理产科。了解孕妇有无下列妊娠危险因素存在。

（1）个人情况：年龄＜16岁或＞35岁；身高＜140 cm；体重＜40 kg或＞80 kg；大量吸烟、饮酒；不孕3年以上，经治疗受孕者。本次妊娠是否有妊娠期，特别是妊娠早期接触过大量放射线、化学毒物或服用过对胎儿有影响的药物等。

（2）异常孕产史：询问有无自然流产、异位妊娠、早产、死胎、死产、难产、新生儿死亡、新生儿畸形、新生儿先天性或遗传性疾病等。

（3）妊娠合并症：如心脏病、病毒性肝炎、糖尿病、贫血、肾炎、肺结核、病毒感染及性传播疾病等。

2. 身体状况

通过身体评估，及时发现上述高危因素及病理产科情况的高危因素，如妊娠期高血压疾病、前置胎盘、胎盘早剥、羊水过多、过期妊娠、多胎妊娠、胎儿生长受限、胎位异常、产道异常、巨大胎儿等。

了解身高、体重、步态、血压；评估心脏杂音及心功能级别；产科腹部检查评估宫底高度，判断子宫大小是否与孕月相符，触诊胎方位有无异常，听诊了解胎心率有无异常；测量骨盆的大小、形态有无异常；分娩后评估产程进展情况，了解有无胎膜早破及羊水的量、性状有无异常等。

3. 心理状况

高危孕妇在妊娠早期常担心胎儿畸形及流产；妊娠晚期则担心早产、死胎、死产等；有不良孕产史的孕妇更因前次妊娠的失败而对此次妊娠产生恐惧；因妊娠合并症、异常产科情况等，担心自身的健康状况、胎儿宫内的安危、治疗的效果而表现出忧郁、焦虑或恐惧。

4. 处理原则

预防和治疗引起高危妊娠的病因，保护母儿健康；若继续妊娠将威胁母儿生命，则应适时终止妊娠。

（二）护理诊断

1. 恐惧

与担心自身及胎儿安危有关。

2. 自尊紊乱

与分娩愿望不能实现有关。

3. 有胎儿受损危险

与胎儿宫内缺氧或手术有关。

4. 有产道受损可能

与胎儿危急需迅速分娩有关。

5. 功能障碍

性悲伤与高危妊娠身体不适或胎儿结局不良有关。

（三）护理措施

1. 病情监护

高危妊娠完整的监护包括婚前、孕前的保健咨询；孕前及孕早期的优生咨询及产前诊断；胎儿先天畸形及遗传性疾病的宫内诊断；胎儿宫内情况监护；胎盘功能检查及胎儿成熟度检查等。

（1）胎儿先天畸形及遗传性疾病的宫内诊断：如妊娠早期取绒毛、妊娠中期（16～22周）抽取羊水，进行染色体核型分析，了解染色体数目和结构的改变；测定羊水中甲胎蛋白（AFP）诊断开放性神经管畸形；测定羊水中的酶诊断代谢缺陷病；羊膜腔内胎儿造影，诊断胎儿体表畸形及泌尿系统、消化系统畸形；B型超声检查诊断胎儿异常等。

（2）胎儿宫内情况监护

①确定是否为高危儿，高危儿包括孕龄＜37周或≥42周；出生体重＜2500 g；巨大胎儿（体重≥4000 g）；出生1分钟Apgar评分0～3分；产时感染；高危孕妇的新生胎儿；新生儿的兄姐有严重的新生儿病史或新生儿期死亡等。

②确定孕龄：根据末次月经、早孕反应时间及胎动出现时间等推算孕龄。

③测量宫底高度及腹围：手测宫底高度或尺测子宫长度和腹围，判断胎儿大小是否与胎龄相符。

④超声检查：B超检查可测量胎头双顶径、胸径、腹径，确定与妊娠周数是否相符，了解有无畸形及胎盘成熟度等。

⑤绘制妊娠图：妊娠图能动态反映胎儿宫内发育及孕妇健康情况。其中，宫底高度曲线是妊娠图中最主要的曲线，反映胎儿宫内生长发育情况。

⑥胎动计数：孕妇自我监测胎动是最经济、简便的评价胎儿宫内安危的方法。孕妇于每日早、中、晚各数胎动1小时，将胎动数做记录，3次胎动数相加乘以4为12小时胎动数，如胎动数≥30次/12小时为正常，若胎动数＜10次/12小时，提示胎儿宫内缺氧。

⑦胎心听诊：胎心听诊是临床普遍使用的最简单的方法，可以判断胎儿是否存活、有无缺氧。

⑧胎儿心电图监测：胎儿心电图来自胎儿心肌活动时产生的生物波，可了解胎儿有无宫内缺氧及胎盘功能等。

⑨羊膜镜检查：利用羊膜镜观察妊娠末期或分娩期羊水颜色，可以判断胎儿安危。正常妊娠时羊水无色、透明、澄清，妊娠晚期呈乳白色，内含胎脂、毳毛。若羊水混有胎粪则呈黄色、黄绿色，甚至深绿色。

⑩胎儿电子监护：即用胎儿监护仪监护。

⑪胎儿头皮血pH测定：用于检测胎儿缺氧、酸中毒情况。正常胎儿头皮血pH为7.25～7.35，若pH为7.20～7.24，提示胎儿轻度酸中毒，PH＜7.20提示严重酸中毒。

（3）胎盘功能检查

①胎动：胎动与胎盘血管状态关系密切，胎动计数可以了解胎儿宫内状况，是判断胎儿宫内安危的主要临床指标。12小时＞10次为正常。

②测定孕妇体内雌三醇值：A. 测尿中雌三醇（E_3）值，E_3＞15 mg/24 h为正常值，＜10 mg/24 h为危险值，10～15 mg/24 h为警戒值，妊娠晚期多次测得雌三醇E_3值＜10 mg/24 h表示胎盘功能低下。B. 随意尿雌激素/肌酐（E/C）比值，E/C＞15为正常值，10～15为警戒值，＜10为危险值。C. 测血清游离雌三醇值，用放射免疫法，足月时该值＜40 mmol/L表示胎盘单位功能低下。

③孕妇血清胎盘生乳素（HPL）值测定：用放射免疫法。足月妊娠时HPL值＜4 mg/L或突然降低50%，提示胎盘功能低下。

④缩宫素激惹试验（OCT）：无应激试验（NST）无反应型（阴性）需做OCT。OCT阳性，提示胎盘功能减退。

此外，阴道脱落细胞检查、B超行胎儿生物物理监测均有实用价值。

（4）胎儿成熟度检查

①正确推算妊娠周数：问清末次月经确切日期，月经周期是否正常，有无延长或缩短。

②尺测子宫长度及腹围：估算胎儿大小，了解胎儿宫内生长发育情况。胎儿体重估算方法：

胎儿体重（g）＝子宫长度（cm）×腹围（cm）＋200 g

③B超测胎头双顶径：＞8.5 cm，提示胎儿成熟。

④羊水检查：卵磷脂/鞘磷脂比值（L/S）＞2，提示胎儿肺成熟。也可用羊水泡沫试验，这是一种快速而简便测定羊水中表面活性物质的试验。羊水中的肌酐值、胆红素值、淀粉酶值、脂肪细胞出现率分别提示胎儿肾、肝、唾液腺、皮

肤成熟度。

2. 治疗配合

（1）病因治疗：配合医生针对病因积极治疗。

（2）按医嘱给予药物治疗

①给10%葡萄糖500 mL加维生素C2 g，缓慢静脉滴注，每天1次5～7天为一个疗程，休息3天后可重复，以提高胎儿对缺氧的耐受力。

②给右旋糖酐500 mL，加丹参针剂10 mL，静脉滴注，7天为一个疗程，以改善胎盘微循环。

（3）间歇吸氧：尤其对胎盘功能减退的孕妇，应给予吸氧，每天3次，每次30分钟，以提高血氧含量。

（4）适时终止妊娠：继续妊娠将威胁母儿健康和生命时，应考虑适时终止妊娠。根据孕妇和胎儿的情况，综合分析决定终止妊娠的时间和方式。如需终止妊娠而胎儿成熟度较差时，在终止妊娠前按医嘱应用地塞米松促进胎儿肺成熟。产时严密观察胎心变化及产程进展，及时发现异常。产程中给产妇吸氧。若需行阴道助产或剖宫产术时，应做好术前准备及术中护理配合。

（5）做好新生儿窒息的抢救准备：备好全套复苏设备及复苏药品。如为早产儿或极低体重儿，需准备好暖箱，配合医生实施抢救。将高危新生儿列入重点护理对象，严密观察，延期哺乳，预防并发症。

3. 一般护理

（1）活动与休息：卧床休息，取左侧卧位，保证充足的睡眠。保持室内空气新鲜，通风良好。注意个人卫生，勤换内衣裤。

（2）饮食与营养：给予高蛋白、高能量饮食，补充维生素、铁、钙及多种氨基酸。对妊娠并发症及合并症患者，按医嘱给予特殊营养。

4. 心理护理

（1）减轻焦虑、消除恐惧：鼓励高危孕妇诉说内心的痛苦与不适，指导正确的应对方法，如采取听音乐、深呼吸等方法减轻和转移孕妇焦虑情绪，消除恐惧；鼓励和指导家属参与和支持。

（2）增强信心：为孕妇提供相关的信息，耐心解答孕产妇及其家属的提问，解释各种检查和操作的目的、过程及注意事项，提供专业指导与帮助，使孕妇信心增强，积极与医护配合。

5. 健康指导

（1）定期检查：嘱高危孕妇定期到医院做产前检查，以便及早发现异常、及时处理。

（2）自测胎动：教会孕妇自己进行胎动计数，每天3次（早、中、晚），每次1小时，将3次胎动计数相加再乘以4，即12小时胎动数。若12小时胎动数小于10次，表示胎儿宫内缺氧，应及时到医院就诊。

第九章　新生儿照护

第一节　新生儿的照护

一、新生儿评估和护理

（一）新生儿各系统发育特点

正常新生儿从出生后脐带结扎开始到整28天前的一段时间定为新生儿期。绝大多数新生儿为足月分娩，即胎龄满37周（259天）以上，42周（294天）以下，出生体重在2500～4000 g，无任何疾病或畸形的活产婴儿。新生儿期是胎儿的继续，出生后各系统生理功能需进行有利于生存的重大调整，因此必须很好掌握新生儿期的特点，针对性护理，以保证新生儿健康成长。

1. 呼吸系统

（1）胎儿呼吸处于抑制状态

出生时，由于本体感受器及皮肤温度感受器受刺激，反射地兴奋了呼吸中枢，产生呼吸运动发出第一声啼哭。大多数新生儿开始时呼吸比较规则。胎儿肺泡中含有小量液体，因肺泡壁上液面的存在，第1次吸气所需胸腔负压可达3.92 kPa（29.4 mmHg），以后正常呼吸的维持，则需有足够的肺表面活性物质存在。

（2）新生儿呼吸

主要依靠膈肌的升降，若胸廓软弱，随吸气而凹陷，则通气效能低。新生儿呼吸运动较浅表，但频率快（35～45次），故每分钟相对呼吸量并不比成人低。

初生2周呼吸频率波动大；当快动眼睡眠相时。呼吸常不规则，可伴有3～5秒的暂停；在非快动眼睡眠相时，呼吸一般规则而浅表。这是新生儿的正常现象。

2. 循环系统

出生后新生儿血液循环发生重要动力学变化，与解剖学的变化互为因果：①脐血管的结扎；②肺的膨胀与通气使肺循环阻力降低；③卵圆孔的功能性关闭。此时血液仍经过动脉导管自左向右分流，起着提高周围血氧分压的作用。有的新生儿最初数天听到心脏杂音，可能与动脉导管暂时未闭有关。

正常足月新生儿的心率一般是规则的，为120～160 bpm。血压在50/30 mmHg～80/50 mmHg。

3. 体温调节

因室温较宫内温度低，婴儿出生后体温明显下降，据研究，在22～24 ℃室温条件下，刚分娩的新生儿体核温度平均下降0.1 ℃/min，体表温度平均下降0.3 ℃/min，生后30分钟深部体温平均下降2～3 ℃，皮肤温度下降4.6 ℃，故出生时的保暖非常重要。出生时体温的不稳定是由于体温调节中枢功能未完善及皮下脂肪较薄，体表面积相对容易散热。新生儿寒冷时无颤抖反应，而由棕色脂肪产热。寒冷时，受去甲肾上腺素的调节，发挥化学产热作用。肩胛间区有特殊的静脉网引流，故寒冷时脊髓上部重要中枢能得到较温暖的血液保护。

室温过高时，足月儿能通过增加皮肤水分的蒸发散热，炎热时有的新生儿发热，因水分不足，血液溶质过多之故，故称脱水热。室温一般应维持在22～24 ℃。

适中温度，又称适中温度带，是指在这一环境温度下机体耗氧、代谢率最低，蒸发散热量亦最少，而能保持正常体温。

4. 胃肠系统

新生儿消化道面积相对较大，肌层薄，能适应较大量流质食物的消化吸收。吞咽功能完善，生后不久胃中就见空气。咽–食管括约肌吞咽时不关闭，食管不蠕动。食管下部的括约肌也不关闭，故易发生溢乳。

新生儿唾液分泌少，常呈中性甚至酸性反应，新生儿消化道能分泌足够的消化酶，唯有胰淀粉酶要到生后1个月才达成人水平。新生儿消化蛋白质的能力好，其胃中的凝乳酶起了较大作用。肠壁有较大的通透性，有利于初乳中免疫球蛋白的吸收。新生儿胃解脂酶对脂肪的消化起较大作用，人乳脂肪85%～90%能被吸收，牛乳脂肪吸收率较低。

婴儿出生后不久，即可排出墨绿色胎粪，3～4天转为过渡性大便，若生后24小时未见胎粪，宜进行检查以排除先天性畸形如肛门闭锁或巨结肠等症。

5. 泌尿系统

胎儿出生时肾脏已具有与成人数量相同的肾单位，但组织学上还不成熟，滤过面积不足，肾小管容积更不足，因此肾功能仅能适应一般正常的代谢负担，潜力有限。新生儿由于肾功能不足，血氯及乳酸含量较高。人工喂养者血磷、尿磷均高，易引起钙磷平衡失调，产生低血钙。大多数新生儿出生后不久便排尿，如果喂养不足，生后第1天可仅排少量的尿。新生儿一般排尿量为40～60 mL/（kg·d）。生后24小时未见小便，宜进行检查排除泌尿系统先天性畸形。

6. 免疫系统

新生儿6周时胸腺已形成，12周左右，在淋巴细胞表面出现分化抗原，成为T辅助细胞（$CD3^{+}$、$CD4^{+}$）和T抑制细胞（$CD3^{+}$、$CD8^{+}$）。但T辅助细胞的功能尚较弱，其产生的IL-2活力也较低，因而尚不能发挥细胞免疫的防御反应，较易被一些病毒和真菌引起严重感染。

B淋巴细胞的发育早在胚胎7.5周，出生时血清中的IgA含量极低，IgM一般均在200 mg/L以下，只有IgG由于有来自母体，故出生时已达正常人水平，但实质上由新生儿自己合成的IgG含量很低。

在新生儿非特异性免疫反应中，虽然在胎龄20周已有各种补体形成，但出生时各种补体成分的含量，仅为成人含量的1/2左右，调理素也较缺乏，中性粒细胞的储备较少，趋化能力低，因而容易导致感染扩散而成为败血症。

7. 血液系统

新生儿血容量的多或少与是否延迟断脐有关。新生儿血红蛋白与成人比较有质的不同，出生时胎儿血红蛋白占70%～80%，出生5周后降为55%，以后逐渐为成人型血红蛋白所取代。

8. 酶系统

新生儿肝内葡萄糖醛酸转移酶不足，早产儿尤甚，故多数新生儿生后第2天开始表现不同程度的生理性黄疸。此酶的不足还使新生儿不能对多种药物进行代谢处理，产生过量现象，如氯霉素可引起“灰婴综合征”。

9. 内分泌系统

新生儿出生后腺垂体已具有功能，神经垂体分泌稍不足。甲状腺功能良好，甲状旁腺常有暂时性功能不足。肾上腺在胚胎第6周开始形成，出生后胎儿带开始退行性变，到4～35天成人带则增宽至皮质的50%，到1周岁前胎儿带完全消失。新生儿出生时皮质醇较高，可能是通过胎盘从母体得来，也可能是婴儿自身对分娩的应激反应。肾上腺髓质分泌和存储的激素以去甲肾上腺素为主。

10. 特殊感知系统

（1）大脑：新生儿脑相对大，占体重的10%～12%（成人为2%），但脑沟、脑回仍未完全形成。出生时大脑皮质和纹状体发育尚未完善，神经鞘没有完全形成，故常出现兴奋泛化反应。

（2）脊髓：相对较长，其下端在第3、4腰椎水平上。新生儿脑的含水量较多，髓质化不完全，髓鞘未完全形成，因而在CT检查时，足月儿在双侧额部、早产儿在双侧额部和枕部可呈现与发育有关的正常低密度现象。通常在胎龄48周，即生后2个月，这些低密度现象才消失。

（3）条件反射：新生儿呈现下列各种非条件反射，如觅食、吸吮、伸舌、吞咽、恶心、拥抱及握持反射等；佛斯特征、巴宾斯基征、凯尔尼格征呈阳性；腹壁反射及提睾反射生后几个月不稳定，紧张性颈反射可能要待数周后出现。

（4）味觉：发育良好，甜味引起吸吮运动。

（5）嗅觉：较弱，但强烈刺激性气味能引起反应。

（6）对光反应：有，但因缺乏双眼共济运动，视觉仍不清晰。

（7）听觉：出生3～7天后听觉开始增强，响声常可引起眨眼及拥抱反射。

（8）其他：如触觉及对温度灵敏，痛觉较钝。

11. 正常新生儿的特殊表现

正常新生儿中普遍存在着一些特殊表现，属于正常范围。但有些则只限于个别新生儿，这些特殊表现或在短时期内存在，或可持续终生。但在实际工作中，我们也必须注意鉴别一些特殊表现与正常和异常之间的关系。新生儿的一些特殊表现将可能包括以下三种情况：

（1）属正常范围，实质却为异常。

（2）看似异常，却属正常现象。

（3）介于正常和异常之间，一时或永久难以区分。

（二）生长发育

一般用“生长”表示形体的增加，可测出其量的变化，用“发育”表示功能的演进，为质的改变。目前倾向于统称为发育，体格发育是新生儿生长发育中的一个重要组成部分。一般常用的形态指标有体重、身长、顶臀长、头围、胸围、上臂围、头部径线、肩宽、臂围、臀围、腹围、大腿围、小腿围、上肢长、前臂长、下肢长、小腿长、手长、足长及皮褶厚度等。另外，根据不同的目的，对新生儿的某些骨骼发育和某些功能的指标进行测定（详见本节“新生儿体检”相关内容）。

1. 发育特点

（1）与胎龄的关系：由于各胎龄组间均值的差异均有显著性，故在判断各项指标是否正常时，应按不同的胎龄进行评价才为合理。

（2）性别差异：出生时及新生儿期足月儿各项指标，如体重、身长、头围等，均为男大于女。各个不同胎龄组间除少数几个小胎龄儿组外，亦为男大于女。

（3）产次差异：出生时足月经产儿的体重平均比足月初产儿重，各胎龄组间有显著性差异。但在早产儿中，经产儿的体重常小于初产儿。足月经产儿的身长比足月初产儿略长，其差异一般无显著性。

（4）城乡及城郊差异：新生儿期足月儿各项指标在城郊及城乡之间非常接近，差别不大。新生儿期后，随着新生儿年龄的增加，其体格发育水平目前我国城区仍大于郊区及农村，农村儿童的生长发育水平仍存在较大改善空间。

（5）时期或年代差异：国内外不少学者对人类体格发育总趋势的研究发现，随着时间的推移，环境条件（包括社会环境、经济条件、生活水平、营养及健康水平等）的改善，生长发育有逐渐加速的现象。

（6）其他差异：除上述各项差异外，还与遗传因素（种族、家族中父母体塑等）及环境因素的营养、疾病、气候、季节、居住区海拔高度、社会经济文化和生活环境等有关。

2. 增长规律

新生儿体格发育各项指标在宫内每周增长的速率，大多数在30、31及34周时各出现一个生长高峰。从34周以后，其增长的速率渐缓，至43～11周，还可出现负值。新生儿体重从生后第2周起增长迅速。至生后4周，早产、足月及过期产儿体重的定基增长速度分别为29.2%、26.7%及25.2%，以早产儿增长的速率最快。2个月时，体重增长的速度分别可达84.6%，68.3%及63.3%，仍以早产儿最快。这表明，早产儿体重的正常追赶生长，从生后1周时已明显显示出来。其余指标，在第4周时，早产、足月及过期产儿三者之间的增长速度比较接近，但至1个月时，则以早产儿为最快。

（三）新生儿体检

体格发育测量方法，新生儿体检基本与一般小儿体检相同，但应注意以下几点：

1. 体重

出生体重应在生后1小时内完成，最好用电子秤，最大载重限15 kg，准确读数至5～10 g，不应超过50 g。首次测量时，应将娩出的新生儿身体擦干，裸体测量。

2. 身长

首次测量时可在生后24～72小时进行。可用标准量床或量板，或特制的测量器，不要用软尺。测长最小分度为1 cm。

3. 头围、胸围及上臂围

首次测量时间同身长。可用标准软尺（2 m长的软尺与2 m长精确到1 mm的标准钢尺校正，误差在0.5 cm以内）或特制的体围尺。测胸围时除记录平静时吸、呼气时的均数外，同时记录呼气末读数。准确记录到1 mm。上臂围的测量部位可取鹰嘴突到肩峰之间的中点。

（四）新生儿评估和护理

1. 常规护理

（1）保暖：出生后头24小时尤为重要，第1天测体温4次直至正常，后每天测2次，36.5 ℃≤正常新生儿体温＜37.5 ℃。

（2）面色：正常新生儿面色应红润，如面色苍白或唇周青紫、全身发凉、皮肤发花，提示呼吸系统、心功能不全、低血糖、败血症等病理情况。

（3）哭声：新生儿不会讲话，临床医护人员及家属应从哭声中来了解新生

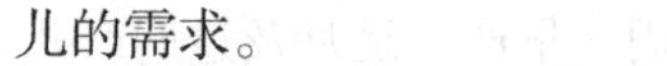

儿的需求。

（4）呼吸：新生儿出生后呼吸浅、快，以腹式呼吸为主，每分钟40～60次，如呼吸加快>60次/分、呼吸困难或有呻吟声，要考虑湿肺、呼吸窘迫综合征等疾病，尤其是出生后6小时内呼吸窘迫呈进行性加重通常提示呼吸窘迫综合征。

（5）排便：新生儿第一次大便多在出生12小时以内，为墨绿色黏稠的胎粪，如24小时未解，应注意检查是否有消化系统发育异常。正常新生儿出生后不久即排小便，如48小时未解要引起重视。初次大小便应记录并交班。新生儿小便有时表现为粉红色，为尿酸盐结晶，鼓励多哺乳即可。

（6）溢乳：大多数于喂奶后即有1～2口乳汁反流入口腔及口角边，少数在喂乳后不久，因改变体位而引起，婴儿一般情况好，不影响生长发育。注意喂奶后拍背，予以侧卧位。

（7）新生儿黄疸：生理性黄疸由于胆红素代谢的特点，大多数出生后2～3天出现黄疸，5～7天达高峰期，10～11天消退，早产儿可延迟到3～4周消退，一般情况好，多不需要治疗。

（8）沐浴：每天或隔天一次，清洁皮肤，评估全身情况，促进舒适。如新生儿体温不稳定或者体温较低，一般不宜沐浴。

（9）脐部护理：严格执行消毒隔离制度，接触新生儿前后洗手；保持脐部清洁干燥，每天脐部护理1～2次。

（10）测体重：每次沐浴后测体重并记录在婴儿体重单上曲线示意，生理性体重下降不超过10%。如出现体重下降过多等情况应加强喂养、及时处理，纯母乳喂养者可增加喂养次数。

（11）五官护理：每天观察新生儿口眼耳鼻，如有异常，及时处理。

（12）皮肤及臀部护理：定时更换尿布，一般在哺乳前更换，用温水清洗臀部，擦干后涂鞣酸软膏，以防红臀发生。

（13）产瘤与头血肿：产瘤是生产时头皮受挤压发生弥漫性水肿所致，一般21小时内自然吸收，不需特别处理；头血肿为生产时胎头在产道受挤压或产钳等手术，导致骨膜下血管破裂，而引起的骨膜下血肿。出生时小，出生后增大，1～2个月甚至更长时间后消退

（14）母乳喂养指导：关注母乳喂养恰当指标，如不够，易发生低血糖。多

数新生儿低血糖表现为无症状，出现症状也无特异性。

（15）预防接种：在取得监护人知情同意后，正常新生儿生后12小时内常规注射乙肝疫苗，24小时后接种卡介苗，做好相关记录，将疫苗接种单交给家属，并做好相应的宣教工作。

（16）新生儿出院宣教：随母亲出院的新生儿做好出院当日晨沐浴，与家属共同核对母亲姓名、婴儿性别，确认无误后，取下手、脚腕带，将新生儿交予家属。同时，再次评估新生儿全身情况、奶量、预防接种、各种筛查情况等，针对问题进行健康宣教。

2. 安全管理

（1）严格遵守新生儿护理常规，房间应阳光充足、空气流通、室温应保持在20～24 ℃，并保持适当的湿度（55%～65%），遵循消毒隔离制度。

（2）严格遵守新生儿身份识别程序，做好母婴室新生儿身份识别工作。

（3）加强产妇或家属住院期间新生儿监护方面的安全知识教育，向产妇发放相关的安全事项资料，家属确认后签字。

（4）新生儿一般应单独睡婴儿床，取合适体位；婴儿床应固定放置，远离热源，避免放床头柜或衣柜下。避免将新生儿处于危险的环境，如高台面、长时间受压、接触尖锐物品等；哺乳后取侧卧位，一旦发现呕吐、脸色青紫等异常情况立即报告医护人员。

（5）护士护理或转送新生儿时应严格按操作规范，认真核对母亲胸牌、新生儿腕带及性别，转送过程中新生儿始终不离转送者视线。

（6）护士巡视病房时，关注新生儿是否安全，并提醒家属监护好新生儿。发现病房有形迹可疑的陌生人及时报告相关部门。

（7）有新生儿护理安全防范程序及应急处理流程，如新生儿坠床、烫伤、窒息等，人人知晓，并熟练应用。

二、新生儿喂养

新生儿尤其是早产儿营养需求高，但消化代谢功能有限，各脏器功能不够成熟，因此，对待营养既要求需要量足够，又要考虑新生儿的生理特点适当掌握。

（一）热能及各类营养素需要量

1. 总热能需要量

新生儿总热能需要量=基础代谢+活动消耗+生长所需+食物特殊动力+排泄损失，其中基础代谢所需的能量约为 50 kcal/（kg·d）。足月儿第一周总热能需要量由 20 ~ 40 kcal/（kg·d）逐渐增至 60 ~ 80 kcal/（kg·d）；第二周时达到 80 ~ 100 kcal/（kg·d），第三周及以上达到 100 ~ 120 kcal/（kg·d）。早产儿总能量需求于生后第三周时应达到 120 ~ 150 kcal/（kg·d），以后随日龄增加渐增。

一般来说，热卡摄入量在50 ~ 60 kcal/（kg·d）时可维持体重，如要获得体重增长，足月儿摄入的能量应达到100 ~ 120 kcal/（kg·d），产儿则需110 ~ 140 kcal/（kg·d），胎儿生长受限（FGR）新生儿和早产儿在应激状态下摄入量应较正常早产儿高。不论是足月儿还是早产儿，在寒冷、手术、感染时都应增加热能供给。而在适宜温度或胃肠外营养时可减少热能供给的10% ~ 25%。

2. 脂肪需要量

足月儿脂防总需要量为3.6 ~ 7 g/（kg·d），其中，中长链不饱和脂肪酸易于吸收且生理作用较大。必需脂肪酸包括亚麻油酸（LNA）和亚油酸（LA），均为长链不饱和脂肪酸。LNA可代谢成二十碳五烯酸（EPA）和二十碳六烯酸（DHA），LA可代谢成花生四烯酸（AA）。

必需脂肪酸（尤其是DHA）对脑组织和视网膜的发育起促进作用；EPA对肠黏膜起保护作用。初乳中AA和DHA显著高于成熟乳，有利于初生婴儿的发育，缺乏时易导致生长迟缓、皮肤损害、头发稀疏、大便次数增多。

3. 糖类需要量

足月儿糖类总需要量为10 ~ 12 g/（kg·d），新生儿糖酶的发育从胎龄14周起就已开始。14周时，胎儿开始有肠道双糖酶活性；26周时，双糖酶活性迅速升高；孕6 ~ 8个月时，胎儿体内已存在有足够分解蔗糖、麦芽糖的酶；至胎儿足月时，乳糖酶活性仍较低。因此，我国早产儿乳糖酶活性容易长期低下，易出现乳糖不耐受症；早产儿最初几天给予乳糖含量高的乳制品可造成吸收不良，腹胀、大便次数增多等。

4. 蛋白质需要量

对于新生儿而言，乳清蛋白是一种优质蛋白，它容易被消化、生物利用度高，从而有效减轻肾脏负担。母乳及近似母乳代乳品中的乳清蛋白：酪蛋白比例约为70：30，足月儿需摄入母乳蛋白1.2～1.8 g/（kg·d）；而牛乳中乳清蛋白：酪蛋白比例约为18：82，乳清蛋白比例偏低，因此足月儿需摄入蛋白2～3 g/（kg·d）。早产儿蛋白摄入需要略高，为2～3 g/（kg·d），或可高达4 g/（kg·d）。

若摄入过多蛋白，则易发生氮质血症、高氨基酸血症、代谢性酸中毒等。早产儿摄入蛋白质或氨基酸供给能量，应既能满足生长和组织更新需要，又不超过其代谢能力。蛋白质摄入＜2 g/（kg·d）时，可影响生长发育和脑发育，导致低蛋白血症和水肿；若＞5 g/（kg·d）时，则会增加肝肾代谢，引起嗜睡、脱水、腹泻、代谢性酸中毒、氮质血症、高氨基酸血症等。

同时，补充氨基酸时应注意，除9种必需氨基酸外，由于早产儿合成功能发育较晚，酪氨酸、胱氨酸、氨基乙磺酸（牛磺酸）也是早产儿所必需的。牛磺酸在初乳中含量最为丰富，它与神经传导及视网膜、心肌、运动肌功能密切相关；谷氨酸是母乳中第二丰富的氨基酸，它是供给肠道代谢的主要能源，能够提高锌的吸收，缺乏时可能会导致肠黏膜萎缩。

5. 矿物质需要量及缺乏症

（1）钠：早产儿易出现低钠血症，且需要量较足月儿高，血清钠＜130 mmol/L时，予以纠正。

（2）钾：不论是足月儿、早产儿及极低出生体重儿，乳品中的钾含量均能满足需要。

（3）钙和磷：由于母乳和牛乳钙磷比例不同，母乳钙吸收率高，而牛乳由于高磷，大量磷吸收入血液后可导致高磷血症、低钙惊厥、低镁血症、心律不齐和腹胀等。早产儿有生理性骨质疏松，缺钙多为无症状性低钙血症，钙的摄入量不能＞140 mg/（kg·d）；否则反而会引起脂肪吸收障碍、肠道内钙沉积、高血钙、代谢性酸中毒、磷消耗。

（4）镁：缺乏时影响钙平衡，使钙水平也降低，低镁主要表现为肌软弱、腹胀和抽搐等。

（5）铁：足月儿铁储存量可供4～6个月之用；而早产儿补铁原则是最早从出生2周后开始补充，不能迟于生后2个月，持续12～15个月。补铁同时应补充维生素E和促红细胞生成素。婴儿期缺铁会影响智力和行为发育，治疗铁缺乏可以减少呼吸道和消化道感染的发生。

（6）锌：除极低出生体重早产儿可能发生锌缺乏外，正常新生儿极少发生缺锌症。缺锌时可生长迟缓、免疫能力低下、易发生呼吸道感染和慢性腹泻。新生儿锌需要量约为0.5 mg/（kg·d），过多补锌或长时间小剂量补锌（达6个月）将抑制免疫功能，故补充需适量。

（7）铜：缺乏时可出现贫血症，近似于缺铁性贫血。X线表现为坏血病。

6. 维生素缺乏症

（1）维生素A：缺乏时出现角膜软化、生长减慢、表情淡漠、智力低下黏膜角化、夜盲症等。

（2）维生素B：新生儿期很少缺乏维生素B复合物，仅见于精白米和面粉喂养的婴儿。早产儿中以叶酸缺乏多见。维生素B_2缺乏时出现口角炎和畏光等症状。

（二）母乳喂养及护理

母乳是新生儿的最佳食物，除提供必要的营养元素以满足婴儿生长发育需求外，还有其他诸多生物活性，可提高婴儿免疫防御能力，促进胃肠道成熟和智力发育。世界卫生组织倡议，至少纯母乳喂养6个月，并在添加辅食的基础上坚持哺乳24个月以上。且对哺乳产妇而言，母乳喂养可以促进产后恢复，预防疾病的发生，降低癌症的发生率，增进宝宝和妈妈的情感联系。正常新生儿产后建议母婴同室，分娩后1小时内实行早接触、早吸吮，新生儿母乳喂养恰当的指标：①喂奶时听见吞咽声；母亲有下乳的感觉；喂奶前乳房丰满，喂奶后乳房较柔软。②新生儿24小时内小便6次或以上；经常有软的大便；两次喂奶之间婴儿很满足、安静。③新生儿体重平均每天增加18 ~ 30 g或每周增加125 ~ 210 g。

三、早产儿和小于胎龄儿

（一）早产儿

胎龄＜37周出生的活产婴儿称为早产儿，又称未成熟儿。其出生体重多数在2500 g以下，头围33 cm以下。器官功能和适应能力均较足月儿差，应给予早产儿特殊护理。

1. 病因及发病机制

（1）母体感染：各种微生物造成的绒毛膜羊膜炎可能是难以解释的胎膜早破或早产的原因，传播途径可通过上行性感染和血液传播。

（2）子宫内压高：多胎妊娠、羊水过多等导致子宫内压增高导致早产。

（3）子宫颈内口关闭不全：羊膜囊向宫颈管膨出，导致胎膜早破引起早产。

（4）子宫发育不良：各种子宫畸形导致早产。

（5）医源性早产：发生率占全部早产的1/3左右，妊娠并发症和妊娠合并症是导致医源性早产的最直接原因。

（6）牙周疾病：牙周炎发生在早产之前，牙周炎越严重，早产发生的孕周越早，可能是引起牙周炎的G^-细菌释放的内毒素，刺激细胞因子和前列腺素的产生。

（7）胎儿因素：以双胎为多，此外尚可由于胎儿畸形而导致早产。

2. 分类

（1）根据出生体重分类：①低出生体重儿，出生体重<2500 g；②极低出生体重儿，出生体重为1000～1499 g；③超低出生体重儿，出生体重<1000 g。

（2）根据胎龄和出生体重的关系分类：①适于胎龄早产儿，出生体重在相同胎龄平均体重第10～90百分位；②大于胎龄早产儿，出生体重大于相同胎龄平均体重第90百分位；③小于胎龄早产儿，出生体重小于相同胎龄平均体重第10百分位。

3. 生理特点

（1）体温调节：早产儿体温调节中枢发育不成熟，调节功能差，对外界环境适应能力也很低，保暖不当极易发生低体温；严重者可能发生硬肿症。早产儿汗腺发育差，在环境温度高时也可发生高热。

（2）呼吸功能：早产儿呼吸中枢发育不成熟，呼吸常不规则，喂奶中或喂奶后常有暂时性青紫，甚至发生呼吸暂停。肺泡表面活性物质少或缺乏，易发生肺透明膜病及肺不张。

（3）消化功能：早产儿吸吮能力差，吞咽反射弱，幽门括约肌较紧张，胃容量小，易产生喂养困难、呛奶、溢奶，如护理不当可导致吸入性肺炎；各种消化酶不足，易发生消化不良、腹泻，缺氧缺血或喂养不当情况下，可发生坏死性

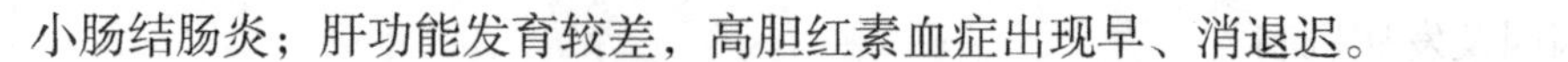

小肠结肠炎；肝功能发育较差，高胆红素血症出现早、消退迟。

（4）免疫功能：对感染抵抗力弱，容易发生各种感染性疾病，甚至败血症。

（5）肾功能：早产儿易产生钠潴留、水肿，容易发生代谢性酸中毒。

（6）代谢功能：易产生低血糖和低蛋白血症，甲状旁腺功能不成熟，加上肾脏排磷少，容易形成高磷低钙血症和低钙惊厥。

（7）神经系统：其成熟度与胎龄密切相关，胎龄愈小，各种反射愈差。早产儿肌张力亦低，四肢呈伸直位，拥抱反射常不完善。由于脑生发层组织血管丰富，无明显外伤和窒息情况下，亦常发生脑室管膜下出血和脑室内出血。

4. 处理要点

各阶段的早产儿因胎龄、体重不同，其生活能力亦不同，但均需要加强照护，同时需要根据具体情况采取相应的处理。对出生体重＜2000 g的低出生体重儿，同样应送入高危新生儿室。

（1）体温管理：出生后即予有效保暖，根据不同年龄和体重调节环境温度和湿度，保持早产儿处于合适中性温度。

（2）呼吸管理：吸入室内空气时血氧饱和度＜85%时给予氧疗。根据血气分析调整氧浓度，遵循早产儿上氧原则。无法维持有效呼吸应及早机械通气。

（3）营养支持：保持血糖稳定和液体平衡，能量摄入早期30 kcal/（kg·d），以后增加10 kcal/（kg·d），直至100～120 kcal/（kg·d）。脂肪、糖和蛋白质需要量按比例分配，同时补充维生素和微量元素等。

（4）控制感染：早产儿感染以预防为主，严格遵守消毒隔离制度，尽量减少侵袭性操作。

（5）预防并发症：减少医源性失血，防止早产儿贫血；做好早产儿视网膜病的防治。

5. 护理要点

（1）出生时护理：早产儿分娩时，应提高产房室温，提早开启开放式远红外辐射台，并对新生儿包布进行预热。同时通知新生儿室预温早产儿暖箱，新生儿医师到产房。胎儿娩出后，立即擦干水分，并用已预热的毛巾包裹至远红外辐射台，及时清理口鼻黏液。

（2）维持早产儿体温恒定：根据早产儿的体重、成熟度及病情，给予合适的保暖措施，每2～4小时测体温1次。体温偏低者，每30分钟测体温1次，直至体温正常。

（3）维持有效的呼吸：每2～3小时更换体位，保持气道的通畅，有呼吸暂停者根据程度不同给予拍打足底、托背、刺激皮肤等处理，反复发作可给予氨茶碱等药物治疗，注意用药安全。

（4）合理喂养：无特殊禁忌应及早喂哺，有吞咽能力但吸吮欠协调者予针筒或滴管滴喂。无吸吮吞咽能力、胎龄＜34周或呼吸急促，均应胃管喂养。喂养时观察患儿对喂哺的耐受程度。需静脉营养者，保证静脉输液通畅，按时正确使用各种药物。

（5）密切观察病情：常规床边24小时生命体征监测，观察患儿哺乳情况、精神反应、哭声、反射、面色、皮肤颜色、肢体末梢温度，保持患儿安静。操作尽量集中、就地进行，避免抱离暖箱或辐射床。

（6）严格执行消毒隔离制度：工作人员相对固定，严格控制入室人员，室内物品定期更换消毒，一人一用，强化洗手意识，每次接触前后要洗手或用快速消毒液擦手，严格控制医源性感染。体重在1000 g以下者，被服须经消毒后使用。

（7）严格遵循早产儿用氧指南：积极治疗早产儿各种并发症，减少对氧的需要，严格控制吸入氧浓度和持续时间，经皮血氧饱和度监测不宜超过95%，避免血氧分压波动过大。

（8）早产儿出院标准：当达到以下标准，可考虑早产儿/低体重儿出院继续观察。①体重1.8～2.3 kg以上；②矫正胎龄≥35周；③出保温箱/辐射床后体温正常1天以上；④具有正常的吸吮和吞咽能力，摄入奶量正常；⑤有早产儿呼吸暂停发作者，停药后至少3天无呼吸暂停。

6. 健康教育

（1）加强围产期保健，积极防治孕妇相关并发症，避免早产。

（2）早产儿在新生儿期后应进行体格发育、神经发育、精神发育以及有无后遗症方面的定期随访。

（3）加强父母关于早产儿相关知识教育和技能培训，提高父母的护理能力。

（4）出现神经发育损伤的早产儿如脑瘫、癫痫、视听障碍以及发育迟缓

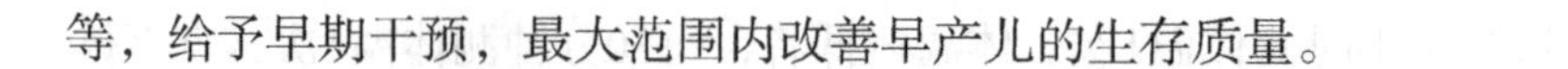

等，给予早期干预，最大范围内改善早产儿的生存质量。

（二）小于胎龄儿

小于胎龄儿（SGA）又称宫内生长迟缓儿或小样儿，是指出生体重在同胎龄平均体重第10百分位以下，或低于平均体重2个标准差的一组新生儿。

1. 病因与发病机制

部分SGA原因不明，一般认为SGA与以下各种导致胎盘功能不全的因素相关：

（1）母亲因素：母亲身材矮小、营养不足，维生素A缺乏、孕期叶酸缺乏等；母亲妊娠高血压综合征、慢性高血压、慢性心肾病、妊娠期宫内病毒感染等；母亲应用肾上腺皮质激素或其他免疫抑制剂；母亲有烟、酒、毒瘾。

（2）胎儿因素：染色体异常、先天性遗传代谢病、宫内感染、双胎、多胎等。

（3）胎盘及脐带因素：胎盘结构异常，如胎盘炎症、纤维化、梗死、血管瘤，脐带附着部位异常，单根脐动脉等。

2. 分类

（1）根据成熟度分为足月SGA或早产SGA。

（2）根据有无营养不良分为消瘦型SGA或不消瘦型SGA。

（3）根据体重与身长比例，SGA可分为匀称型（体重减轻与身长减少成比例）与不匀称型（体重减轻较多，身长减少较少）和混合型。

3. 临床表现

多数SGA有皮下脂肪缺乏特征，呈舟状腹，皮肤苍白，出生后迅速变干，裂开，易在手心、脚底、前腹壁及肢体伸侧面发生脱皮；SGA常有宫内缺氧，大多数有不同程度的酸中毒，出生时可表现为面色苍白、衰弱无力、循环不良、肌张力降低、呼吸困难等。脐带常细而黄染，神态与正常体重儿比则相对老练。

4. 诊断与鉴别诊断

（1）产前诊断：产前诊断FGR一般比较困难，许多FGR的新生儿直到足月甚至是出生后才能明确诊断。超声影像学检查是明确是否有FGR的主要方法，包括超声进行生物生理评分（呼吸运动、大的躯体运动、胎儿张力等）分析、体格指标（头围、双顶径、腹围、股骨长等）分析以及畸形检查和羊水量分析。

（2）出生后诊断：出生体重在同胎龄平均体重第10百分位以下；外表观察对胎龄评估较为重要；骨骼成熟度评估。

（3）SGA与早产儿鉴别：一般根据胎龄与体重鉴别即可，两者在外观特征已有一定区别。

5. 处理和护理要点

（1）维持体温恒定：根据体重、成熟度及病情，给予不同的保暖措施，每2～4小时测体温1次，维持适中温度。保持适中温度，防止热量过度丢失和促进体重增长。

（2）监测血糖：SGA常呈无症状性低血糖，必须定期监测血糖。密切观察、及早喂养或静脉补充葡萄糖是防止SGA低血糖的关键，及早发现无症状性低血糖，减少对SGA的脑损伤。

（3）维持有效的呼吸：每2～3小时更换体位，保持气道的通畅。

（4）合理喂养：无特殊禁忌应及早喂哺，母乳喂养最为合适，如经口喂养不能满足营养需要，考虑静脉补充葡萄糖或全静脉营养。观察患儿对喂哺的耐受程度，如有无腹胀、呕吐、胃内残留量等不耐受。需静脉高营养者，保证静脉输液通畅，按时正确使用各种药物。

（5）密切观察病情：常规床边24小时生命体征监测，保持患儿安静，治疗、护理尽量集中进行。

（6）消毒隔离：执行消毒隔离制度，严格控制医源性感染。

6. 健康教育

（1）加强围产期保健，积极防治孕妇和胎儿相关并发症，避免FGR。

（2）加强SGA新生儿期的体格发育和神经发育，关注有无后遗症，定期门诊随访。

第二节　新生儿产时护理与转运

一、新生儿娩出后即时护理

助产士职责是多样的。有些地区，助产士基本只负责产房的分娩工作，实践经验指出，在分娩后未来的几周时间里，助产士需继续负责护理产妇和新生儿。因为新生儿出生后就面临着深刻的生理性转变，助产士需有效地管理他们的健康。基本的助产护理实践的核心能力强调了助产士应具备“独立照护刚出生的婴儿，并持续性给予其整个新生儿时期的护理”的能力。不是所有的新生儿都是健康的，偶尔新生儿会出现某些体征和症状，可能表明其健康存在问题。因此，如何判别新生儿正常的生理现象和新生儿疾病行为的体征，是助产士核心能力的一个重要组成部分。助产士的职责包括异常体征和症状的识别、足够的支持性照顾和家长的教育。

在出生后的一小时内，新生儿必须成功地完成从宫内环境到宫外环境的生理转变，这一小时被称为“黄金一小时”。“黄金一小时”的概念起源于危急重症突发和意外伤害的患者的创伤救治，对患者来说，这60分钟的护理往往预测死亡或生存。现在，这个词也被应用于出生后的重要时间和救治行为。

1. 初次评估

新生儿一旦出生，助产士立即进行首次初步体检。这一过程时间短且通常不被认为是一个正式的体检，但是仍能获得许多重要的评估信息。助产士借助新生儿的哭声、肤色、心率（触诊脐带搏动）来判断新生儿的生理状态，同时初步识别有无先天性畸形。此外，助产士观察新生儿及其母亲行为与相应的生理反应，时刻关注警惕产妇可能出现的健康问题。这一套复杂的观察和评估应早于一分钟Apgar评分，新生儿复苏也同样早于Apgar评分。

2. 二次评估

第二次评估即新生儿Apgar评分。一般情况下，建议结合Apgar评分和脐动脉血气分析结果，共同诊断新生儿窒息，以降低Apgar评分的误诊率。

3. 呼吸管理

务必保证每一次分娩均有能熟练进行新生儿窒息复苏的人员在场，可及时有效地施行新生儿窒息复苏。分娩中，胎肩娩出前助产者用手将新生儿口咽、鼻中的分泌物挤出。娩出后置新生儿头轻度仰伸位，用洗耳球或吸管先口咽后鼻清理分泌物。应限制吸引时间（10秒）、吸引深度和吸引压力（负压不超过100 mmHg，即13.3 kPa），避免过度导致喉痉挛和迷走神经性心动过缓并使自主呼吸出现延迟。当确认呼吸道通畅而仍未啼哭时，用手拍打或手指轻弹新生儿足底后摩擦背部2次，以诱发自主呼吸，如无效表明新生儿处于继发性呼吸暂停，需要正压人工呼吸。

4. 袋鼠式护理

新生儿出生后，应立即擦干并安置于母亲的腹部，这一措施将会为其提供明显的好处。母亲的体温能够减少新生儿的寒冷感觉。早期皮肤接触（SSC）的袋鼠式护理，与被放置在辐射床上的新生儿相比，能够促进更长的母乳喂养和减少其哭闹。SSC也具备其他潜在优势，在这敏感时期，能够促进母亲和新生儿之间的信任关系的建立。

5. 脐带处理和身份识别

在开始SSC后的2～5分钟，助产士会进行断脐。通过近年来的研究观察，学者们认识到了延迟脐带结扎（DCC）对新生儿的益处，即对不需要复苏的有活力的足月儿和早产儿在出生后至少等待30～60秒再钳夹脐带。DCC降低新生儿期贫血的发病率，使新生儿产后有良好的心肺适应性等。虽然有一些证据表明延迟断脐的新生儿黄疸的危险性增加，但并未增加产后出血的发生率。对于早产儿而言，延迟断脐在预防贫血的优势也是同样明显的。

脐带处理后助产士用左手托着新生儿头部及背部，用右手夹持新生儿双足将新生儿托起，让产妇观察其性别和一般情况，之后采取新生儿足印和母亲拇指印于新生儿出生记录单上，并系上代表新生儿身份的腕带，腕带上清晰记录母亲姓名、住院号、婴儿性别、出生日期，多胎者以A/B/C类推标识。腕带松紧合适，避免对婴儿不必要的伤害。

6. 新生儿体温管理

新生儿易发生低体温，这是由于新生儿体表面积相对大（足月新生儿每千克体重的体表面积是成人的2倍）。头部占体表面积的25%，容易向周围环境散热，应在新生儿刚娩出瞬间即重视保暖。新生儿棕色脂肪主要位于循环位置（颈、腋窝、肩胛间区以及胸腹部大血管周围），进行分解代谢负责化学产热。但是，当在神经系统功能障碍、低血糖、代谢性酸中毒、呼吸困难、呼吸窘迫、外周低灌注时，这种化学产热过程障碍，易导致体温过低。

预防是避免低体温发生最好的方式，而SSC可为新生儿提供最好的热源。由于新生儿头部的体表面积较大，因此头部保暖尤为重要。为新生儿戴帽子可减少热量散失，给新生儿戴布帽比弹力帽更有效。临床常规的正常体温通常是指腋下温度（高于36.5 ℃）。目前，早SSC被认为不仅能降低低体温风险，而且相当于暖箱功效，能够进行低体温新生儿的复温。对于体重＜1500 g、孕周＜32周的极低出生体重儿可置于事先预热、铺无菌巾的自控式辐射床内保暖和处理，将头部以下躯干和四肢放在灭菌的塑料袋内置于辐射保暖台上，但注意避免医源性高温，因会引发呼吸抑制。

7. 新生儿血糖管理

低血糖可能出现在新生儿的任一时间，特别高发于生后最初几天，及时且频繁的喂养是重要的预防措施。母亲患有糖尿病的新生儿、早产儿、小样儿等人群发生低血糖的风险相对较高。当新生儿与产妇进行皮肤接触时，新生儿会积极主动地寻找乳房，这一哺乳现象被称为“乳腺爬行”，有效的母乳喂养可降低低血糖风险。低血糖的症状包括震颤、易怒、嗜睡，甚至拒食。足底微量血检测可用于对低血糖诊断。血糖值2.5～2.8 mmol/L（450～500 mg/L）或更低时，应立即通知儿科医师跟进治疗。口服或静脉注射葡萄糖方式取决于其他临床因素，如吸吮吞咽能力、体重、低血糖等危险因素，长时间低血糖对神经发育造成影响。

二、新生儿STABLE转运模式

为了适应急诊医学及新生儿重症监护医学的发展，危重新生儿的转运应运而生。新生儿转运（NT）是新生儿重症监护病房（NICU）的重要工作内容之一，其概念是指将危重新生儿从基层医院转往二级医院NICU做进一步监护、诊断及治疗的过程。目的是安全地将高危新生儿转运到NICU进行救治，充分发挥优质卫生资源的作用。然而，转运工作也可能存在患儿出现病情变化和死亡的风险，要实现安全、快速的转运，必须规范和优化NT工作，充分防范转运风险，以达到降低新生儿病死率的目的。

危重新生儿的转运工作主要分3个环节：转运前期准备工作，转运中期监护措施，转运后期病区接收危重新生儿以及对转运工作的评价。如何将基层医院危急新生儿安全地转到三级医院监护中心，如何提高转运成功率，已经成为医护人员共同关心、亟需解决的问题。而转运中护理STABLE程序的提出，是转运经验的总结，是系统地应用各项操作及监测技术来维持患儿在转运全程中的生理稳定，为转运成功及患儿今后的康复提供有力保证。

（一）准备阶段

1. 转运联络

转运联络系统在整个转运过程中至关重要，需要随时保证转运信息沟通无障碍。转运中心最少应设2条专线电线和1部移动电话，24小时值班接受转运信息。转运医护人员分别配置移动电话1部，保证信息联络通畅。

当班护士接到基层医院通信联系时，首先了解对方医院的名称、患儿的年龄、性别和原发病、患儿现病情严重程度及家长的态度，要求转诊医师的姓名和电话号码，转诊是否被家属接受，交代大致的转运及今后治疗的费用，同时记录询问的情况和联系方式，并报告值班医师。在确认患儿需转运时紧急通知相关人员在10～15分钟携相应设备出诊。

2. 转运前准备

需要转运的患儿多为病情危重者，争取时间是抢救患儿生命的关键，而做好转运前准备工作是争取时间的关键。

（1）人员准备：新生儿转运小组成员应为经过专门培训的新生儿科和NICU中高年资医师、工作3年以上的专职护士及驾驶员各1名组成。要求他们具有熟练的专业和操作技术水平，急诊意识强，能够随时组织、实施抢救患儿，可准确判断病情和协助当地医院进行急救处理任务。二级医院应对转运小组成员的资格进行审定并报护理部备案，每天安排转运值班。根据区域内转运工作量的大小，有时需要设立多个转运小组以保证转运工作的及时和顺利完成。

转运小组成员必须掌握的技术：①能识别潜在的呼吸衰竭，掌握气管插管和T-组合复苏器的使用技术；②熟练掌握转运呼吸机的使用与管理；③能熟练建立周围静脉通道；④能识别早期休克征象，掌握纠酸、扩容等技术；⑤能正确处理气胸、窒息、惊厥、低血糖、发热、呕吐等常见问题；⑥能熟练掌握儿科急救用药的剂量和方法；⑦掌握转运所需监护、治疗仪器的应用和数据评估。

（2）转运设备：救护车、可调台架的转运暖箱、手动式负压吸引器、呼吸机、便携式氧气筒、多功能监护仪、微量输液泵、血气分析仪、微量血糖仪、急救箱（内有各种型号的气管插管、喉镜、面罩、复苏囊、静脉留置针、一次性注射器、新生儿胃管、常用急救药品）等。每次转运出发前检查各种仪器设备完好并处于备用状态。另外，根据需要另行准备其他物品（如头罩或需隔离患儿的隔离衣、手套等，或多胎转运的其他物质等）。

（3）转运指征：区域性新生儿转运网格（RNTN）的建立与完善，制订合理标准化的转运指征实属必要。但目前条件下，我国各行市、地区以及基层医院的NICU的设备、技术力量差异较大，较难在全国范围内建立统一的不同级别的RNTN转运指征。实际上，即使制订了较统一的转运指征，也往往因为部分上级NT中心实际救治危重新生儿的能力不足，而导致将患儿转运到距离较远的能胜任的NICU，增加了转运风险。危重新生儿转运成功与否与基层医院对危重新生儿转运时机的掌握明显相关，各地各级RNTN应以《中国新生儿病房分级建设和管理指南（建议案）》定义的各等级NICU的业务范围为依据，即按照初级、高级和特级NT中心的救治能力分别制订相应的转运指征逐级转运，既能够实现优质卫生资源的充分利用，又可以防止NT中心超负荷运转，指征过严或过宽均不利于患儿的救治。特殊病情的危重新生儿可以根据需要越级转运，尽可能将危重新生儿集中到能胜任的NT中心进行救治。

鼓励实施宫内转运，将具有高危妊娠因素的孕妇（即高危产妇）转运至有条件的NT中心或附近的高危孕产妇转诊救治中心进行分娩，一般首选转运至高级或特级NT中心。高危妊娠因素主要包括：①孕妇年龄＜16岁或＞35岁；②孕龄＜34周可能发生早产者；③既往有异常妊娠史者；④各种妊娠合并症和并发症；⑤产前诊断胎儿先天畸形生后需外科手术者；⑥可能发生分娩异常者；⑦胎盘功能不全；⑧妊娠期接触过大量放射线、化学毒物或服用过对胎儿有影响的药物者；⑨盆腔肿瘤或曾有过手术史者。

（二）转运的三个环节

1. 转运前保证患儿病情的稳定

（1）转出医院的准备工作：符合转运指征者，由主管医师向转运中心提出转运的请求，并负责完成以下工作。①保持与上级NT中心电话联系；②填写新生儿转运单；③告知家长转运的必要性，在转运途中患儿可能发生的危险，征得患儿家长知情同意，签订转运同意书；④经济准备；⑤再次通知上级NT中心，正式启动转运程序；⑥在转运队伍到达之前，对患儿进行初步复苏急救，稳定病情。

（2）STABLE模式：转运前患儿病情的稳定与预后密切相关，转运前采取救护措施使患儿病情稳定，可大大降低转运病死率转运小组到达基层医院后，不宜急于转运，应详细询问患儿病史，做全面体检，应用新生儿危重评分法评估患儿状况，同时采取STABLE救护模式使患儿病情达到稳定，然后再着手考虑转运的适宜性与安全性。

①S：指维持患儿血糖的稳定和安全护理，确保患儿的血糖维持在2.5～7.0 mmol/L。到达当地医院后，运用微量血糖仪监测患儿足跟血糖，确保患儿血糖维持在正常范围，必要时用葡萄糖液静脉维持，并根据血糖值调节输液速度。患儿由于缺乏成熟、正常的生理系统，无能力去应付宫外生活的过渡，应在任何时候提供安全的护理，促进生理和行为的稳定。因此，操作时动作应轻柔，尽可能集中治疗和护理，使四肢呈屈位，给予非营养性吸吮、减少噪音和光的刺激。

②T：指保持患儿体温的稳定，保持早产儿体温正常，可以增加50%的成活率，寒冷可导致低血糖和严重的呼吸窘迫。因此，应密切监测体温，确保患儿体温在36.5～37.5 ℃，做各项操作及抢救时注意保暖，如患儿体温不升，可予患儿戴绒布帽，放置在远红外辐射床上，既方便抢救又可保暖，而转运暖箱已经提前预热，并根据患儿胎龄、日龄及体重调节暖箱温度。

③A：指保持患儿呼吸道的通畅，清除患儿呼吸道的分泌物，确保呼吸道通畅，必要时协助医师进行气管插管，维持有效通气。放置吸痰管时动作要轻柔、准确，减少对气管的刺激。如有呕吐及胃食管反流严重者，予插胃管抽净胃内容物并给予左侧卧位。

④B：指维持患儿血压的稳定，连接心电监护仪监测血压、心率及血氧饱和

度，必要时予外周动脉置管行持续血压监测，血压偏低时应用多巴胺和多巴酚丁胺静脉维持。

⑤L：指确保患儿各项实验室指标处于正常范围，应用便携式血气分析仪监测患儿的各项指标，确保患儿水、电解质及酸碱平衡，并根据结果予纠正酸中毒或静脉补液等相应的处理。

⑥E：指情感支持，转运人员应尽可能提供支持和援助，帮助家庭应对这场危机。转运人员在转运前要认真进行风险评估，由医师向患儿的法定监护人讲明目前患儿的病情及转运过程中可能发生的各种意外情况，在征得其理解和支持并履行风险法律文书签字同意后及时转运。

2. 转运途中恰当的处理与救护

（1）保持安静、保证安全：在转运过程中声音和震动会影响患儿的心率，可以给患儿戴上耳罩，以减少声音的刺激。患儿置转运暖箱后，以安全带缚好患儿身体，松紧适宜，身下垫水垫，身体四周与暖箱侧壁之间用棉褥子填充，以增加安全感并减少震动，保持患儿安静。将转运暖箱与救护车呈垂直方向放置，锁定箱轮，以减少途中颠簸对患儿脑部血流的影响，颅内出血患儿车速要平稳。

（2）保持呼吸道通畅：患儿颈部垫软枕，头偏向一侧或侧卧位，防止呕吐。尽管转运前已常规清理呼吸道，但在转运途中对部分患儿（如食管闭锁、先天性喉软骨发育不良等）而言，仍有必要再次甚至多次清理呼吸道，以确保呼吸道通畅并保证氧气的供给。

（3）保暖：转运途中适宜的环境温度及有效的保暖措施十分重要，转运途中尽量减少开箱门的次数，暖箱侧门安装袖套，一切操作尽量从侧门内进行，以保证转运途中新生儿体温维持正常，有效地减少低体温的发生。新生儿体表面积相对较大，皮肤颇薄，血管较多，易于散热，加之体温调节中枢发育不完善，以致调节功能不全。当环境温度较低、保温措施不全或热量摄入不足时极易使患儿发生低温症。低体温不仅时引起患儿皮肤硬肿，还可使其体内各重要脏器组织损伤，甚至死亡，尤其早产儿在转运过程中，为了减少新生患儿低体温的发生，降低新生儿死亡率，在转运中将暖箱温度控制在32 ~ 35 ℃。在冬季，对于出生体重＜2500 g，尤其体重＜1000 g的早产患儿应给予棉布包裹，头戴小棉帽再放入暖箱中防止散热；也时用塑料薄膜包裹。其他患儿可根据体温、体重、胎龄和年龄调节暖箱温度。

（4）保持静脉通路通畅：为了确保血糖稳定及药物及时供给，应选择外周静脉留置针建立静脉通道，接上三通管并采用微量输液泵输入，以做到方便、快捷、牢固、准确。在转运途中，路途颠簸、车速较快可能会出现针头移位或其他一些输液故障，因此要求转运医护人员必须具备良好的心理素质和高超的穿刺技术，密切观察并保持转运途中静脉通道的畅通。

（5）病情观察：严密观察患儿病情，监护血压、心率、呼吸、血氧饱和度、意识及肌张力等，做好文书记录。并根据病情变化及时纠正低血压、酸中毒，降低颅内压，控制惊厥等。

3. 转运后的衔接护理

（1）绿色通道转运危重症：患儿转运至目的地后无障碍地通过绿色通道直接收NICU，对提高危重新生儿的抢救成功率具有重大意义，转运途中随时用移动电话与NICU保持联系，以便做好接诊的充分准备。

（2）严格交接班：到达NICU后，转运小组向主管医师和护士汇报患儿病情，转运途中抢救、治疗、用药情况等，填写转运记录，小结转运工作，补充急救药品及物品，消毒擦拭转运暖箱并充电，使之处于备用状态。主管医师和护士应用STABLE模式评价患儿病情，为以后的治疗和护理提供依据，并与患儿法定监护人谈话，使其积极配合后续的治疗与护理。

（三）转运工作的评估与质控

RNTN工作顺利开展，以更好地保证转运质量，离不开正确的评估和质量控制管理。转运队伍的每一位都应该清醒地认识到，转运危重新生儿是一个充满危险的过程，患儿随时都有恶化倾向。因此，RNTN系统必须以循证医学为基础，收集新生儿转运的资料，建立数据库，实施连续的转运培训和健全的风险报告机制，对转运质量定期进行评估。评估的内容应当包括转运时间（即转运所需的所有时间）、转运的规范程度、转运有效性、满意度等。应制订转运的质控标准和质控计划，以保证危重新生儿的转运质量，定期对转运设备进行核查，对转运资料进行总结分析，必要时进行年度总结，找出存在的问题和解决办法，不断优化RNTN的运行。

危重新生儿及时、有效地转运是保证其生命及预后的关键。在STABLE救护模式的应用下，危重新生儿的转运是一种有预见性的、积极的转运，是一个连续的监护治疗过程，在了解患儿的生命体征，给予生命支持的同时，还应考虑到患儿今后可能出现的后遗症，并在转运开始积极采取措施来预防后遗症的发生。在危重新生儿的转运中运用STABLE模式，可以提高患儿的安全系数和改善最终结局，为危重新生儿的救护提供了强有力的保障，在降低危重新生儿的病死率与致残率上发挥了强大的作用。

参考文献

[1]梁旭霞，邬华．实用产科手册[M]．南宁：广西科学技术出版社，2020.

[2]苗秀丽．妇产科临床病症诊断与处理[M]．上海：同济大学出版社，2019.

[3]周静．临床妇产科疾病诊断与综合治疗[M]．开封：河南大学出版社，2019.

[4]崔巍．医学检验科诊断常规[M]．北京：中国医药科技出版社，2020.

[5]孙波，刘海峰，郑祖萍．检验科临床实践[M]．福州：福建科学技术出版社，2019.

[6]杨秀霞．现代妇产科护理技术与应用[M]．汕头：汕头大学出版社，2020.

[7]吴欣娟，李莉，赵艳伟．妇产科护理教程[M]．北京：中华医学电子音像出版社，2019.

[8]李玲．实用妇产科护理技术[M]．汕头：汕头大学出版社，2019.

[9]张靖霄，张志敏．妇产科疾病观察与护理技能[M]．北京：中国医药科技出版社，2019.

[10]姜丽英，瞿学烨．妇产科护理[M]．北京：科学出版社，2019.

[11]徐艳卿．实用临床妇产科护理学[M]．长春：吉林科学技术出版社，2019.

[12]陈少红，王燕，宁雁．实用妇产科护理手册[M]．北京：化学工业出版社，2019.

[13]姜梅．妇产科疾病护理常规[M]．北京：科学出版社，2019.

[14]洪蕊，丁郭平，王雅娟．妇产科护理学[M]．天津：天津科学技术出版

社，2019.

[15]周铁丽，郑飞云．妇产科疾病的检验诊断[M]．2版．北京：人民卫生出版社，2016.

[16]姜秀红．妇产科护理思维与实践[M]．天津：天津科学技术出版社，2018.

[17]顾莹．遗传代谢病的检验诊断与临床[M]．合肥：安徽大学出版社，2017.

[18]徐光霞，秦山红，赵群．临床妇产科诊疗技术[M]．广州：世界图书出版广东有限公司，2019.